浙江省高职院校"十四五"重点立项建设教材

高等职业教育烹饪工艺与营养专业教材

餐饮食品安全与控制

卜俊芝　严利强　主编

CANYIN SHIPIN
ANQUAN YU KONGZHI

U0259785

中国轻工业出版社

图书在版编目（CIP）数据

餐饮食品安全与控制 / 卜俊芝，严利强主编.

北京：中国轻工业出版社，2024. 11. --ISBN 978-7
-5184-4315-4

Ⅰ. R155.6

中国国家版本馆CIP数据核字第20243KC209号

责任编辑：贺晓琴　吴曼曼　　责任终审：高惠京　　设计制作：锋尚设计

策划编辑：史祖福　　　　　　责任校对：晋　洁　　责任监印：张京华

出版发行：中国轻工业出版社（北京鲁谷东街5号，邮编：100040）

印　　刷：三河市万龙印装有限公司

经　　销：各地新华书店

版　　次：2024年11月第1版第1次印刷

开　　本：787×1092　1/16　印张：15

字　　数：345千字

书　　号：ISBN 978-7-5184-4315-4　定价：49.00元

邮购电话：010-85119873

发行电话：010-85119832　010-85119912

网　　址：http://www.chlip.com.cn

Email：club@chlip.com.cn

本书编写人员

主　编：

卜俊芝　严利强

副主编：

唐振兴　王玉宝

参　编：

王秋玉　何晶晶　唐国军

前言

餐饮业与人民群众生活紧密相连，在吸纳就业、带动农业发展、增加税收等方面都发挥了重要作用。保障餐饮业食品安全，不仅关系着广大消费者的健康和利益，也直接影响经济的增长和社会稳定。近些年我国出台政策规范餐饮行业，加强食品生产监督管理，保障食品安全。2024年商务部等9部门联合印发《关于促进餐饮业高质量发展的指导意见》，要求提升餐饮服务品质，首先提到的就是强化质量安全。

《中华人民共和国食品安全法》首次以法律的形式明确了"地方政府负总责、监督部门各负其责、企业是第一责任人"的食品安全责任体系并首次将餐饮业单独列出，强化事先预防和生产经营过程的食品安全控制，规定了餐饮服务经营者的安全管理责任，这对餐饮行业从业人员提出了更高的要求。

通过长期教学实践，发现现有餐饮食品安全相关的教材和参考书中，更多侧重于卫生学原理或食品安全危害等基本理论知识的介绍，缺乏在餐饮生产实践中控制食品安全危害的方法等内容。同时，餐饮服务企业也急需在实际生产中指导如何进行食品安全控制的参考书。因此，本书通过深刻学习和领会现行餐饮食品安全相关法律法规，紧紧围绕餐饮食品生产的特点，从餐饮生产环节入手，结合国家最新颁布的食品安全监管制度，重点介绍餐饮企业各个生产环节和对高风险品种采取的食品安全控制方法和措施。本书还将先进的食品安全管理体系和餐饮行业新动态整合到教材中，努力达到"科学性、先进性、实用性"的目标。本书可以作为食品安全监管人员、餐饮服务企业经营者和管理人员的参考书，也可作为相关专业课程的配套教材。

本教材由浙江旅游职业学院卜俊芝和严利强担任主编，浙江旅游职业学院唐振兴和王玉宝担任副主编，浙江旅游职业学院王秋玉、杭州柏悦酒店何晶晶和江苏省南通市崇川区市场监督管理局唐国军参与本书的编写工作。编写分工为：卜俊芝负责第一章和第三章的编写；唐国军负责第二章的编写；

王玉宝负责第四章的编写；唐振兴负责第五章的编写；严利强负责第六章的编写；王秋玉负责第七章的编写；何晶晶负责第八章的编写。全书由卜俊芝进行统稿。

本书的编写出版得到有关部门的领导和专家的关心和支持，对此，全体编者表示衷心的感谢，由于编写时间紧迫，编者能力有限，教材中有不足、疏漏之处恳请广大同人提出宝贵意见。

编者

2024年5月

目 录

第一章

餐饮食品安全
控制概述

学习
目标

1. 掌握食品安全、食品安全危害等概念，了解食品安全危害的来源，能理解食品安全的重要性。
2. 了解我国餐饮业食品安全的现状及特点。

学习
导览

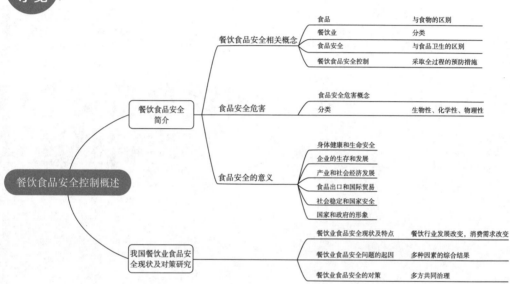

第一节
餐饮食品安全简介

案例引入

    2017年2月，上海市宝山区市场监督管理局接群众举报，在某水产市场附近查获王某购入60kg活体河豚准备出售。据查，王某前后共销售往上海一些酒店和江苏盐城等地，前后共销售约250kg。公安机关以王某涉嫌生产、销售不符合食品安全标准的食品罪立案侦查，经检察机关审查批准逮捕。

2022年北京市通州区漷县镇漷县二街。一家餐厅存在餐具消毒水池混用，餐具清洗水池与清洗抹布、拖把及其他物品的水池混用的行为，市场监督管理局作出了处罚，责令整改、给予警告。

2023年广西某餐饮管理有限公司存在直接接触食品从业人员未取得健康证明即从事直接接触食品的工作的行为，市场监督管理局对其责令整改、给予警告。

餐饮服务业是与消费者关系最为密切的食品经营行业，餐饮服务环节作为食物供应链的最末端，其食品安全风险具有累积性、综合性、广泛性和显现性。餐饮服务经营者在企业经营发展过程中，在充分理解并熟悉食品安全法律法规，了解餐饮食品安全监管制度的前提下，还应该掌握食品安全的科学知识，掌握餐饮业食品安全控制方法，提高企业自身的食品安全管理水平，降低经营中的食品安全风险，进而保障消费者的身体健康。

一、餐饮食品安全相关概念

（一）食品

根据《现代汉语词典》（第7版）的解释，食物是指可供食用的物质。人类的食物，除少数物质如水、空气和盐类外，几乎全部来自其他生物，如动物、植物等。人类通过种植、饲养、捕捞、狩猎来获得这些食物。然而，这些动物、植物原料易于腐败变质，不便于贮藏、运输和食用，有的也不适应人们的饮食习惯和爱好，因此在社会发展的各个阶段，都不同程度地对这些食物原料进行配制、烹饪和加工处理，制作成形态、风味、营养价值各不相同的、种类繁多的加工产品。由此发展出了食物和食品的概念。

根据2021年第二次修正的《中华人民共和国食品安全法》（后简称《食品安全法》）第一百五十条中的定义，食品指各种供人食用或者饮用的成品和原料以及按照传统既是食品又是中药材的物品，但是不包括以治疗为目的的物品。该定义包括了食品和食物的所有内容：第一部分是指加工后的食物，即供人食用或饮用的成品；第二部分是指通过种植、饲养、捕捞、狩猎获得的食物，即食品原料；第三部分是指食药两用物品，即既是食品又是药品的动植物原料，但不包括药品。

（二）餐饮服务及分类

餐饮服务是指通过即时加工制作、商业销售和服务性劳动等，向消费者提供食品或食品和消费设施的服务活动。餐饮业已经成为中国第三支柱型产业，为中国居民提供了丰富多彩的食品。

餐饮服务经营业态主要分为如下几类。

（1）餐馆（含酒家、酒楼、酒店、饭庄等） 指以饭菜（包括中餐、西餐、日餐、韩餐等）为主要经营项目的单位，包括火锅店、烧烤店等。

（2）快餐店 指以集中加工配送、当场分餐食用并快速提供就餐服务为主要加工供应形式的单位。

（3）小吃店 指以点心、小吃为主要经营项目的单位。

（4）饮品店 指以供应酒类、咖啡、茶水或者饮料为主的单位。

（5）食堂 指设于机关、学校、企业、工地等地点（场所），为供应内部职工、学生等就餐的单位。

（6）集体用餐配送单位 指根据集体服务对象订购要求，集中加工、分送食品但不提供就餐场所的单位。

（7）中央厨房 指由餐饮连锁企业建立的，具有独立场所及设施设备，集中完成食品成品或半成品加工制作，并直接配送给餐饮服务对象的单位。

不管是哪种经营业态的餐饮服务企业，都是处于"从农田到餐桌"整个食物链的末端，肩负着控制或消除食品安全危害的重要使命，因此食品安全控制对餐饮业至关重要。

（三）食品安全

世界卫生组织（WHO）1984年在《食品安全在卫生和发展中的作用》的文件中，曾把"食品安全"与"食品卫生"作为同义词，定义为"生产、加工、储存、分配和制作食品过程中确保食品安全可靠，有益于健康且适合人消费的各种必要条件和措施"。1996年WHO在《加强国家级食品安全性指南》中把食品安全和食品卫生作为两个不同的概念加以

食品安全的
基础知识

解释。其中食品安全（food safety）被解释为"对食品按其原定用途进行制作和（或）食用时不会使消费者受害的一种担保"，食品卫生则是"为确保食品安全和适合性在食物链的所有阶段必须采取的一切条件和措施"。2021年修正的《食品安全法》第一百五十条把食品安全解释为："食品无毒、无害，符合应当有的营养要求，对人体健康不造成任何急性、亚急性或慢性危害。"总之，食品卫生虽然也是一个具有广泛含义的概念，但是与食品安全相比，食品卫生无法涵盖作为食品源头的农产品种植、养殖等环节；而且从过程安全、结果安全的角度来看，食品卫生是侧重过程安全的概念，食品安全既强调过程安全、又强调结果安全，更为全面。在立法过程中曾经出现关于法律名称的争论，即叫食品卫生法，还是叫食品安全法，绝不是简单的概念之争，而是立法理念的变革。将原来的"食品卫生法"修改为"食品安全法"，扩大了法律适用范围，不仅对食品生产、经营阶段发生的食品卫生问题进行规定，而且还涵盖了"从农田到餐桌"的全过程，对涉及食品安全的相关问题（如食品添加剂的生产经营）等都作出全面规定；并且在一个更为科学的体系下，可以用食品安全标准来统筹食品相关

标准，避免之前食品卫生标准、食品质量标准、食品营养标准之间的交叉与重复。食品卫生具有针对性，食品安全更具有综合性，已成为系统工程，而不是简单的食品卫生。我们作为人类与动物、植物和整个环境的互动方式，涉及紧密交织和极其微妙的机制。动物、植物和环境中的有害微生物很容易通过在受污染的土壤上生长的作物或患病动物源性食品转移给人类。因此，联合国粮食及农业组织（FAO）提出了"同一个健康"的概念，强调了食品安全的可持续性，强调未来的食品安全。在新兴技术（如3D打印食品）、新食品（如细胞培养肉和昆虫肉）到来的时代，食品安全的概念仍在不断扩大。

总之，食品安全是一个大概念，从纵向上看，它包括了食物的种植、养殖、加工、包装、储存、运输、销售、消费等各个环节；从横向上看，它包括食品卫生、质量安全、数量安全、营养安全、生物安全和可持续性安全等。

由于食品原料生长的环境及人工饲养或种植方法的不同，再加上食品加工以及贮存过程的变化，人类在客观上的任何一种饮食消费甚至其他行为总是存在某些风险。因此，在现实生活中，绝对的食品安全很难达到，只是达到一种相对安全。所谓相对食品安全，就是说一种食物或成分在合理食用方式和正常食用量的情况下不会对人体健康产生实际的损害。

（四）餐饮食品安全控制

餐饮食品安全控制指在餐饮服务中为了确保食品安全性，减少和消除难以接受的健康危害，或使其降低到可以接受的水平，而采取的预防性措施。

习惯上，人们把提供安全无害的菜品视为保证餐饮食品安全的主要位置，而把餐饮企业的生产环境、生产过程和从业人员等方面存在的安全问题，放在次要位置。因此在餐饮业经营管理中，往往把食品安全管理的目光聚集在菜品的安全上，而忽略了生产环境的卫生管理，忽略了菜品生产过程中的安全控制，忽视了对餐饮从业人员的食品安全意识及操作的培训和教育。根据经营管理者对餐饮业生产经营活动的认识提高和纵深分析不难发现，无论是菜品的安全问题和危害因素，还是生产环境的卫生问题，以及生产过程、服务过程存在的各种卫生问题和危害因素，都会对消费者生命或健康造成威胁，其中任何一项食品安全危害因素没得到有效控制，都可能导致不同程度的食品安全事故。从这个意义上说，餐饮食品安全控制是经营活动中所有不安全、不卫生因素的总和的控制，即对整个餐饮食品生产经营过程的控制，通过有效的过程控制，将一切可能的食品安全危害因素消除或减少至人体可接受水平，从而保证各类菜品的安全。

二、食品安全危害

（一）食品安全危害

食品安全危害（food safety hazards）是指潜在损害或危及食品安全和质量的因子或

因素，包括生物、化学以及物理性的危害，对人体健康和生命安全造成威胁。一旦食品含有这些危害因素或者受到这些危害因素的污染，就会成为具有潜在危害的食品。

（二）食品安全危害的分类

食品安全危害根据危害物的性质不同，一般可以分为生物性危害、化学性危害和物理性危害。

1. 生物性危害

生物性危害指生物（尤其是微生物）本身及其代谢过程、代谢产物（如毒素）对食品原料、加工过程和产品的污染。包括微生物（细菌及细菌毒素、真菌及真菌毒素、病毒、酵母菌）、寄生虫（蛔虫、绦虫、肝吸虫、旋毛虫）及其虫卵和昆虫（甲虫、螨类、蛾类、蝇蛆）所污染。其中以微生物污染影响最为广泛，程度最为严重。

2. 化学性危害

化学性危害指食品中的天然有害物质和有害的化学物质污染食物而引起的危害。化学性危害主要来自生活、生产以及环境中的污染物，其主要类型包括：食品中的天然有害物质、农药残留、兽药残留、重金属、滥用食品添加剂和加工助剂、食品包装材料、容器与设备的化学溶出物及污染物，以及具有"三致作用"的多环芳烃、亚硝胺、二噁英、杂环胺等。

3. 物理性危害

物理性危害指食品生产加工过程中外来的物体或异物，包括产品消费过程中可能使人致病或导致伤害的任何非正常的物质。物理性污染主要来源于复杂的非化学性杂物，主要有来自食品生产、存储、运输、销售过程中混入的碎骨、砂石、碎玻璃、铁屑、木屑、头发以及蟑螂等昆虫的残体或其他可见的异物，包括各种放射性同位素污染食品原料等。

三、食品安全的意义

食品安全问题是关系到人民健康和国计民生的重大问题。我国在基本解决食物"量"的问题的同时，食物"质"的安全越来越受到全社会的关注。食品安全具有"民生底线、社会焦点、产业保障、健康基础"的特点，是公共卫生和食物保障系统的一个关键和基本组成部分。当今食品安全已不仅仅是一个国家的问题，而是所有国家面临的一个根本性的社会问题。

（一）食品安全影响公众的身体健康和生命安全

获取充足、安全和有营养的食物是维持生命和促进健康的关键。据世界卫生组织统计，全世界每年有6亿人（几乎每10人中就有1人）因食用受污染的食品而患病，导致42万人死亡，并损失3300万健康生命年（残疾调整生命年）。由于目前世界上只有少数几个国家建立了较为完善的食源性疾病监测报告制度（包括美国、英国、加拿大及日本等），而且各国食源性疾病发病的漏报率相当高，发达国家的漏报率约高达90%，发展中国家在95%以上。因此，所得到的报告数据病例仅仅是"冰山一角"。我国食品安全形势也不容乐观，农药中毒、"瘦肉精"中毒、滞水油事件、劣质乳粉事件、甲醇中毒、亚硝酸盐食物中毒等重大事件在全国各省市均有报道，对人民生命和健康造成了危害。

（二）食品安全影响企业的生存和发展

食品安全是食品品牌的安身之本，是食品企业的生命线。英国的牛肉曾经因"疯牛病"而无人问津。我国的乳粉品牌"三鹿"，曾经的中国食品工业百强企业，中国企业500强，农业产业化国家重点龙头企业，因生产的婴幼儿乳粉中所含能导致婴儿泌尿系统结石的三聚氰胺超标，用了不到一年时间走向破产。该集团董事长以"生产、销售伪劣产品罪"，被判处该罪名的最高法定刑——无期徒刑。

（三）食品安全影响产业和社会经济发展

在任何社会的经济系统中，食品无疑是最重要的商品之一。食品安全不仅可以直接造成严重的经济损失，而且能直接导致大量食源性疾病的发生，继而引发生产力水平下降、经济活动减少、医疗费用增加、国家财政支出上升，也会直接阻碍食品行业的正常生产、经营和贸易。这些方面形成合力，最终会导致国家经济发展受阻，甚至会影响国计民生和社会的稳定。

（四）食品安全影响食品出口和国际贸易

食品安全是各国之间进行食品贸易的重要条件，也是引起贸易纠纷的重要原因。如1999年比利时的二噁英食品污染事件不仅使其生产的动物性食品被大量销毁，而且导致世界各国禁止其动物性食品的进口，据估计经济损失在13亿欧元以上。据报道，我国每年都有大量的出口食品因食品污染、农药残留、添加剂不符合卫生要求等问题被查扣，每年的外贸损失达500多亿元。

（五）食品安全影响社会稳定和国家安全

食品安全问题的发生不仅使其经济上受到严重损害，还影响到消费者对政府的信任、威胁社会稳定和国家安全。食品安全是社会公共安全的重要组成部分，食品安全问题容易引发社会不满和恐慌，甚至可能导致社会动荡。比利时的二噁英事件不仅使其卫生部部长和农业部部长下台，也使执政长达40年的社会党政府垮台。

（六）食品安全影响国家和政府的形象

食品安全是检验政府责任、效率和形象的重要标志。吃得放心、吃得安全、吃得营养健康，是公众的强烈愿望和共同的健康追求，也是社会文明进步的表现。为人民健康服务，为社会经济建设服务是国家公共卫生工作的根本宗旨，保证食品安全，保障公众的健康权益，代表了广大人民群众的根本利益，是国家公共卫生工作的出发点和落脚点，更是政府、协会、企业的职责。

💬 **课后习题**

一、填空题

1. 食品安全危害主要包括_____、物理性和化学性三类。
2. 食品对人体的作用主要有营养、感官功能和生理调节等作用，这些功能都是以_____为基础。

二、简答题

1. 食品安全包括哪几个层次？
2. 简述食品安全分别对消费者、生产者、国家的重要性。

扫描二维码
获取判断题、
单选题

⚙️ **拓展阅读**

扫描二维码
获取

第二节
我国餐饮业食品安全现状及对策研究

案例引入 🔗
▲▲▲▲

　　2024年3月14日，"和府捞面被曝含预制菜"一话题登上热搜。外卖软件中的宣传图上有着"养生食材，健康不贵"八个大字，但在社交网络平台上，时常有消费者称和府捞面的员工当着他们的面，将料理包中的东西挤进面碗当中。"一碗面，汤头来自科技与狠活的冲调，浇头则源自保质期100多天的料包，如果还把自己定位成养生好面，多少有点说不过去了。"

　　2024年央视"3·15"晚会曝光了作为梅菜扣肉预制菜的主要产区，安徽省阜阳市当地有个别企业用未经严格处理的槽头肉制作梅菜扣肉预制菜。槽头肉在日常生活中也被称为淋巴肉，是猪肉中公认品质差、价格低的部位。

2024年的两个案例，让餐饮新宠儿预制菜的问题浮出冰山一角，再一次加深了消费者对预制菜行业不健康、不安全的刻板印象。作为餐饮业"黄金赛道"的预制菜，一头连着种植业、养殖业；另一头连着餐饮业和居民消费，承载万亿级市场潜力。这些食品安全问题曝光将引发全社会对餐饮发展新阶段出现的食品安全问题大讨论，有助于促进餐饮业健康发展。

一、餐饮业食品安全现状及特点

（一）我国餐饮业发展现状及特点

改革开放以来，我国餐饮业一直保持快速增长态势。截至2021年，共有800多万家餐饮单位，其中依据《食品安全法》获得食品经营许可的有625.47万家，依据地方性法规获得注册或备案的小餐饮单位约有262.7万家。2022年后，作为刚需行业，餐饮行业在2023年同样展现出强劲的发展势头。根据国家统计局发布的数据，2023年全国餐饮收入达52890亿元，首次步入五万亿大关，同比增长20.4%，增速高于其他消费领域。餐饮业有巨大的就业带动能力，我国仅小餐饮商户就直接创造约1536万个就业机会，餐饮行业整体承载就业3000万人左右，同时还带动种植养殖业、食品生产流通、食品相关产品、物流配送业等行业的就业。我国餐饮业在稳增长、调结构、扩消费、惠民生、增就业等方面发挥着重要的支柱性作用。

伴随消费升级、市场竞争激烈、经济下行的趋势，中国餐饮业也发生了巨大变化。从餐饮经营的业态变化来看，连锁餐饮和网络餐饮快速发展，随着冷链和物流业的发展，烹饪原料和菜品也更加丰富多彩，餐饮的标准化、工业化正在兴起。从餐饮市场的变化来看，消费者呈现年轻化、个性化特征，市场消费从以价格、品种、口味选择为主，向健康、品味、环境、服务和品牌文化等综合性选择方向转变，对食物的营养性、安全性的选择和理性化消费特点日趋增强，更加注重卫生、环境、服务和特色的需求。

（二）我国餐饮食品安全现状及特点

食品安全一直是我国政府工作的重中之重，目前我国食品安全呈现出一定的特点：一是食源性疾病仍然是危害公众健康的最重要因素。二是食品中新的生物性和化学性污染物对健康造成的潜在威胁已经成为一个不容忽视的问题。三是食品新技术、新资源（如转基因食品、酶制剂和新的食品包装材料）的应用给食品安全带来新的挑战。四是我国食品生产经营企业规模化、集约化程度不高，自身管理水平仍然偏低。五是防范犯罪分子利用食品进行犯罪的问题越来越突出。六是食品安全监督管理的条件、手段和经费还不能完全适应实际工作的需要。

餐饮业经营菜点品种繁多，工序复杂，所用原料以肉类、禽蛋、果蔬、水产品等易腐原料为主，新鲜度要求高，烹调加工的工艺过程以手工操作为主，接触面广，污染环节较多，受到生物性污染、化学性污染的可能性非常大，导致烹饪原料从初加工、切配、烹制到装盘成菜的各个步骤都可能出现食品安全问题。

与其他食品行业相比，餐饮业存在企业数量多但规模小、从业人员多但流动性大、技术含量低、加工场所和餐厅卫生环境差、缺乏卫生设施、人员的科学文化素质偏低、规范化操作和管理水平低等问题，导致餐饮业食品安全控制面临许多挑战。据调查，有些地区餐饮企业中，食品生熟混放的比例高达66%，无更衣室及流水洗手设施的比例高达85%。

更有甚者，一些餐饮企业漠视国家的法律，采用掺杂、掺假和使用非食用物质加工食品，如非法使用苏丹红等非食用物质，擅自加工经营河豚等禁用野生动植物，非法使用地沟油、泔水油等加工菜点，这对消费者的健康和生命安全极为不利。另外，许多餐饮企业缺乏"绿色"生态意识，导致其对环境的污染和危害也日趋明显，"白色污染"问题突出。

二、餐饮业食品安全问题的起因

市场主体经营管理方面。一是我国餐饮单位较多，规模参差不齐。据美团研究院调查测算，我国餐饮行业中小微餐饮单位居多，占50%以上。目前共有800多万家餐饮单位，主体数约为美国餐饮主体的8倍，连锁化率仅为美国的1/6。二是传统业态较为复杂，新业态叠加。我国食品原料丰富、烹饪方式多样，加上网络订餐、共享厨房等新型餐饮业态的快速发展，与其他国家和地区相比，餐饮企业的监督管理工作更为繁杂。三是主体责任落实不到位。我国在《食品安全法》等一系列法律法规、规范性文件中已对餐饮业食品安全管理从各环节风险控制角度制定了详细的要求，但在实践中从业人员门槛较低，导致餐饮人员整体素质不高、食品安全专业知识缺乏、食品安全责任意识不强、主体责任落实不到位，安全操作规范得不到有效执行，制度落实大打折扣。四是餐饮行业竞争激烈。餐饮行业高开店率和高淘汰率并行是业内常态，为了在竞争中胜出，有些餐饮商家通过降低质量安全标准减少成本、使用廉价高风险原料、违法添加、不遵守操作规程和食品安全制度等问题随之产生。

政府监管方面。一是监管底数不清。由于目前我国对餐饮服务提供者管理有许可和备案登记两种制度，对地方备案登记的小餐饮服务提供者的数量、规模、业态、分布、营收、用工等底数不清，"一把尺子"管所有类型餐饮难以做到分类施策、精准监管。二是监管法律制度体系和监管能力、手段不足。随着餐饮新业态的不断发展，配套法律法规相对滞后。基层执法人员专业能力有待提高，传统的"人盯人"监管无法满足市场主体日新月异的变化。三是社会共治不落地。餐饮企业主体责任、政府监管责任、媒体监督责任、协会引领指导责任、消费者科学理性消费责任没有一一落实，优胜劣汰的正向激励机制尚不完善。

三、餐饮业食品安全的对策

我国餐饮业食品安全问题，既有阶段性经济社会发展原因，也有制度缺失、责任不清的管理因素。建议以实施餐饮质量安全提升行动为突破口，以整治人民群众反映强烈的餐饮业食品安全和环境卫生问题为切入点，以推动食品安全制度要求落实落地为着力点，坚持全面排查与重点整治相结合，把解决当前问题与建立长效机制相结合，切实提高餐饮业食品安全水平。

对餐饮从业者，重点督促其履行食品安全的主体责任。一是以人员培训持证为重点，特别是对食品安全管理人员加强培训考核，着力解决从业人员素质和能力问题。二是以环境整治为重点，突出重点区域清洁保洁，着力解决餐饮环境"脏、乱、差"问题。三是以餐饮具清洗消毒为重点，强化餐饮行业良好行为规范，着力解决食品安全制度执行和规范操作问题。四是以进货查验为重点，认真履行进货查验和索证索票义务，着力解决食品安全责任追溯问题。五是以推动"明厨亮灶"为重点，提高餐饮操作的透明度，着力解决食品安全的消费者监督问题。六是以开展"放心餐厅""餐饮示范店"等活动为抓手，发挥优秀企业的示范引领作用，推动餐饮行业整体水平提升。

对政府监管部门，重点推动制度创新和技术创新。一是厘清餐饮监管底数，推进小餐饮登记备案后入网经营，实现餐饮业许可管理全覆盖。同时与第三方平台合作，打通双方食品经营许可、登记备案、食安信息等数据壁垒。二是推进专业化检查员队伍建设。餐饮监管是一项专业性工作，不仅是单纯的行政管理工作，涉及食品科学技术知识、法律专业知识等，各级政府急需聚合第三方优势，组建一支专业化检查员队伍。三是实行量化分级管理制度。开展风险量化与评价量化管理，把风险分级作为精准监管、效能监管的依据，推广餐饮业食品安全水平量化评价公示制度。四是推进信用监管。重点高风险单位"全覆盖"与一般风险单位"双随机"相结合，细化检查差异化标准要求，启动餐饮企业信用积分考核制度。五是开展餐饮智慧监管行动。利用"互联网+"和人工智能技术，实现食品安全各类行为和信息的集中展示，解决餐饮业信息不对称问题。

对社会层面，重点推动社会共治，营造安全氛围。食品属于典型的经验品，食品安全则具有准公共品属性。餐饮食品安全监管涉及食品、网络、广告、企业诚信、消费者维权等多项市场监管业务。单一的市场机制或单纯的政府机制都无法解决市场中存在的经验品问题和公共品问题。构建以市场力量为主体的社会共治体系是必然选择。一是建立健全各利益相关方共同参与机制。充分发挥主管部门、行业协会、新闻媒体和第三方专业机构等社会组织的作用，提升监管合力和效率。二是将风险交流作为社会共治的主要内涵。遵循"信息公开"原则，分类别、分步骤推动风险信息逐步公开，同时构建以市场监管部门为主体的风险交流体系，开展基于风险监测、风险评估和风险预警的食品安全风险交流，加强食品安全风险交流平台建设，加强科普教育，提高消费者风险认知能力。三是倡导先进饮食文化。制止餐饮浪费，推行分餐制、公筷公勺，禁食野生动物等，形成安全、健康、营养的新时代饮食消费观念。

💬 课后习题

一、填空题

1. 我国餐饮业经营菜点品种繁多，_____，再加上不规范操作，导致出现食品安全问题。
2. 我国餐饮食品安全问题主要发生在_____。

二、简答题

1. 简述我国餐饮食品安全现状。
2. 简述造成目前餐饮食品安全问题的主要原因。

扫描二维码
获取判断题、
单选题

⚙ 拓展阅读

扫描二维码
获取

第二章

餐饮食品安全监管及法律法规体系

学习
目标

1. 了解我国食品安全的监督管理制度，掌握监督管理原则，懂得社会共治的含义。
2. 掌握我国餐饮食品安全法律法规，明确餐饮行业从业者的食品安全责任。

学习
导览

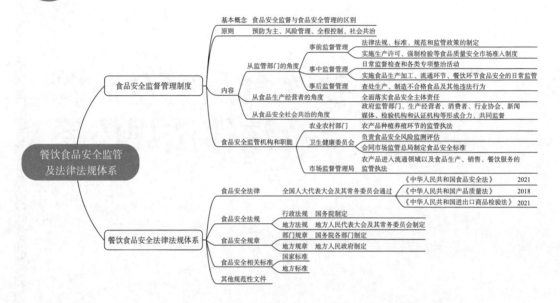

第一节
食品安全监督管理制度

案例引入

　　在2024年央视"3·15"晚会上，被曝光使用劣质槽头肉制作梅菜扣肉预制菜。涉及安徽阜阳三家公司，同年5月此三家公司被阜阳市市场监督管理局列入严重违法失信名单（黑名单）。

食品安全是关乎每一个人的健康和生命安全的重要问题。近年来随着食品供应链的延长和复杂化，各种食品安全事件不断发生，引起了广泛的关注和重视。因此，食品安全监管的重要性与意义也日益凸显。通过食品安全监管，可以规范市场秩序，杜绝不法企业的存在，提高合法企业的竞争力和生存空间。还可以通过对食品生产、流通、销售等各环节进行监督和管理，有效预防食品安全问题，保障民众的健康，维护社会的长治久安。

一、我国食品安全监督管理制度的发展

食品安全问题直接影响社会稳定和经济发展，世界各国都已将食品安全监督管理纳入国家公共卫生管理的职能中，并致力于建立和完善食品安全的法治化管理。20世纪50年代，我国卫生部就已发布了一系列食品卫生监督管理相关规章和标准，如《食用合成染料管理办法》以及粮、油、肉、蛋等卫生标准和管理办法等。1965年颁布的《食品卫生管理试行条例》和1979年颁布的《中华人民共和国食品卫生管理条例》标志着我国食品卫生管理已从单项管理过渡到全面管理，并向法治管理方向转变。1982年《中华人民共和国食品卫生法（试行）》的颁布，使食品卫生监督管理工作进一步走上了法治化管理轨道。1995年正式颁布了《中华人民共和国食品卫生法》，其后相继制定/修订和发布了一系列相关法规和标准，使我国的食品卫生法律规范和监督管理体系逐渐完善。2009年6月1日起实施的《中华人民共和国食品安全法》标志着我国的食品安全监督管理工作进入了一个新的发展时期。现行的《中华人民共和国食品安全法》是2021年第二次修正后的版本。

二、食品安全监督管理

食品安全监督是指国家职能部门依法对食品生产、流通企业和餐饮企业的食品安全相关行为行使法律范围内的强制监察活动。食品安全监督强调政府部门的法定职能，方式由法律规范规定，形式相对单一。食品安全管理是指政府相关部门、食品企业等主体自身采取计划、组织、领导和控制等方式，对食品、食品添加剂和食品原材料的采购，食品生产、流通、销售及食品消费等过程进行有效的协调及整合，以达到确保食品安全的活动过程。食品安全管理强调行业内部的自发行为，其"管理"活动也可采用多种方式。

食品安全监督管理是指政府及其相关部门开展的食品安全监督执法和食品安全管理工作，包括食品生产加工、流通环节、餐饮环节食品安全的日常监管；实施生产许可、强制检验等食品质量安全市场准入制度；查处生产、制造、销售不合格食品及其他违法行为；食品行业和企业的自律及其相关食品安全管理活动等。

三、食品安全监督管理的原则

《食品安全法》第三条规定：食品安全工作实行预防为主、风险管理、全程控制、社会共治，建立科学、严格的监督管理制度。

（一）预防为主

预防性原则的含义是指在事实判定、证据论证、科学研究等方面尚未确定的情况下，为防止食品安全损害而采取的预防性措施。预防性原则旨在将工作重点由事后处理变为预防事故的发生，这是我国食品安全监管理念的重大转变。预防性原则不仅出现在立法行为和监管执法行为中，而且覆盖了整个食品生产经营环节，具体体现在食品生产经营许可制度、食品安全标准制度、食品安全强制检验制度和食品安全标签制度等方面。

（二）风险管理

风险管理不同于风险评估，需考虑风险评估和其他法律因素，并要求与利益相关方磋商后权衡利弊，选择适当的政策和预防控制措施。我国新修正的《食品安全法》在多个条款贯彻了食品安全风险管理的原则，如第一百零九条规定，县级以上人民政府食品安全监督管理部门根据食品安全风险监测、风险评估结果和食品安全状况等，确定监督管理的重点、方式和频次，实施风险分级管理。

（三）全程控制

食品安全风险存在于"从农田到餐桌"的全过程中。全程控制原则，就是对食品从源头的种植、养殖，到中间的生产销售，再到消费者的餐桌整个过程的控制监管。我国新修正的《食品安全法》强化了食品安全全程控制原则，如总则第六条提出了"建立健全食品安全全程监督管理工作机制和信息共享机制"，并在其后各章的内容中均体现了全程控制和全程追溯的原则与要求，如第四十二条规定"国家建立食品安全全程追溯制度"。

（四）社会共治

社会共治原则旨在强调食品从生产到最终由公民消费的整个过程中，食品生产经营者、流通者、消费者、政府及其监管部门、行业协会、新闻媒体、检验机构和认证机构等，都是维护和保障食品安全的重要参与者。只有让其各自都承担起相应的责任，食品安全才能得到真正的保障。

四、食品安全监督管理的内容

食品安全监督管理涉及政府部门、食品生产经营者、行业协会、消费者、新闻媒体等，只有相关方各司其职，充分发挥各自作用，才能实现食品安全有效治理。

（一）从监管部门的角度

食品安全监督管理分为事前、事中和事后的监督管理，其中省级以上政府部门主要负责立法等事前监督管理，市县级基层市场监管部门负责除立法等外的监督管理。

事前监督管理包括食品安全法律法规、标准规范和监管政策的制定，食品生产经营行政许可、备案等，主要通过立法和事前介入审核的方式，来实现食品安全监督管理。如为加强网络餐饮服务食品安全监督管理，国家市场监督管理总局发布《网络餐饮服务食品安全监督管理办法》；某县市场监督管理局对申请食品生产许可的某奶茶店进行许可现场审查等。

事中监督管理包括食品生产经营日常监督检查和各类专项整治活动，主要通过对食品生产经营的过程管控来实现食品安全监督管理。

日常监督检查是由县级以上市场监督管理部门根据食品类别、企业规模、管理水平、食品安全状况、风险等级、信用档案记录等因素，编制年度监督检查计划，现行法律法规要求市场监管部门每两年对本行政区域内所有食品生产经营者至少进行一次覆盖全部检查要点的监督检查；对特殊食品生产者，风险等级为C、D级的食品生产者，风险等级为D级的食品经营者以及中央厨房、集体用餐配送单位等高风险食品生产经营者实施重点监督检查，并根据实际情况增加日常监督检查频次；市场监督管理部门还可以根据工作需要，对通过食品安全抽样检验等发现问题的食品生产经营者实施飞行检查，对特殊食品、高风险大宗消费食品生产企业和大型食品经营企业等的质量管理体系运行情况实施体系检查。专项整治一般是围绕重要时间节点、重点大宗消费食品以及近期发生在国内外的食品安全事件来开展，如春节、中秋节等节假日期间的食品安全专项整治以及前几年发生三聚氰胺事件后在全国范围内对乳制品行业的专项整治等。

食品生产经营日常监督检查的具体项目根据不同业态有所不同。生产环节的监督检查包括生产者资质、生产环境条件、进货查验、生产过程控制、产品检验、贮存及交付控制、不合格食品管理和食品召回、标签和说明书、食品安全自查、从业人员管理、信息记录和追溯、食品安全事故处置等情况；特殊食品生产环节还包括注册备案要求执行、生产质量管理体系运行、原辅料管理、原料前处理等情况。销售环节的监督检查包括食品销售者资质、一般规定执行、禁止性规定执行、经营场所环境卫生、经营过程控制、进货查验、食品贮存、食品召回、温度控制及记录、过期及其他不符合食品安全标准的食品处置、标签和说明书、食品安全自查、从业人员管理、食品安全事故处置、进口食品销售、食用农产品销售、网络食品销售等情况；特殊食品销售环节的监督检查还包括禁止混放要求落实、标签和说明书核对等情况。餐饮服务环节的监督检查包括餐饮服务提供者资质、从业人员健康管理、原料控制、加工制作过程、食品添加剂使用管理、场所和设备设施清洁维护、餐饮具清洗消毒、食品安全事故处置等情况。此外，对集中交易市场开办者、展销会举办者的监督检查要点还包括举办前报告、入场食品经营者的资质审查、食品安全管理责任明确、经营环境和条件检查等情况。

事后监督管理包括食品抽检不合格后的处置以及食品安全违法行为的查处等，通过问题处置、闭环管理来实现食品安全监督管理。食品抽检不合格后的处置是食品监管工作的重要环节，具体内容包括不合格食品控制、不合格食品处置、产品追溯处置、不合格原因排查和整改、整改情况验收、产品跟踪抽检等。食品安全违法行为的查处是指市场监督管理部门按照法律法规规定，对生产经营不符合食品安全法律法规或标准规范的食品生产经营者依法给予行政处罚的活动，如某区市场监督管理局对某食品经营企业经营超过保质期的食品的行为，给予罚款10000元、没收违法所得2000元的行政处罚。

在事前、事中、事后监督管理的保障措施方面，法律授权县级以上市场监管部门在食品安全监督管理过程中，可以进入生产经营场所实施现场检查；对生产经营的食品、食品添加剂、食品相关产品进行抽样检验；查阅、复制有关合同、票据、账簿以及其他有关资料；查封、扣押有证据证明不符合食品安全标准或者有证据证明存在安全隐患以及用于违法生产经营的食品、食品添加剂、食品相关产品；查封违法从事生产经营活动的场所等。法律同时还规定，食品生产经营者应当配合监督检查工作，按照市场监督管理部门的要求，开放食品生产经营场所，回答相关询问，提供相关合同、票据、账簿以及前次监督检查结果和整改情况等其他有关资料，协助生产经营现场检查和抽样检验，并为检查人员提供必要的工作条件。食品生产经营者拒绝、阻挠、干涉市场监督管理部门进行监督检查的，由县级以上市场监督管理部门责令停产停业，并处罚款；情节严重的，吊销许可证；构成违反治安管理行为的，由公安机关依法给予治安管理处罚；以暴力、威胁等方法阻碍检查人员依法履行职责，涉嫌犯罪的，由市场监督管理部门依法移交公安机关处理。

（二）从食品生产经营者的角度

食品安全监督管理是生产经营者全面落实食品安全主体责任，建立健全食品安全管理制度，落实食品安全责任制，依法配备与企业规模、食品类别、风险等级、管理水平、安全状况等相适应的食品安全总监、食品安全员等食品安全管理人员，明确企业主要负责人、食品安全总监、食品安全员等的岗位职责等。

餐饮服务食品
安全管理

现行法律法规规定，企业主要负责人对食品安全工作全面负责，建立并落实食品安全主体责任的长效机制；食品安全总监、食品安全员按照岗位职责协助企业主要负责人做好食品安全管理工作。特殊食品生产企业、大中型食品生产企业、大中型餐饮服务企业、连锁餐饮企业总部、大中型食品销售企业、连锁销售企业总部、用餐人数300人以上的托幼机构食堂、用餐人数500人以上的学校食堂以及用餐人数或供餐人数超过1000人的单位等九类单位要配备食品安全总监。

食品生产经营企业建立健全日管控、周排查、月调度工作制度和机制。食品安全员每日根据风险管控清单进行检查，形成《每日食品安全检查记录》。食品安全总监或者食品安全员每周至少组织1次风险隐患排查，分析研判食品安全管理情况，研究解决日管控中发现的问题，形成《每周食品安全排查治理报告》。企业主要负责人每月至少听取1次食品安全总监管理工作情况汇报，对当月食品安全日常管理、风险隐患排查治理等情况进行工作总结，对下个月重点工作作出调度安排，形成《每月食品安全调度会议纪要》。

食品生产经营企业还要组织对本企业职工进行食品安全知识培训，对食品安全总监、食品安全员进行法律法规、标准和专业知识培训、考核，并对培训、考核情况予以记录存档。食品生产经营企业未按规定建立食品安全管理制度，或者未按规定配备、培训、考核食品安全总监、食品安全员等食品安全管理人员，或者未按责任制要求落实食品安全责任的，由市场监督管理部门责令改正，给予警告；拒不改正的，处罚款；情节严重的，责令停产停业，直至吊销许可证。

（三）从食品安全社会共治的角度

食品安全监督管理是食品从农田到餐桌的整个过程中，政府监管部门、食品生产经营者、消费者、行业协会、新闻媒体、检验机构和认证机构等，共同维护和保障食品安全的活动。

政府监管部门要依法落实监管责任，食品生产经营者要依法落实食品安全主体责任。此外，消费者可以针对食品安全领域的违法行为进行投诉举报，通过消费者投诉举报，发现食品行业中存在的问题，为政府部门开展食品安全监管提供方向。食品行业协会可以协助政府主管部门开展行业准则、行规行约制定、人员培训、行检行评等，还可以作为共享行业资源、促进行业自律、推动行业发展的平台，是监督保障食品安全的重要一环。新闻媒体可以开展食品安全的公益宣传和舆论监督，揭露曝光食品安全违法行为，保证公众的知情权和监督权。第三方检测机构和认证机构由于其中立的社会属性，能够更真实全面地对市场上的食品开展监督抽检和认证认可，是社会监管的重要组成形式。此外，近年来兴起的食品安全保险也是社会共治新型力量，食品企业通过购买食品安全保险，引入保险专业风险管控手段，提前增强全过程监管力度，提升食品企业质量管控能力，为企业提供了风险保障。

五、食品安全监管机构和职能

我国改革开放以来的食品安全监管体制，大致经历了以下几个过程（图2-1）：单中心治理（1978—1991年）、跨部门合作（1992—2007年）、大部门整合（2008—2012年）、协同参与（2013—2017年）、大部门整合2.0版（2018年至今）。

2018年改革市场监管体系后，工商、质检、食药三大局合并新组建了国家市场监督管理总局，目前形成了如下监管局面：国家市场监督管理总局负责农产品进入流通领域以及食品生产、食品销售、餐饮服务的监管执法，目前各地普遍的做法是将日常监管执法都集

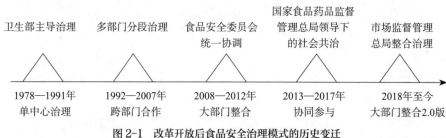

图 2-1 改革开放后食品安全治理模式的历史变迁

中在市县级市场监管部门；农产品种植、养殖环节的监管执法由农业农村部门主导；国家卫生健康委员会负责食品安全风险监测评估，会同市场监管总局制定食品安全标准。

💬 课后习题

一、填空题

1. _____对食品安全工作全面负责，建立并落实食品安全主体责任的长效机制。
2. 负责我国餐饮服务环节的食品安全监管机构是_____。

二、简答题

1. 简述我国食品安全监管原则。
2. 简述我国食品安全监管体制的变迁。

扫描二维码
获取判断题、
单选题

⚙ 拓展阅读

扫描二维码
获取

第二节
餐饮食品安全法律法规体系

🔖 案例引入 ✆
▲▲▲▲

　　2023年2月，《中共中央 国务院关于做好二〇二三年全面推进乡村振兴重点工作的意见》正式发布。在推动乡村产业高质量发展层面，该文件特别指出了要提升净菜、中央厨房等产业标准化和规范化水平。培育发展预制菜产业。这也是预制菜首次被写进中央一号文件。可是，消费者对预制菜认可度不高，原因多是不卫生、口味差、添加剂多等。2024年商务部等9部门发布《关于促进餐饮业高质量发展的指导意见》、市场监管总局等6部门联合发布《关于加强预制菜食品安全监管 促进产业高质量发展的通知》，首次明确了预制菜的定义和范围，并提出预制菜不得添加防腐剂。这让预制菜"有法可依"，预制菜未来可期。

法治是实现国家长治久安的必由之路，也是实现餐饮食品安全治理体系和治理能力现代化的重要依托，而完备的食品安全法律法规体系则是实现餐饮食品安全治理体系和治理能力现代化的基础。什么是食品安全法律法规体系？通常来讲，食品安全法律法规体系是指有关保证食品生产、流通、餐饮服务等环节安全的相关法律法规、规章、规范性文件等构成的有机体系，完备的法律法规体系赋予了政府部门相关职责，法律体系、制度体系、标准体系及技术指南等构成了监管执法依据。

我国餐饮业的发展从古到今经历了食品由生到熟、污染控制、制定标准到现阶段法治化、专业化及科学化的过程。改革开放以来，餐饮业食品安全受到高度关注。从《中华人民共和国食品卫生法》到《中华人民共和国食品安全法》《中华人民共和国食品安全法实施条例》等一系列法律法规都作出详细规定，《餐饮服务食品安全操作规范》等规范和技术标准日益完善。特别是《中共中央 国务院关于深化改革加强食品安全工作的意见》明确提出"严把餐饮服务质量安全关"，部署实施"餐饮质量安全提升行动"，国务院食品安全办等14部门联合印发《关于提升餐饮业质量安全水平的意见》，市场监管总局先后印发《网络餐饮服务食品安全监督管理办法》《餐饮服务明厨亮灶工作指导意见》《建设餐饮服务食品安全街（区）的指导意见》等规范性文件，使我国餐饮业食品安全监管工作不断加强。各级市场监管部门不断完善法规制度，引入餐饮智慧监管，推动实施"明厨亮灶"，强化校园食品安全治理，开展专项治理，加大违法行为处罚力度，着力解决餐饮业食品安全突出问题，维护社会稳定。

我国食品安全监管法律法规按其立法主体、法律效力不同，可分为食品安全法律、食品安全法规、食品安全规章、食品安全标准以及其他规范性文件等。

一、食品安全法律

法律由全国人民代表大会及其常务委员会审议通过、国家主席签发，其法律效力最高，也是制定相关法规、规章及其他规范性文件的依据。目前已实施或仍在生效的餐饮服务食品安全法律有：《中华人民共和国食品安全法》（2021）、《中华人民共和国反食品浪费法》（2021）、《中华人民共和国产品质量法》（2018）、《中华人民共和国进出口商品检验法》（2021）、《中华人民共和国农产品质量安全法》（2022）、《中华人民共和国野生动物保护法》（2022）、《中华人民共和国生物安全法》（2020）等。

《中华人民共和国食品安全法》是我国食品安全法律法规体系中最重要的法律。

二、食品安全法规

（一）行政法规

由国务院制定，国务院总理签发，目前已实施或仍在生效的餐饮服务食品安全行政法规有：《中华人民共和国食品安全法实施条例》（2019）、《粮食流通管理条例》（2021）、《生猪屠宰管理条例》（2021）、《农业转基因生物安全管理条例》（2017）、《国家食品安全事故应急预案》（2011）等。

（二）地方性法规

由地方（省、自治区、直辖市和设区的市、自治州）人民代表大会及其常务委员会制定，在本行政区域内施行。如《江苏省食品小作坊和食品摊贩管理条例》（2021）、《成都市食用农产品质量安全条例》（2006）、《浙江省食品安全数字化追溯规定》（2023）等。

食品安全法规的法律效力低于食品安全法律，高于食品安全规章。

三、食品安全规章

（一）部门规章

指国务院各部门根据法律和国务院的行政法规，在本部门的权限内制定并以部门令的形式公布的规定、办法、实施细则、规则等。如国家市场监督管理总局制定的《企业落实食品安全主体责任监督管理规定》（2022）、《食品生产经营监督检查管理办法》（2021）、《网络餐饮服务食品安全监督管理办法》（2022）、《食品生产许可管理办法》（2020）、《强制性国家标准管理办法》（2020）、《餐饮服务食品安全操作规范》（2018）等，原农业部制定的《饲料添加剂安全使用规范》（2017）和《生鲜乳生产收购管理办法》（2008）等。

（二）地方政府规章

指地方（省、自治区、直辖市和设区的市、自治州）人民政府根据法律、行政法规和本省、自治区、直辖市的地方性法规，制定的适用于本地区行政管理工作的规定、办法、实施细则、规则等。如《云南省食品生产加工小作坊和食品摊贩管理办法》和《咸宁市食品生产加工小作坊小餐饮食品摊贩安全管理办法》等。

食品安全规章的法律效力低于食品安全法律和食品安全法规，但也是食品安全法律法规体系的重要组成部分。人民法院在审理食品安全行政诉讼案件过程中，规章可起到参照作用。

四、食品安全相关标准

根据《中华人民共和国标准化法》第二条，标准是指农业、工业、服务业以及社会事业等领域需要统一的技术要求。食品安全标准是指为了对食品生产、加工、流通和消费（即"从农田到餐桌"）食品供应链全过程中影响食品安全和质量的各种要素以及各关键环节进行控制和管理，经协商一致制定并由公认机构批准，共同使用和重复使用的一种规范性文件。食品安全标准大都按以下方法分类：一是根据制定标准的主体进行分类，包括国际标准、区域标准、国家标准、行业标准、地方标准和团体标准、企业标准。二是根据标准的约束力进行分类，包括强制性标准、推荐性标准。我国国家标准分为强制性标准、推荐性标准，行业标准、地方标准是推荐性标准。食品安全标准既是食品生产经营者必须遵守的准则，也是保障居民健康的标尺。截至2024年3月，我国共发布食品安全国家标准1610项，覆盖我国居民消费的常见食品类别、覆盖影响我国居民健康的主要危害因素、覆盖从生产到消费全链条、覆盖从一般到特殊全人群。这些国家标准对食品的原料、辅料、外观、营养元素、添加剂、微生物等指标作出了详细规定，为食品安全提供了基础性制度保障。

（一）食品安全国家标准

食品安全国家标准由国务院卫生行政部门会同国务院食品安全监督管理部门制定、公布，国务院标准化行政部门提供国家标准编号。如《食品安全国家标准 预包装食品标签通则》（GB 7718—2011）、《食品安全国家标准 食品添加剂使用标准》（GB 2760—2024）[①]等。

（二）食品安全地方标准

对地方特色食品，没有食品安全国家标准的，省、自治区、直辖市人民政府卫生行政部门可以制定并公布食品安全地方标准，报国务院卫生行政部门备案。食品安全国家标准制定后，该地方标准即行废止。如《江苏省食品安全地方标准 盐水鸭》（DBS 32/002—2014）和《浙江省食品安全地方标准 现榨果蔬汁、五谷杂粮饮品》（DB 33/3005—2015）等。

此外，国家也鼓励食品生产企业制定严于食品安全国家标准或者地方标准的企业标准，在本企业适用，并报省、自治区、直辖市人民政府卫生行政部门备案。虽然食品安全标准不同于食品安全法律法规和规章，其性质属于技术规范，但也是食品法律法规体系中不可缺少的部分。《食品安全法》规定"食品安全标准是强制执行的标准"。

2021年3月18日，国家卫生健康委、国家市场监督管理总局联合发布《食品安全国家标准 餐饮服务通用卫生规范》，并于2022年2月22日实施，这是我国首部餐饮服务行

---

① 《食品安全国家标准 食品添加剂使用标准》（GB 2760—2024）于2025年2月8日起正式实施。

业规范类食品安全国家标准，对于进一步提升我国餐饮业安全水平，保障消费者饮食安全、适应人民群众日益增长的餐饮消费需求具有重要意义。该标准规定了餐饮服务活动中食品采购、贮存、加工、供应、配送和餐（饮）具、食品容器及工具清洗、消毒等环节场所、设施、设备、人员的食品安全基本要求和管理准则。该标准适用于餐饮服务经营者和集中用餐单位的食堂从事的各类餐饮服务活动，如有必要制定某类餐饮服务活动的专项卫生规范，应当以该标准作为基础。省、自治区、直辖市规定按小餐饮管理的餐饮服务活动可参照此标准执行。

五、其他规范性文件

在食品安全法律体系中，还有一类既不属于食品安全法律法规和规章，也不属于食品安全标准的规范性文件，主要是各级人民政府及其职能部门制定的与食品安全监管相关的管理办法、规定等，如《关于进一步加强婴幼儿谷类辅助食品监管的规定》（国市监食生〔2018〕239号）和《江苏省特殊医学用途配方食品经营使用管理办法（试行）》等。

作为食品安全治理的重要一环，餐饮服务食品安全的保障需要完备的法律规范体系、高水平的监管体系，同时要大力培育食品安全文化，用刚性的手和软性的手共抓食品安全，形成生产经营者自觉履行主体责任、政府部门依法加强监管、公众积极参与社会监督等各方各尽其责、齐抓共管、合力共治的工作格局，变"单方监管"为"综合治理"，才能实现对食品安全问题的标本兼治。

作为餐饮从业者，不论作为消费者还是生产者，只有充分了解和掌握餐饮服务相关法律规范，明确政府职能部门的监管制度要求，严格执行相关规范标准，主动履行职业道德操守，才能守护好舌尖上的安全。

课后习题

一、填空题

1. 2022年2月22日正式实施的_____是我国首部餐饮服务行业规范类食品安全国家标准。
2. 餐饮服务提供者在食品安全管理中必须贯彻执行的技术规范是_____。

二、简答题

1. 简述《中华人民共和国食品安全法》颁布的意义。
2. 简述中国餐饮食品安全法律规范体系对消费者信心的影响。

扫描二维码
获取判断题、
单选题

拓展阅读

扫描二维码
获取

第三章

餐饮食品安全危害及控制

1. 掌握生物性危害、化学性危害和物理性危害的来源及预防措施。

2. 了解食源性疾病的定义、分类及我国食源性疾病发生的特点。

3. 掌握常见食物中毒的特点及防控措施。

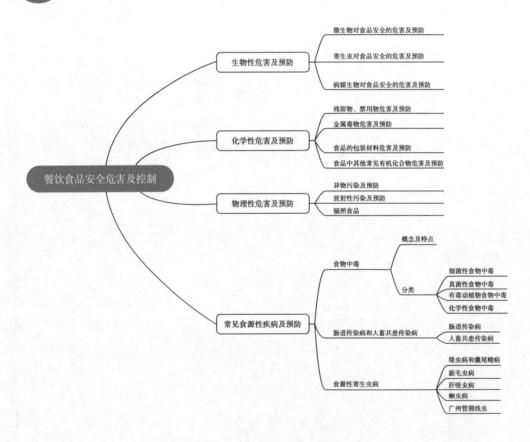

第一节
生物性危害及预防

案例引入

2020年7月28日广东惠来神泉镇，发生一起疑似食物中毒事件。11位顾客在"石头肠粉店"食用河粉（俗称"粿条"）后，先后出现呕吐、腹泻等疑似食物中毒症状，有5人送医治疗（其中1人医治无效去世，2人病情较重，2人病情稳定），另有6人因症状较轻，在居住地治疗观察。

2020年10月5日，黑龙江省鸡西市鸡东县兴农镇居民王某某及亲属9人在其家中聚餐，食用自制"酸汤子"引发食物中毒，制作"酸汤子"所用食材已在冰箱里冷冻一年。酸汤子是用玉米水磨发酵后做成的一种粗面条，当地称之为酸汤子。 截至2020年10月19日，该次食物中毒事件有9人经救治无效死亡。

2023年7月15日晚，河南永城市两名女子吃凉皮后中毒，一人去世，一人仍在抢救的消息上了热搜。监管部门对当地所有凉皮企业进行了抽检，并暂时禁止了当地凉皮销售。

这些案例中罪魁祸首是米酵菌酸。近几年由泡发食物引起米酵菌酸中毒事件频发。米酵菌酸到底是什么？它常见在哪些食材中？我们该如何预防此类食物中毒？我们需要了解潜藏在我们身边的食品安全生物性危害。食品的生物性危害包括微生物污染、寄生虫污染、昆虫污染等。其中微生物包括细菌、真菌和病毒等。

一、微生物对食品安全的危害及预防

通常所说的微生物并非生物学分类上的名称，而是指自然界中形体微小、结构简单的低等生物的总称。微生物一般包括细菌、真菌、酵母菌、病毒、支原体、螺旋体等。其特点包括：①体形微小，必须借助光学显微镜或电子显微镜才能观察到；②结构简单，有的具有细胞构造，有的甚至没有细胞构造；③生长繁殖快，对食品工业影响巨大；④容易引起变异，导致微生物的种类繁多，而且新的种类还在不断地产生；⑤数量多，分布广，对自然环境适应性强，广泛分布在土壤、空气、水、物体表面以及人和动物的体表、体内。

广泛分布于自然界的微生物大多数对人类是有益的，甚至是必需的。如自然界的物质循环、工农业生产上生物技术的广泛应用、医药工业生产以及食品工业等。在食品加工中如包子、馒头、面包、酱油、醋、味精及其他发酵食品是应用微生物造福人类的典范。但是，有部分微生物可对人类产生有害作用。这些微生物富含分解各种有机物质的酶类，在各种酶的作用下，分解食品中蛋白质、脂肪及糖类等并产生一系列复杂变化，使食品发生感官性状的改变，营养价值降低，引起食品腐败变质，完全失去食用价值，甚至引起人类食物中毒及其他的食源性危害。

（一）细菌对食品安全的危害及预防

1. 细菌对食品的污染

按照菌属的致病性，常见可污染食品的细菌又可分为非致病菌、条件致病菌和致病菌。非致病菌在自然界分布极广，在土壤、水体、食物中更为多见。食物中的细菌绝大多数都是非致病菌，这些非致病菌中，有许多都与食品腐败变质有关。腐败菌污染食品后，如果环境条件适宜，可分解食物中的营养物质进行自身繁殖，进而导致食品营养价值和品质下降，严重时造成食品腐败变质，呈现一定程度的使人难以接受的

细菌的生物
基础知识

感官性状，如刺激性气味、异常颜色、组织腐烂、产生黏液等。条件致病菌通常情况下不致病，在一定的特殊条件下才有致病力，常见的有葡萄球菌、链球菌、变形杆菌、韦氏梭菌、蜡样芽孢杆菌等。致病菌主要来自病人、带菌者、病畜和病禽等。致病菌及其毒素可通过空气、土壤、水、食具、患者的手或排泄物污染食品。食品受到细菌，特别是致病菌污染时，不仅引起腐败变质，更重要的是能引起食物中毒。案例中米酵菌酸中毒主要是泡发时间过长，泡发后存储不当或者泡发环境不卫生，产生了米酵菌酸毒素，导致食物中毒。引起食物中毒的细菌有沙门菌、葡萄球菌、肉毒梭状芽孢杆菌（简称肉毒梭菌）、蜡样芽孢杆菌、致病性大肠杆菌、小肠结肠炎耶尔森菌、副溶血性弧菌和李斯特菌等。食品中致病性微生物及引起食物中毒或其他疾病的微生物很多，根据食品安全国家标准规定，食品中不得检出致病菌。由于食品种类繁多，致病性微生物也有很多种。在实际操作中，不能用单一或几种方法将多种致病菌全部检出，而且在大多数情况下，污染食品的致病菌数量不多。所以，在食品中进行致病菌检验时，不可能将所有的病原菌都列为重点检验，只能根据不同食品的特点，选定某个种类或某些种类致病菌作为检验的重点对象。如蛋类、禽类、肉类以沙门菌检验为主，罐头食品以肉毒梭状芽孢杆菌及肉毒毒素检验为主，牛乳以结核分枝杆菌和布氏杆菌检验为主，谷物发酵制品、薯类制品、泡发的木耳和银耳以米酵菌检验为主。

2. 细菌的控制

食品中细菌生长繁殖的影响因素是多方面的，如食品的种类、食品所提供的营养条件、食品所处的外界环境条件、食品的加工方法、共存于食品中的细菌种类等，但最重要的是温度、湿度、酸碱度、氧气条件。

（1）温度　温度对细菌的影响很大。一般情况下，细菌对低温的敏感性没有对高温敏感性那样显著。一般来说，低温能抑制细菌的生长繁殖，高温能杀死细菌。

根据细菌对温度要求的不同，可分为嗜冷菌（−28～20℃）、嗜温菌（20～45℃）

和嗜热菌（45～60℃），大多数细菌在5～60℃能够很好地生长繁殖。正常引起人体疾病的病原菌往往都是嗜温菌，其生长的适宜温度基本与人类体温及人类生命活动的适宜环境温度相似。因此我国把5～60℃定为危险温区。因此原料储存、初加工、端送给客人都应当缩短在危险温区中停留的时间。餐饮食品必须趁热供应或者迅速冷却，绝对不能存放于温热环境，以免出现安全隐患。

（2）湿度　描述湿度的物理量有水分活度（Aw）、相对湿度及含水量等，食品中的湿度可以用物理干燥法、冷冻干燥法、提高渗透压等方法来降低。食品中的致病菌只能在$Aw \geq 0.85$的环境中生长。

（3）酸碱度　绝大多数细菌适宜在pH7.2～7.4（中性略偏碱性）环境中生长，水果和发酵食品如泡菜、酸乳、发酵香肠等的pH偏低，足以阻止绝大多数病原菌的活动。食醋本身具有杀菌作用，可以作凉拌菜的配料。酸性饮料如柠檬汁则只要封装良好就可以长期保藏。如果酸性食品出现腐败，主要是由酵母菌和真菌引起的。

（4）氧气　大部分的细菌都需要氧气才能生长。对食品可使用抽真空包装（去除游离氧）、气调包装（增加氮气含量，减少氧分压）来加工储藏食品。

人们常将温度、湿度、酸碱度、氧气、抗菌剂或防腐剂等控制细菌生长的理化因素称为栅栏因子，将这些栅栏因子综合考虑，构建形成的食品安全技术称为多靶栅栏技术。

（二）真菌对食品安全的危害及预防

1. 真菌对食品安全的危害

真菌包括霉菌、酵母菌等，广泛存在于自然界的阴暗、潮湿和温暖的环境中，种类繁多、数量庞大，与人类的关系非常密切。有许多真菌对人类有益，但也有些真菌对人类有害，其产生的毒素致病性强。霉菌是一部分丝状真菌的通称。其特点是菌丝体较发达，有细胞壁，以寄生或腐生方式生存。霉菌能使食品霉变或致农作物病害，有的可能在食品中产生有毒代谢产物，即霉菌毒素。霉菌毒素对人体健康造成的危害极

霉菌的生物
基础知识

大，主要表现为慢性中毒和"三致"作用（致癌、致畸、致突变作用）。霉菌毒素造成人畜中毒常有地区性和季节性的特点，通常具有耐高温、无抗原性、主要侵害实质器官的特性。人和动物一次性摄入含大量霉菌毒素的食物常会发生急性中毒，而低剂量长期摄入含真菌毒素的食物则会导致慢性毒性（包括致癌、致畸和致突变）。目前已知的霉菌毒素大约为200种，一般按其产生毒素的主要霉菌名称来命名，比较重要的有黄曲霉毒素、杂色曲霉毒素、镰刀菌毒素、展青霉毒素等，其中黄曲霉毒素的致病性最强。黄曲霉毒素是由黄曲霉和寄生曲霉产生的一类代谢产物，具有极强的毒性和致病性。它在自然界分布十分广泛，土壤、粮食、油料作物、种子中均可见到。主要污染的食品以花生、花生油、玉米最为严重，大米、小麦、面粉较轻，豆类一般很少受到污染。黄曲霉毒素比较耐热，在一般的烹调温度下不会被破坏，只有达到280℃时才能发生裂解，毒

性才有所下降。在加氢氧化钠的碱性条件下，黄曲霉毒素的内酯环被破坏，形成香豆素钠盐，可通过后续水洗予以去除。

2. 真菌的控制

绝大多数真菌不耐热，因此可以用将食品置于60℃加热10min的方法予以杀灭。食品中霉菌生长综合性控制措施还包括干燥（大多数真菌生存所需$Aw>0.8$）、低温（大多数最适宜温度为25～30℃）、隔氧（大多数真菌繁殖和产毒需要氧气）、使用防腐剂等。

（三）病毒对食品安全的危害及预防

1. 病毒对食品安全的危害

病毒有很多种，但与食品有关、对人类构成致病性的只是其中的一小部分。根据病毒与食品安全的关系，可将病毒分为如下三种类型。一类是感染动物但不感染人的病毒，如鸡新城疫病毒、鸭瘟病毒、猪瘟病毒、牛瘟病毒、小鹅瘟病毒等。另一类是来源于人类但可感染动物的病毒，这类病毒往往较少单独存在。最后一类是来源于动物体且能感染人的病毒，如口蹄疫病毒、狂犬病病毒、禽流感病毒、SARS病毒。这类病毒引

病毒的生物
基础知识

起的疾病即人畜共患病，对消费者的危害最大。一般来说病毒在食品中不能繁殖，但食品却是病毒存留的良好生态环境，病毒得以有更多机会通过不同的方式污染食品，如水产品、禽、乳、肉类及蔬菜水果等，在其加工前已被病毒污染的为原发性病毒污染。在食品的收获、贮藏、加工、运输和销售过程中被病毒污染，污染源可能是污水、携带病毒的食品从业人员和生物媒介传递造成的，称为急性病毒污染。目前发现的能够以食物为传播载体和经消化道传染的致病性病毒主要有轮状病毒、朊病毒、禽流感病毒、冠状病毒、甲型肝炎病毒和戊型肝炎病毒等。此外，乙型、丙型和丁型肝炎病毒虽然主要是靠血液等非肠道途径传播，但也有关于它们通过人体排泄物和通过食品传播的报道。

2. 病毒的控制

病毒受理化因素作用后失去感染性的过程称为灭活。可通过加热、辐照及药剂处理进行。

（1）加热　一般来说，加热灭菌处理，烹调处理的方法也适合对病毒的灭活。大多数病毒在60℃加热30min或100℃数秒钟内即被灭活。加热对病毒的灭活作用，主要是由于构成病毒的蛋白分子发生了变性，从而阻止病毒吸附于寄主细胞。加热也能破坏病毒复制所需的酶类，使复制不能进行。

（2）辐照　辐照近年来广泛应用于食品的灭菌处理，γ射线以及紫外线都能使病毒灭活。γ射线能使病毒蛋白和核酸分子中的化学键发生断裂，使病毒受到破坏。紫外线易被病毒的核酸分子吸收，使核酸发生结构改变，抑制核酸的复制，因而导致病毒灭活。

（3）药剂　一些病毒对有机溶剂和酚类、醛类、酸碱类消毒剂比较敏感，可以试用这些药剂对某些病毒进行处理。

二、寄生虫对食品安全的危害及预防

在自然界中有些生物不能独立生活，需要暂时地或永久性地寄居在其他动物或人体内及体表，获取营养、分泌毒素、交配产卵，并多随粪便排出后又通过食物传播给其他健康人。这些生物称为寄生虫，被寄生的人或动物称为宿主。由寄生虫的寄生所引起的人体疾病，称为寄生虫病。

（一）寄生虫类别

污染食物的寄生虫根据形态可以分为绦虫、吸虫、线虫、原虫等。常见的绦虫有带绦虫及其幼虫、曼氏迭宫绦虫及其幼虫等；常见的吸虫有布氏姜片吸虫、肝吸虫及血吸虫等；常见的线虫有蛔虫、旋毛虫、管圆线虫；常见的原虫有弓形虫、隐孢子虫等。污染源主要是病人、病畜及水生生物。污染方式多为病人、病畜的粪便污染水源或土壤，从而使家畜、鱼类及蔬菜受到感染或污染。寄生虫主要寄生的食物有一定的规律：布氏姜片吸虫主要寄生在马蹄、菱角等水生植物中；旋毛虫、绦囊虫、弓形虫主要寄生在肉类中；广州管圆线虫主要寄生在福寿螺中；肺吸虫主要寄生在淡水甲壳动物中；肝吸虫主要寄生在鱼类中。人多因生食或半生食含有感染期寄生虫的食物而感染寄生虫病。

（二）寄生虫的危害

寄生虫病以慢性病较多，急性病较少，可以以幼虫、虫卵等特定形式侵染人体。寄生虫能使人体致病的原因有以下四种。

1. 机械损伤

因其吸吮、刺入、钩附、移行、胀大、咬破等作用，使宿主的组织或细胞损伤毁坏，出现出血、炎症等。

2. 夺取营养

寄生虫从寄生部位吸取蛋白质、碳水化合物、矿物质、维生素等营养物质，使宿主出现营养不良、消瘦、贫血等症状。

3. 分泌毒素

有很多寄生虫和细菌相似，能产生毒素，引起宿主机体全身病理反应或局部炎症、组织坏死或增生。

4. 造成栓塞

有些寄生虫的卵或幼虫能栓塞微血管、胆管、肝管，在重要微血管被阻塞后，宿主可能死亡，或器官发生功能障碍。特别是寄生于重要器官如眼、脑、心、肾等组织，能造成功能障碍，甚至危及生命。

（三）寄生虫的预防

想要预防寄生虫污染，首先，应加强对肉类食品的检验，销毁带虫肉，禁止生产经营含有致病性寄生虫或虫卵的食品。其次，食品的合理加工可杀灭寄生虫及其虫卵。如烟熏可杀灭带绦虫，传统的腌制法可杀灭肉类中的带绦虫，发酵性的干香肠、火腿由于pH较低、渗透压较高，也能杀灭绝大部分的寄生虫。对于感染阶段的寄生虫也可以用适当的烹调热处理的方法来杀灭虫体和虫卵，但需注意要使食品原料受热均匀，以避免原料中存在冷点导致寄生虫的存活。对于原料的冷冻处理和辐照处理也可杀灭大部分寄生虫。最容易引起食源性寄生虫病的食用方式是生食肉类和水产品等，如食用生牛肉、生鱼片、生鸡蛋，生吃未经洗涤消毒的果蔬也是导致寄生虫病的重要原因。

三、病媒生物对食品安全的危害及预防

病媒生物是指能直接或间接传播疾病（一般指人类疾病），危害、威胁人类健康的生物。广义的病媒生物包括脊椎动物和无脊椎动物，脊椎动物媒介主要是鼠类（属哺乳纲啮齿目动物）；无脊椎动物媒介主要是昆虫纲的蚊、蝇、蟑螂、蚤等和蛛形纲的蜱、螨等。最常见四大害为：苍蝇、蚊子、老鼠、蟑螂。

有害生物防制

食品被这些病媒生物污染后，导致感官性状不良、营养价值降低，甚至完全丧失食用价值。这些害虫的表面均带有大量微生物特别是致病性微生物。病媒生物通过叮咬和污染食物等方法，影响或危害人类的正常生活，通过多种途径传播一系列的重要传染病。在我国法定报告传染病中有许多属于病媒生物传染病，如鼠疫、流行性出血热、钩端螺旋体病、疟疾、登革热、地方性斑疹伤寒、丝虫病等；而一些消化道传染病则通过病媒生物的机械性传播在人群中扩散，如痢疾、伤寒等。

居民家庭和单位内的老鼠主要依靠人们提供的食物和隐藏筑巢场所而生存。因此要把食物收藏好，把废弃的食品残渣及时处理掉，使老鼠不能获得任何食物，并在下水道、厕所加盖，避免室外老鼠钻入；如发现鼠洞应及时予以堵塞，做好杂物堆等老鼠容易隐藏和筑巢的场所的管理。对于已发生鼠患的场所，灭鼠与防鼠同步进行。蚊虫类防控可通过切断蚊虫生命循环环节，如通过改造净化各种水源，减少积水等方法，美化环境，清除滋生场所，缩小蚊子幼虫所必需的生存空间，杀灭成虫。灭蝇可通过物理方法、化学方法联合使用灭蝇拍、电击灭蝇器、粘蝇纸以及喷洒灭蝇药。蟑螂成虫可通过人工捕杀、诱杀、热杀、药杀等方式，同时杀死成虫和幼虫。

💬 **课后习题**

一、填空题

扫描二维码
获取判断题、
单选题

1. 控制霉菌带来食品安全危害的措施包括＿＿＿＿＿＿＿＿等。
2. 污染食物的寄生虫根据形态可以分为＿＿＿＿＿、吸虫、线虫、原虫等。

二、简答题

1. 细菌生长繁殖的影响因素有哪些？根据这些影响因素如何进行抑菌杀菌？
2. 简述病媒生物带来的危害及预防措施。

⚙ **拓展阅读**

扫描二维码
获取

第二节
化学性危害及预防

案例引入 ✐

　　日本水俣病事件是1956年日本水俣湾出现的怪病事件。这种"怪病"是日后轰动世界的"水俣病"，是最早出现的由于工业废水排放污染造成的公害病。症状表现为轻者口齿不清、步履蹒跚、面部痴呆、手足麻痹、感觉障碍、视觉丧失、震颤、手足变形，重者神经失常，或酣睡，或兴奋，身体弯弓高叫，直至死亡。被称为世界八大公害事件之一。

　　在过去的一百年里，在工业飞速发展的同时，人们也以近乎残酷的速度扩大了对地球自然资源的开发，加剧了世界环境污染问题。无机重金属离子、有机污染物、有机金属化合物、放射性同位素、气体污染物和纳米粒子等多种化学污染物严重污染环境。食品的化学性危害指食品中的天然有害物质和有害的化学物质污染食物而引起的危害。目前我国食品的化学性危害来源主要包括农业种植、养殖阶段的源头污染，违规使用食品添加剂带来的污染，环境污染造成的食品化学污染，生产加工过程中产生的污染等几个方面。

一、残留物、禁用物危害及预防

（一）农药残留

1. 农药残留的来源

　　我国是农业大国，也是农药生产和使用的世界第一大国。农药残留是指农药使用后残存于生物体、食品（农副产品）和环境中的微量农药以及农药的有毒代谢产物、降解物和衍生物的总称。污染食品的途径主要包括施药后农药残留在农作物表面造成的直接污染、农作物从被污染的环境中吸收农药造成的污染以及农药通过食物链在生物体内富集所造成的污染。目前常用的农药按照化学合成分为有机氯农药、有机磷农药、氨基酸甲酯类、拟除虫菊酯类、杀菌剂等，其中有机磷农药是目前使用范围最广、使用量最大的农药。

2. 农药残留的危害

大量流行病学调查和动物试验研究结果表明，农药对人体的危害主要有急性毒性、慢性毒性和具有致癌、致畸和致突变作用。

3. 农药残留的控制

为了确保食品安全，必须加强农药生产登记注册管理、生产许可管理，以及农药经营管理，尽可能选用低毒低残留高效的农药，按使用标准合理安全使用农药，严格执行农药残留限量标准，防止食品中农药残留。餐饮服务提供者应实施有效防控的措施，可以引入农药快速检测方法的使用。一般残留于食品表面的农药，经简单的洗涤操作就可除去。但对于组织内的残留农药，洗涤几乎没有作用。绝大部分农药为脂溶性，在水中溶解性不强，因此热洗、烫漂处理比冷洗更为有效，加入洗涤剂后效果可能更好。大多数直接施用于作物的杀虫剂、杀菌剂，在表皮上迁移或渗透的作用不大，经去壳、剥皮可以将绝大部分的农药残留去除。在常规的烹调加工中，残留农药可有不同程度的消减，但对于稳定性强的农药，一般烹调过程对其影响不大。

（二）兽药残留

1. 兽药残留的来源

兽药残留是兽药在动物源食品中的残留的简称，是指动物在使用药物预防或治疗疾病后，药物的原形或其代谢产物蓄积在动物的组织或可食性产品（如蛋、乳）中。这些药物以游离的形式或以结合的形式残留于组织中，与组织蛋白结合的药物可能存留时间更长。造成我国动物性食品兽药残留超标的主要原因是非法使用违禁药物、滥用抗菌药物和药物添加剂、不遵守休药期的规定等。兽药残留不仅给人们健康带来极大的危害，而且严重影响了我国动物源食品的出口，造成了巨大的经济损失。目前我国兽药残留主要有抗生素类（包括磺胺类、呋喃类）、抗寄生虫类和激素类等。

2. 兽药残留的危害

兽药可以控制畜禽类的疾病、促进生长、提高饲料的利用率，增加食物的供应。但兽药残留对人体的危害包括急性和慢性中毒，主要表现为变态反应与过敏反应、细菌耐药性、致畸作用、致突变作用、致癌作用及激素样作用等。

3. 兽药残留的控制

为了控制肉类食品、水产品中的兽药残留，必须多方合作，加强兽药生产登记注册管理、生产许可管理，以及兽药经营管理，指导农民和渔民科学、合理、规范用药。畜牧场和养殖业应按无公害食品要求，按休药期规定，合理配置用药，所用药应为经过批准的药物和医学专用药，贯彻少用药原则。农产品检测中心加强检测，严格按照兽药残留标准。餐饮服务提供者需要选择信誉好的供货者，加强落实索证索票制度，也可以引入快速检测方法。

（三）滥用食品添加剂和非食用物质

由于食品工业的迅速发展，食品添加剂的种类日益增多，使用范围日益扩大，食品添加剂已成为现代食品工业生产中必不可少的物质。

根据《中华人民共和国食品安全法》规定，食品添加剂是指为改善食品品质和色、香、味以及为防腐、保鲜和加工工艺的需要而加入食品中的合成或者天然化学物质，包括营养强化剂。餐饮业使用食品添加剂的历史较长。由各类食品添加剂、食品配料和其他食品原料加工制成的各类调味品、调味料在餐饮业应用日益广泛，在改善食品风味和品质、丰富食品品种、满足消费者需求方面发挥了重要作用。但是，随着人们对食品安全性问题重视程度的不断加深，食品添加剂的安全性也备受瞩目。

一提起食品添加剂就焦虑，是因为之前三聚氰胺、吊白块、孔雀石绿、苏丹红等物质引发的食品安全事件。实际上这些物质根本不在食品添加剂的清单目录当中，它们本来就是不可以出现在食品中的，是非法添加物，有些不法分子为了牟取利益违规将其加到食品里，食品添加剂给非法添加物背了黑锅。2022年"海克斯科技"热议背后折射出人们对食品添加剂的误解，体现了很多人对工业化生产、非"天然"的不信任。其实食品添加剂被允许使用之前，要经过非常严格的食品安全风险评估，包括急性毒性、慢性毒性试验，致畸、致癌试验。首先要通过动物试验得到一个最大无作用量，在动物安全剂量基础上除以100（安全系数），才是人的安全剂量。同时，我国规定食品添加剂的使用和管理必须遵守《食品安全国家标准 食品添加剂使用标准》（GB 2760—2024）。因此，不能单纯以是否有食品添加剂来判定食品的安全性，规范使用食品添加剂，品种合规，用量适度，可以保障食品安全。而不添加食品添加剂的食品，保质期短，极易腐败变质。但是在食品加工中乱用和滥用食品添加剂，或者违法添加非食用物质是导致化学危害产生的重要原因。近年来，我国政府监管部门开展多项整治工作，严打食品非法添加行为，加强食品添加剂监管。

二、金属毒物危害及预防

在地壳中共有80多种金属或类金属元素，人体可以通过饮水、进食及生产生活等活动接触和摄入这些元素。其中绝大部分不会对机体造成损害，但有些元素则可能对人体造成毒害，如汞、铅、镉、砷、铝等。

（一）金属毒物污染食品的途径

1. 自然环境原因

有些地区的自然地质条件比较特殊，地层土壤中本身含有的有毒金属浓度较高，这些金属可通过作物根系吸收进入农作物中，也可通过食物链富集在动物体内。

2. 工业"三废"排放和农用化学品的使用

这些污染即便在环境中浓度很低，但由于环境不容易将其净化，并会通过食物链富集，仍会对食品原料造成严重的污染。

3. 食品加工过程

食品加工过程中所使用的金属机械、加工工具、管道、容器质量不过关或加工过程操作不当以及工艺需要加入的食品添加剂质量不佳，都会导致有毒金属杂质污染食品。

（二）金属毒物对人体健康的危害

摄入被有害金属污染的食品对人体可产生多方面的危害，包括一次大剂量造成的急性中毒，以及低剂量长期摄入后在体内蓄积导致的慢性危害和远期效应（如致癌、致畸、致突变作用），大多数情况下是后者。有害金属对人体健康的危害作用有如下特点。

1. 存在形式与毒性有关

以有机形式存在的金属及水溶性较大的金属盐类，在消化道吸收较多，通常毒性较大，如有机汞的毒性大于无机汞。

2. 有害作用与机体酶活性有关

许多金属可与机体酶蛋白的活性基团，如巯基、羧基、氨基、羟基等结合，使酶的活性受到抑制甚至失去活性。

3. 蓄积性强

有害金属进入人体后排出缓慢，生物半衰期较长，易在体内蓄积。

4. 食物中某些营养素影响有害金属的毒性

膳食成分可以影响毒性，如膳食蛋白质可与有害金属结合，延缓其在肠道的吸收。

5. 具有生物富集作用

有害金属可以通过生物链传递，通过富集作用提高有害金属浓度，汞、镉经过富集，浓度可提高上千倍。

6. 有害金属间的协同作用

某些有害金属元素间也可产生协同作用。如砷和镉的协同作用可造成对巯基酶的严重抑制而增加其毒性，汞和铅可共同作用于神经系统，从而加重其毒性作用。

目前已经明确对人体产生毒性的有害金属主要包括：汞、镉、铅以及类金属砷等。

（三）常见金属毒物的危害

1. 汞

汞污染主要来源于被含汞废水污染的水体，水体淤泥中的微生物可将毒性较低的无机汞转化为毒性很高的有机汞，如甲基汞。甲基汞通过食物链和生物富集作用在鱼、虾、蟹、贝等水产品中富集，从而造成食品的汞污染。

汞对食品的污染
及危害控制

无机汞几乎不被吸收，甲基汞吸收率可达95%。吸收的汞迅速分布到全身组织和器官，但以肝、肾、脑等器官含量最多。微量的汞可通过尿液、粪便、汗液排出体外，但一旦超过可耐受标准就可引起中毒。甲基汞具有亲脂性以及与硫基的亲和力很强的特性，可以通过血-脑屏障、胎盘屏障和血-睾屏障，对中枢神经系统造成损伤，严重影响大脑和小脑功能。病人出现易倦怠、易激动、头痛、四肢麻木、吞咽困难、视觉模糊、听力下降、肌肉反应失调等临床症状，最后由于并发感染或逐渐营养不良而死亡。20世纪50年代发生于日本的"水俣病"就是当地居民因摄入大量受汞污染的水产品而导致的中枢神经性疾病。

2. 镉

镉是一种稀有金属，以硫镉矿形式存在，广泛用于电镀、塑料、油漆等工业生产中。含镉的工业"三废"可以直接污染土壤和水体，经作物吸收而污染食物。一般来说，蔬菜、谷物尤其是稻米较容易受到镉的污染，动物内脏如肾脏以及海产的贝类含镉量也较高。低蛋白、低钙和低铁的膳食有利于镉的吸收，而维生素D有促进镉的吸收的作用。吸收的镉经血液转运至全身，主要蓄积在肾脏，其次是肝脏

镉对食品的污染
及危害控制

中，可引起人体的急性和慢性中毒。急性中毒常见于含镉容器接触酸性食品导致镉元素大量溶出，引起中毒。而慢性中毒则是由于镉能够取代骨骼中的钙，使得骨质疏松、脱钙、软化，最后导致骨折。如20世纪60年代发生在日本的镉污染大米引起的公害病"痛痛病"。国际癌症研究机构（IARC）将镉定为Ⅰ级致癌物。

3. 铅

铅在自然界中极少以单质铅形式存在，绝大多数铅元素以化合物的形式稳定存在于矿石之中。含铅废水废渣的排放污染土壤和水体，然后经食物链富集，污染食品。环境中某些微生物可将无机铅转变为毒性更大的有机铅。污染食品的铅主要来源于含铅的容器和食具，含铅的水管，不当食物加工，含铅的农药、粉尘、废气、废水等对食品的污染。

铅对食品的污染
及危害控制

吸收进入血液的铅大部分与红细胞结合转运至全身，主要会引起神经系统、造血器官和肾脏的损伤，导致人体出现食欲不振、失眠、头晕、头痛、腹痛、腹泻或便秘、贫血等症状，对儿童来说还可造成智力发育迟缓、癫痫、脑性瘫痪和视神经萎缩等。铅对人体的毒性是不可逆的，即便经过治疗也可能留下永久性的后遗症。

我国传统加工工艺制作的松花蛋，在生产原料中加了氧化铅。铅元素可以通过蛋壳进入蛋清中，过量食用可导致铅的慢性中毒。因此现在已经改用锌盐和铁盐作为松花蛋的加工辅料，避免铅污染。

4. 砷

砷是一种非金属元素，但许多理化性质类似于金属，故常将其归为"类金属"，常以化合物无机砷和有机砷存在。无机砷的毒性大于有机砷，无机砷中三氧化二砷毒性最

强，俗称砒霜。砷污染主要来源于不符合卫生标准的含砷食品添加剂，含砷农药、兽药的过量使用以及工业"三废"造成的食品污染。我国一些地区在端午节有饮用雄黄酒的习俗，而雄黄中也含有大量的三氧化二砷。

砷对食品的污染及
危害控制

急性肾中毒的症状主要表现是胃肠炎症状，严重者可致中枢神经系统麻痹而死亡，并出现口、耳、眼、鼻出血等现象。长期少量地摄入含砷食品可引起慢性砷中毒，主要表现为神经细胞损伤，皮肤色素异常（白斑或黑皮症），手掌和足底皮肤过度角化。国际癌症研究机构（IARC）将镉认定为Ⅰ级致癌物。

（四）金属毒物污染的预防

我国对于食品中的铅、汞、镉、砷等金属毒物含量均规定了限量标准。多数金属元素很难通过常规的烹调加工去除，因此，在生产经营中应尽量在采购环节把好关，通过正规途径购买合格的食品原料。此外，水煮弃汤、谷物碾磨加工等能够去除部分金属毒物污染，但不能完全去除。

三、食品的包装材料危害及预防

传统使用的食品容器、工具设备、包装材料主要以竹、木、铁、玻璃、纸等材料为主，一般情况下不会对食品造成污染。新型化学合成的食品包装材料是一种或多种化学物质聚合而成的高分子聚合物，在聚合过程中，聚合不完全的单体、低分子聚合物或加入的助剂等，与食品接触后会向食品中迁移，造成对食品的化学污染。

塑料以及合成树脂都是由很多小分子单体聚合而成，单体的分子数目越多聚合度越高，则塑料性质越稳定，与食品接触时向食品中移溶的可能性就越小。有些塑料在加工过程中除以合成树脂为主要原料外，还要加入一些塑料添加剂，使塑料具有较好的工艺性能，如色彩、外观、耐久性和易加工的特性。塑料中常用的重要添加剂有稳定剂、增塑剂、润滑剂、着色剂、抗氧化剂、防紫外线剂、抗静电剂等。塑料包装材料对食品安全性的影响有以下几方面：①塑料本身的残留单体及裂解物的毒性，这些残留物迁移进入食品中，造成污染，多发生在盛酒的容器、油质或酸性食品的包装材料中；②塑料包装表面污染物，由于塑料易于带电，造成包装表面存有杂质污染食品；③包装材料回收或处理不当，包装前食品容器的无菌程度对食品的卫生质量有非常重要的意义。

橡胶制品是广泛用于食品工业的包装材料，除奶嘴、瓶盖、垫片、垫圈、高压锅圈等直接接触食品外，食品工业中还应用橡胶管道以及与食品设备有关的附件等。橡胶可分为天然橡胶和合成橡胶两大类。天然橡胶本身既不分解也不被人体吸收，一般认为对人体无害，但生产不同工艺性能的产品时，往往需要加入某些添加剂。合成橡胶也和塑料一样存在未完全聚合的单体和添加剂的卫生问题。橡胶添加剂并非高分子化合物，有些并不结合到高分子结构中，而是混在成型品中，主要有促进剂、防老剂、填充剂等。

陶瓷容器的卫生问题来自瓷釉中的金属物质，如铅、镉等。用陶瓷容器盛装醋、果汁、酒等食品可引起上述重金属的溶出而中毒。

包装纸的卫生问题与纸浆、黏合剂、油墨、溶剂等有关。要求这些材料必须低毒或无毒，不得采用社会回收废纸作为原料，禁止添加荧光增白剂等有害助剂，制造托蜡纸的蜡采用食用级石蜡，控制其多环芳烃含量。用于食品包装纸的印刷油墨、颜料符合食品卫生要求。石蜡纸及油墨颜料印刷面不得直接与食品接触。食品包装纸还要防止再生产对食品的细菌污染和回收废纸中残留的化学物质对食品的污染。

四、食品中其他常见有机化合物危害及预防

随着新技术和工农业的发展，新的化合物被不断产生，可也对环境造成不可逆的污染。这些有毒有害物质通过食物、空气、水等途径进入人体，造成了危害，甚至产生"三致"作用。常见的有机污染物，主要包括N-亚硝基化合物、多环芳烃、杂环胺、油脂劣变物、丙烯酰胺、二噁英及多氯芳香化合物等。

（一）N-亚硝基化合物

N-亚硝基化合物包括亚硝酰胺类和亚硝胺类，是公认的致癌物。环境和食品中的N-亚硝基化合物系由亚硝酸盐和胺类在一定的条件下合成。硝酸盐和亚硝酸盐广泛存在于人类生存的环境中，是自然界最普遍的含氮化合物。土壤和肥料中的氮在土壤微生物的作用下可转化为硝酸盐。新鲜蔬菜中亚硝酸盐含量通常远远低于其硝酸盐含量。腌制的过程中亚硝酸盐含量明显增高，不新鲜的蔬菜中亚硝酸盐也可明显提高。用硝酸盐腌制鱼、肉等动物性食品是许多国家和地区的一种古老和传统的

N-亚硝基化
合物的危害
及控制

方法。其机制是通过细菌将硝酸盐还原为亚硝酸盐，亚硝酸盐与肌肉中的乳酸作用生成游离的亚硝酸，亚硝酸能抑制许多腐败菌的生长，从而可达到防腐的目的。此外，亚硝酸分解产生的一氧化氮可与肌红蛋白结合，形成亚硝基肌红蛋白，使腌肉、腌鱼等保持稳定的红色，改善此类食品的感官性状。因只需用很少量的亚硝酸盐处理食品就能达到较好的效果，于是亚硝酸盐逐步取代硝酸盐用作防腐剂和发色剂。虽然使用亚硝酸盐作为食品添加剂有产生N-亚硝基化合物的可能，但目前尚无更好的替代品，故仍允许限量使用。我国规定肉制品中亚硝酸盐残留量（以亚硝酸钠计）不得超过30mg/kg。

食品中的亚硝基化合物含量以腌制海产品如咸鱼、虾皮为最高，咸肉、腊肉、香肠、火腿次之，豆制品、腌菜中含量也较高。除食品中所含有的亚硝基化合物外，人体内也能合成一定量的N-亚硝基化合物。由于在pH<3.0的酸性环境中合成亚硝胺的反应较强，因此胃可能是人体内合成亚硝胺的主要场所。此外，在唾液中及膀胱内（尤其是

尿路感染时）也可能合成一定量的亚硝胺。

预防亚硝基化合物污染食品的措施主要是防止食品的霉变以及其他微生物对食品的污染，防止细菌将硝酸盐转变为亚硝酸盐；控制肉制品加工中的硝酸盐和亚硝酸盐的使用量；严格监控亚硝酸盐的残留量等。带有亚硝酸盐的肉制品应多采用蒸、煮的烹调方法，勿用煎炸法烹调以免因温度过高而形成亚硝基化合物。食用腌制食品时可以增加富含维生素C的食品，维生素C有较强的阻断亚硝基化合物的作用。此外，蔬菜在腌制过程中应达到安全期限（35d以上），避开亚硝酸盐产生的高峰期。

（二）多环芳烃

多环芳烃是指两个以上的苯环稠合在一起的芳香族烃类化合物及其衍生物，其中常见的具有致癌作用的多环芳烃多为4～6环的稠环化合物，以五个苯环构成的苯并（a）芘[B（a）P]最为重要，对其研究也较充分。多环芳烃可以通过呼吸道、消化道、皮肤等途径进入人体，沉积于肺部或进入血液危害人体健康，其中有相当大部分具有致癌性。苯并（a）芘也是被世界卫生组织认定的 I 类致癌物。

多环芳烃化合物的危害及控制

各类食品均有可能受到多环芳烃的污染，其中以烧烤和烟熏食品最为严重。食物中多环芳烃污染的主要来源是：食品在用煤、炭和植物燃料烘烤或烟熏加工时直接遭到污染；食品中含有的脂肪在烹饪加工时经高温发生热分解或热聚合反应生成多环芳烃，这是食品中多环芳烃的主要来源；农作物可吸收被污染的土壤、水体和大气中存在的多环芳烃；食品受不当的包装材料污染，如旧报纸等；污染的水域使水产品被多环芳烃污染。

防止多环芳烃化合物污染的措施主要是加强环境治理，减少环境中苯并（a）芘的污染，从而减少其对食品的污染；改进烹饪加工工艺，选择电炉等加热设备，减少食品与明火的直接接触。改良食品的烟熏制作，减少高温烹调，尽量采用低温烹调肉类及使用低脂肉类进行烹调，以及选用红外线烤炉或微波炉烤制食品，减少多环芳烃的形成。厨房中应加强通风，减少油烟污染。使用符合国家标准的食品包装材料等。《食品安全国家标准 食品中污染物限量》（GB 2762—2022）中规定了我国食品中苯并（a）芘限量指标。我国对多环芳烃的总量没有要求。谷物中苯并（a）芘的限量为2.0μg/kg，肉类产品中苯并（a）芘的限量为5.0μg/kg，油脂中苯并（a）芘的限量为5.0μg/kg。

（三）杂环胺

杂环胺是肉类在高温烹饪过程中产生的一类物质，为带杂环的伯胺类物质。杂环胺普遍具有致突变性和致癌性。研究表明，油炸、烤制比烘焙、煨炖及微波炉烹调产生的杂环胺要多，尤其是食品与明火直接接触的加工方法。加热温度越高、时间越长、食物水分含量越少，产生的杂环胺越多。

杂环胺类化合物污染及其预防

由于杂环胺的毒性和致癌性比多环芳烃更强，因此尽量避免摄入是最可靠的办法。但由于动物性食品进行简单的煎、炸、烤就能形成这类致癌物，完全避免是做不到的。

杂环胺的控制措施主要有：不要高温过度烹煮肉和鱼，避免表面的焦化；不食用烧焦食品，或将烧焦部分去除后再食用；推荐使用微波烹调法，肉类烹调前建议先用微波炉预热，以减少杂环胺前体物；烧烤肉、鱼等不要将食品与明火直接接触，应先用铝箔包裹后再烧烤。

（四）油脂劣变物

食用油脂在存放以及加热过程中，均会不同程度地发生氧化、水解反应，导致酸败变质，失去食用价值。在高温下长时间使用油脂，还会生成脂肪酸的聚合物和多种劣变物如反式脂肪酸、丙烯酰胺等，给人体健康带来危害。在煎炸时间相等的情况下，间歇式用油比一次性连续用油产生的聚合物总量要高。此外，在已产生聚合物的油中继续加新油来煎炸食品，其结果会加快煎炸油的劣变，故应禁止这种操作。

为了防止油脂劣变，应将煎炸油的温度尽量保持在170～200℃，不能使用250～280℃的高温。煎炸时，要使食物受热均匀，切忌局部加热过度，在操作时可以使用油温自动控制设备，并尽量减少反复使用煎炸油的次数，凡炸过3次的油，最好不再用于油炸食品。

（五）丙烯酰胺

丙烯酰胺是2A类致癌物。流行病学资料表明，长期低剂量接触丙烯酰胺，会出现嗜睡、情绪和记忆改变、幻觉和震颤，伴随末梢神经病变，如出汗和肌肉无力等病症。丙烯酰胺常出现在炸薯条、炸薯片、咖啡、饼干、面包、脆饼、爆米花、速溶麦芽饮料以及麦片、干乳酪、巧克力味快餐、方便面、油条等食品中。目前还没有足够的实验数据能确定富含碳水化合物的食物在高温油炸过程中产生丙烯酰胺的机理。

丙烯酰胺污染及其预防

一般认为是包括离子型反应和自由基反应的复杂的多级反应过程，如由丙烯醛或丙烯酸与氨反应生成，氨基酸分子重排转化形成或氨基酸与糖类经美拉德（Maillard）反应形成。

控制食品中丙烯酰胺的措施主要有：减少或消除形成丙烯酰胺的前体物质；尽量选用发酵性原料进行煎炸，通过发酵减少淀粉类物质；控制油脂的质量，防止油温偏高使甘油脱水形成丙烯醛；食品原料中加入多价未螯合的金属离子，如钙、镁、锌、铜、铝等金属离子，抑制食品美拉德反应；优先选用较低温度的烤制工艺；烹饪中少用如拍粉、挂糊等淀粉类煎炸的方法。

（六）二噁英及多氯芳香化合物

二噁英作为现代化工业生产的产物，虽然发现的时间并不长，但其危害是万万不可低估的。二噁英实际上并不是一种单一的化合物，而是由400多种化合物组成的庞大家族。它们有很相似的化学性质和结构，并且对人体健康又有相似的不良影响，统称为二噁英及其类似物。

二噁英的危害
及控制

二噁英化学性质极为稳定，难以被生物降解，在土壤中降解的半衰期为12年，破坏其结构需加热至800℃以上。二噁英具有脂溶性的特点，最容易存在于动物的脂肪和乳汁中，因此鱼、家禽及其蛋、乳、肉是最容易被污染的食品，且已经被证实其可在食物链中富集。

二噁英的主要来源有以下两个方面：一个是根据美国国家环境保护局（EPA）的调查，90%的二噁英来源于含氯化合物的燃烧，一些人工废弃物的不完全燃烧分解物，如城市固体垃圾焚烧、汽车尾气排放、纸浆漂白等，特别是含氯废物如聚乙烯塑料袋的焚烧可产生大量的二噁英类化合物，从事垃圾焚烧工人的头发中该物质含量比一般健康人高2.7倍；另一个非常重要的来源是包括生产纸张的漂白过程和化学工业生产的杀虫剂、除草剂、木材防腐剂等人工含氯有机物的衍生物，与燃烧无关。EPA估计，大约有100种杀虫剂与二噁英有关。而含氯化合物有非常广泛的应用和巨大的产量。另外氯在冶金、水消毒和一些无机化工中的使用，也是二噁英的重要来源。

二噁英及多氯芳香化合物污染食品的途径主要有3个方面：一是通过食物链污染食品。二噁英污染空气、土壤和水体后，再通过食物链污染食品。如1998年，德国从巴西进口的乳牛饲料柑橘浆中含有高浓度的二噁英，用这种柑橘浆饲料饲养的乳牛所产乳和乳制品中均含有高浓度的二噁英。二是通过意外事故污染食品。在食品加工过程中，由于意外事故导致二噁英污染食品。众所周知的日本米糠油事件就是使用多氯联苯作为加热介质生产米糠油时，因管道泄漏，使多氯联苯进入米糠油中，最终导致2000多人中毒。三是纸包装材料的迁移。随着工业化进程的加快，食品包装材料也在发生改变。许多软饮料及乳制品采用纸包装，由于纸张在氯漂白过程中产生二噁英，作为包装材料可能发生迁移造成食品污染。

国际癌症研究中心已将二噁英列为人类Ⅰ级致癌物，被世界卫生组织作为新的环境污染物列入全球环境监测计划食品部分的监测对象名单。一次摄入或接触较大剂量可引起人急性中毒，出现头痛、头晕、呕吐、肝功能障碍、肌肉疼痛等症状，严重者残疾甚至死亡。长期摄入或接触较少剂量的二噁英会导致慢性中毒，可引起皮肤毒性（氯痤疮）、肝毒性、免疫毒性、生殖毒性、发育毒性以及致癌性和致畸性等。主要表现为以下几个方面：①引起软组织、结缔组织、肺、肝、胃癌以及非霍奇金淋巴瘤；②对内分泌系统和激素的影响，最新的研究表明，二噁英可破坏人和动物内分泌系统，属于"内分泌干扰化合物"或"激素干扰物"，内分泌干扰化合物对人体的影响不在于接触这些化合物的人本身，而在于影响他们的后代；③对后代的影响，产生出生缺陷如腭裂、生殖器官异常，以及神经问题、发育问题而延缓青春期、降低生育率，痕量的二噁英或其他分泌干扰化学物质会对人类或动物后代产生巨大的影响；④其他影响，对中枢神经系统的损害、对生殖系统的损害、对肝脏的损害、对甲状腺的损害、对免疫系统的损害、增加感染性疾病和癌症的易感性。

二噁英污染的预防措施：二噁英的污染与危害，日益引起人们的关注，为了保护生态环境，保障人民群众的身体健康，必须采取措施，加强对二噁英污染的控制。如减少含氯芳香族化工产品（如农药、涂料和添加剂等）的生产和使用；改进造纸漂白工艺，采用二氧化氯或无氯剂漂白；采用新型垃圾焚烧炉焚烧垃圾或利用微生物降解技术处理垃圾，以减少二噁英排放；加强对环境、食品和饲料中二噁英含量的监测。

课后习题

一、填空题

1. 铅主要经食品、呼吸道进入人体，90%沉积在_____中。
2. _____是一种公认的致癌物，出现在炸薯条、炸薯片、咖啡、饼干、面包脆饼、干乳酪、油条等食品中。

二、简答题

1. 简述如何预防食物中的丙烯酰胺带来的危害。
2. 简述二噁英及多氯芳香化合物对人体的危害。

扫描二维码
获取判断题、
单选题

拓展阅读

扫描二维码
获取

第三节
物理性危害及预防

案例引入

1986年4月26日苏联切尔诺贝利核电站发生的核反应堆破裂事故是历史上最严重的核电事故，也是首例被国际核事件分级表评为最高第七级事件的特大事故。该事故对苏联影响甚大，其官方的报告表示，约60%受到辐射尘污染的地区皆位于白俄罗斯境内。经济上，这场灾难总共损失大概680亿美元（已计算通货膨胀），是近代历史中代价最大的灾难。

2023年7月7日，我国海关总署表示，为防范受到放射性污染的日本食品输华，保护进口食品安全，中国海关禁止进口日本福岛等10个县（都）的食品，对来自日本其他地区的食品特别是水产品（含食用水生动物）严格审核随附证明文件，实施100%查验。

以上案例中的污染均属于食品的物理性污染，食品的物理性危害主要包括异物污染和放射性污染。

一、异物污染及预防

食品在生产、储存、运输、销售过程中，因管理上的疏忽容易使食品受到异物的污染，如食品中的毛发、石头等。加工过程中设备、工具的陈旧或故障引起的碎屑如玻璃、金属、包装袋等对食品造成的污染。另外，在食品中掺杂、掺假是一种人为向食品中加入异物的行为，如乳粉中掺入大量的糖，牛乳中加入水、糖等。

异物杂质危害虽然在食品加工中较易去除，但往往容易成为企业经营中产生纠纷的直接诱因。因此，应在生产过程中，加强从业人员的责任心，规范操作环节，严格把关，防止异物混入食品。预防异物污染食品的措施主要有：加强食品生产、储存、运输、销售过程的监督管理，执行卫生规范；采用先进的工艺设备和检测设备防止各种污染物进入食品；严厉打击各种掺杂、掺假行为。

二、放射性污染及预防

（一）放射性物质的来源

天然放射性物质在自然界中分布很广，它存在于矿石、土壤、天然水、大气及动植物所有组织中。不过食品中天然存在的放射性物质含量很低，一般不会造成食品的安全问题。而人工放射性物质，如核试验沉降物的污染、核电站和核工业废物排放污染以及意外事故中放射性核素的渗透，均会直接或间接地污染水体、空气、土壤，最终通过食物链污染食品原料，其中水产品对于某些放射性核素的富集作用特别显著，使得食品中放射核素的含量显著地超过周围环境中自然存在的放射性核素含量。

自2023年8月24日日本启动福岛排放核辐射污染水事件引起广泛热议，食品是否受核辐射影响将成为近几年的焦点。

（二）放射性污染的危害

食品放射性污染对人体的危害主要是由于摄入污染食品后，放射性物质对人体内各种组织、器官和细胞产生的低剂量长期内照射效应，主要临床表现为对免疫系统、生殖系统的损伤和致癌、致畸、致突变作用。

（三）放射性污染的控制

食品中常见的天然放射性核素有^{226}镭、^{40}钾、^{210}钋、^{238}铀等。食品放射性污染的危害在于低剂量长期内照射作用。食品在严密包装的情况下，只是外部受到放射性物质的污染，而且主要是干燥灰尘，可用擦洗和吸尘等方式去除。放射性物质已进入食品内部或已渗入食品组成成分时，则无法除去。

2011年日本福岛核电站泄漏事故发生后，我国就已经开始对日本福岛县等可能遭受核污染影响的日本进口食品进行入境管理。2011年，国家质检总局发布《关于禁止部分日本食品农产品进口的公告》，公告明确指出，禁止进口日本福岛县、栃木县、群马县、茨城县、千叶县的乳品、蔬菜及其制品、水果、水生动物及水产品。同年，国家质检总局发布《关于进一步加强从日本进口食品农产品检验检疫监管的公告》，对地区范围有更加严格的规定，除上述地区外，还禁止从日本宫城县、山形县、新潟县、长野县、山梨县、埼玉县、东京都进口食品、食用农产品及饲料。

2023年7月7日，中国海关总署相关负责人表示，为防范受到放射性污染的日本食品输华，中国海关禁止进口日本福岛等10个县（都）食品，对来自日本其他地区的食品特别是水产品（含食用水生动物）严格审核随附证明文件，严格实施100%查验，持续加强对放射性物质的检测监测力度，确保日本输华食品安全。10个县（都）包括日本福岛县、群马县、栃木县、茨城县、宫城县、新潟县、长野县、埼玉县、东京都、千叶县。

国际原子能机构（ZAEA）在原子能和平利用和安全管理方面有一系列专项规定。在建造大型核电站、核辐照中心时，必须慎重考虑并加强监测。我国也制定了《食品中放射性物质限制浓度标准》（GB 14882—1994）和检验方法，加强对污染源的卫生监察，定期进行食品安全监测，使食品放射性污染量控制在一定浓度范围内。

三、辐照食品

（一）辐照食品的概念

依据《食品安全国家标准 食品辐照加工卫生规范》（GB 18524—2016）的规定，食品辐照是指利用电离辐射在食品中产生的辐射化学与辐射微生物学效应而达到抑制发芽、延迟或促进成熟、杀虫、杀菌、灭菌和防腐等目的的辐照过程。依据《食品安全国家标准 预包装食品标签通则》（GB 7718—2011）的规定，辐照食品是指经电离辐射线或电离能量处理过的食品。

食品辐照技术原理为利用高能电子束、X射线或γ射线等放射性射线照射食品，由于其具有较强的穿透能力，辐射线可以使食品中的水分、微生物等发生电离而破坏物质细胞内的 DNA，进而破坏物质的生物膜及产生细胞损伤现象，有效地杀害食品表面的虫卵、细菌等有害物质，抑制食品发芽、腐烂等过程，从而延长食品的保存时间。

食品辐照技术是1905年申请专利，并于20世纪发展起来的一种灭菌保鲜技术。目前，全球已有70个国家和地区批准了548种食品和调味品可用辐照处理，40多个国家进入大规模商业化生产阶段，全世界每年的辐照加工食品总量在30万吨以上。我国食品辐照的研究始于1958年。目前，我国已批准的适宜辐照的食品已达8大类，并制定了相关产品的辐射加工工艺标准，为中国辐照食品与国际接轨，确保辐照食品质量和安全，促使食品辐照行业健康发展创造了良好的条件。据统计，我国年辐照的产品达10万吨左右，位居世界首位，占全球总量的三分之一，食品辐照技术已进入了商业化应用阶段。

（二）辐照食品的优点

长期以来，人类采用干燥、腌制、冷藏与冷冻、高温蒸煮、真空、熏制，以及化学防腐剂等方法保存食品，取得良好效果，但也存在不少问题。上述保存方法的共同缺点是能耗大，灭菌不彻底，化学药剂和添加剂的残留导致食品品质改变，以及污染环境，且不易保鲜。例如：多数食品中的病原菌，在10℃以上繁殖，在0℃或冷冻下仍能存活数年。所以说，冷冻保藏不能灭菌，只能降低细菌的繁殖速度，一旦条件允许，就能很快繁殖起来。罐藏加工采用80℃短时巴氏消毒，病原性细菌仍能生长；药剂处理，多数情况只对食品表面的杀菌有效。因此，在新鲜食品和冷冻食品的状况下，要杀死食品中心部位的病原菌，在全部杀灭的方法中，最适合的方法就是辐照法。

食品辐照保鲜已经成为一个相当有吸引力的食物储藏技术。食品辐照保鲜技术与非核技术相比，具有以下特点。

1. 节约能源

据国际原子能机构（IAEA）统计，每吨冷藏食品能耗为3.2×10^8J，热杀菌法能耗1.1×10^9J，而辐照法仅为2.2×10^7J。后者要比常规方法节能十几倍到几十倍。

2. 具有保鲜能力

常规方法保存后的食品，已丧失其原有的色、香、味，而辐照法属于冷加工，可以在常温或者低温下进行，在食品辐照过程中一般升温很小。根据吸收剂量定义及食品的热容量可以算出，对大多数蔬菜，水果保鲜所需剂量为0.1～1kGy，在辐照中通常升温最高不超过1℃。辐照的这种冷加工特色，可使食品保持其原有的色、香、味，因而具有很强的竞争力。

3. 穿透力强

电离辐射具有较强的穿透力，以钴–60的γ射线为例，其在水中的半减弱层为11cm水层，因而可以在包装下以及不解冻情况下辐照食品，并深入食品内部，杀灭隐藏很深的病菌、害虫、寄生虫等，达到长期保存目的。辐照杀菌的这一特点还特别适用于那些无法加热、蒸煮、熏制的食品。

4. 安全卫生

食品辐照不需化学添加剂，不存在化学保存法带来的残留毒性，也不会产生感生放射性，不污染环境。辐照处理过的食品在密封条件下几乎可无限期保存。由于杀菌效果好，辐照食品特别适用于航天员、野外作业人员，以及特护病人作为无菌食品食用。

5. 改善食品品质

例如：经辐照后的酒可加速其醇化过程，增加香味；辐照过的牛肉鲜嫩可口；辐照过的大豆易于消化吸收；脱水食品经辐照后烹饪时间缩短；辐照面粉可改进其烘烤质量等。

6. 操作简便，易于实现自动化

设计合理的食品辐照设施，只要严格遵守工艺规范，操作就相当简便。操作人员只要根据辐照要求确定工艺参数，将食品由传输系统送入辐照区，经一定时间辐照后即可得到符合要求、可长期保存的食品，整个操作可用微机控制，高度自动化。

（三）辐照食品的缺点

辐照食品会损失食品中的一些营养物质。食品中营养物质损失与保存条件、辐照剂量等息息相关。对于目前所采用的辐照方式，由于辐照的穿透力强，且辐照剂量低、不会造成食品自身温度的变化，因此研究已表明辐照前后食品中相对稳定的蛋白质、人体必需的氨基酸、碳水化合物、脂肪、矿物质、微量元素的含量基本保持不变。但是由于维生素的稳定性相对较差，且不同种类的维生素对于辐照的敏感性不同。研究表明，维生素A、维生素B_1、维生素C和维生素E对辐照相对敏感，因此较易分解，但是此类维生素更不耐热，因此相对于热杀菌，辐照作用处理的食品维生素维持得更好。可以通过冷冻条件的食品辐照来将维生素的损失降至最低。

（四）辐照食品的安全保障

经过长期研究与实际资料积累，国际原子能机构和世界卫生组织正式阐明："食品辐照不是一种添加剂，而是一种物理学加工方法。任何食品当其总体平均吸收剂量不超过10kGy，没有毒理学危险，不需要做毒理学试验，同时在营养学和微生物学上也是安全的。"这个结论已经被世界食品法规委员会认可，因而10kGy剂量被称为"国际安全线"。国际安全线的确立，大大推动了世界各国辐照食品的研究和商业化进程。

《食品安全国家标准 食品辐照加工卫生规范》（GB 18524—2016）中规定，辐照食品种类应在GB 14891规定的范围内，不允许对其他食品进行辐照处理。根据现行的GB 14891.1～GB 14891.8系列标准，目前我国允许应用辐照技术处理的食品种类包括8大类，即熟畜禽肉类、花粉、干果果脯类、香辛料类、新鲜水果蔬菜类、猪肉、冷冻包装畜禽肉类、豆类、谷类及其制品。

《中华人民共和国食品安全法实施条例》第二十三条规定："对食品进行辐照加工，应当遵守食品安全国家标准，并按照食品安全国家标准的要求对辐照加工食品进行检验和标注。"凡是经辐照处理的预包装食品或使用经辐照处理过的任何配料作为原料的预包装食品，都需要进行标识。

根据《食品安全国家标准 预包装食品标签通则》（GB 7718—2011）规定："经电离辐射线或电离能量处理过的食品，应在食品名称附近标示'辐照食品'"。例如，经过辐照处理的泡椒凤爪，需要在食品名称处标示"辐照食品"。

经电离辐射线或电离能量处理过的任何配料，应在配料表中标明。例如，经辐照处理过的方便面配料，应该在方便面配料表上针对辐照过的配料加注："××经过辐照杀菌技术处理"或类似字样。

💬 课后习题

一、填空题

1. 食品物理性危害常常包括_____和放射性污染。
2. 辐照食品的总体平均吸收剂量不超过_____。

二、简答题

1. 简述预防常见异物杂质污染的措施。
2. 简述辐照食品的优缺点。

扫描二维码
获取判断题、
单选题

⚙️ 拓展阅读

扫描二维码
获取

第四节
常见食源性疾病及预防

案例引入 🔗

2023年9月9日，广西桂林兴安县郭先生一家7口食用自采野生蘑菇后，出现不同程度的中毒情况，致其母亲和岳母2人死亡、其父亲和妻子2人重症、自己和儿子2人轻症。郭先生提供了其妻子和父亲的病历及诊断证明材料，两人的疾病证明书和病情简介上都有毒蕈（毒蘑菇）中毒、急性心肌损伤、心力衰竭、急性肾损伤、急性肝损伤等。不过其父亲还患有高血压3级（高危组）、高脂血症等疾病，病情简介特地注明：患者病情危重，多器官衰竭。

大家常听说"红伞伞、白杆杆，吃完一起躺板板"，但要知道不只是鲜艳的蘑菇有毒，长得平平无奇的蘑菇也可能有毒。根据我国监测系统显示，2010年至2022年全国共报告食源性疾病暴发事件4.6万余起，主要发生在家庭和餐饮服务场所。其中，家庭的食源性疾病暴发，主要由误食野生毒蘑菇和致病菌污染引起。餐饮服务场所，则应重点防控细菌性食源性疾病。

根据《食品安全法》的定义，食源性疾病是指食品中致病因素进入人体引起的感染性、中毒性等疾病，包括食物中毒。食源性疾病的致病因子包括细菌、病毒、寄生虫、有毒有害化学物质、天然毒素等。

食源性疾病的致病因子多样、临床表现复杂、影响范围极广。不管是发达国家还是发展中国家的人群都会受到食源性疾病的危害。相对而言，由于卫生和医疗条件的不足，大多数发展中国家受到的危害更为突出。根据中国疾病预防控制中心（CDC）统计，在2020年，我国共报告了7073例食源性疾病暴发事件，其中已确认病因的有4662例，共造成了37454人发病和143人死亡。毒蕈是最常见的暴发和死亡原因，占暴发事件数和死亡人数的58.0%和57.6%。而细菌病原体是最常见的致病原因。细菌导致的发病人数占总发病人数的41.7%。

一、食物中毒

（一）食物中毒的概念

食物中毒是指健康人经口摄入正常数量、可食状态的被生物性、化学性有毒有害物质污染的食品或者食用了含有毒有害物质的食品后出现的急性、亚急性疾病。从这个概念来看食物中毒既不包括因暴饮暴食而引起的急性胃肠炎、食源性肠道传染病（如伤寒）和寄生虫病（如旋毛虫），也不包括因一次大量或长期少量多次摄入某些有毒有害物质而引起的以慢性毒害为主要特征（如致癌、致畸、致突变）的疾病。食物中毒属食源性疾病的范畴，是食源性疾病中最为常见的疾病。

食物中毒及其
处理

（二）食物中毒的特点

1. 潜伏期较短

从有毒食物进入人体到最初症状出现的这段时间称为潜伏期。食物中毒往往是在食用食物后突然发病，短时间内可能有大量病人发病。

2. 症状相似

症状是指发生疾病时表现出来的异常状态。中毒病人的症状可因摄入有毒食物的多少，以及体质的强弱而有严重程度上的不同，但同种细菌或细菌毒素引起的中毒，病人都有相似的临床表现，最常见的为急性肠胃炎，如腹痛、腹泻、恶心、呕吐等。

3. 有共同的饮食史

病人一般都是由于吃了同一种或几种有毒食品或带菌食品而发病的。往往在一个饭店、一个食堂、一个地区在同一时期内或一餐中吃了有毒食物后，在间隔一段时间后，同时有许多人陆续发病。而未进食过有毒食品、带菌食品的人不发病。

4. 呈暴发性流行

在餐饮业中食物中毒的发生来势凶、时间集中、发病率高，少则几十人，多则数百人，甚至上千人，都是突然发病。

5. 不直接传染

食物中毒一般无传染病流行时的余波。只要及时送病人抢救治疗，并停止供应、进食有毒食品，发病率就可以得到迅速控制。

（三）食物中毒的分类

食物中毒按照致病因素分为5类，包括：①细菌性食物中毒；②真菌性食物中毒；③动物性食物中毒；④植物性食物中毒；⑤化学性食物中毒。

1. 细菌性食物中毒

细菌性食物中毒指摄入含有细菌或细菌毒素的食品而引起的食物中毒。细菌性食物中毒是食物中毒中最常见的一类，发病率通常较高，但病死率较低。发病有明显的季节性，5~10月最多。

2. 真菌性食物中毒

真菌性食物中毒指食用被真菌及其毒素污染的食品而引起的食物中毒。主要由被真菌污染的食品引起，用一般烹调方法加热处理不能破坏食品中的真菌毒素，发病率较高，病死率也较高，发病的季节性及地区性均较明显，如霉变甘蔗中毒常发生于初春的北方。

3. 动物性食物中毒

动物性食物中毒指食用动物性有毒食品而引起的食物中毒。发病率及病死率较高。引起动物性食物中毒的食品主要有两种：将天然含有有毒成分的动物当作食品；在一定条件下产生大量有毒成分的动物性食品。我国发生的动物性食物中毒主要是河豚毒素中毒，近年来其发病率有上升趋势。

4. 植物性食物中毒

植物性食物中毒指食用植物性有毒食品引起的食物中毒，如含氰苷果仁、木薯、菜豆、毒蕈等引起的食物中毒。发病特点因引起中毒的食品种类而异，如毒蕈中毒多见于春、秋暖湿季节及丘陵地区，多数病死率较高。

5. 化学性食物中毒

化学性食物中毒指食用化学性有毒食品引起的食物中毒。发病的季节性、地区性均不明显，但发病率和病死率均较高，如有机磷农药、鼠药、某些金属或类金属化合物、亚硝酸盐等引起的食物中毒。

（四）细菌性食物中毒

细菌性食物中毒在临床上多分为胃肠型食物中毒与神经型食物中毒两大类。在我国每年发生的各类食物中毒事故中，以细菌性食物中毒最为常见。预防细菌性食物中毒是现阶段我国餐饮卫生管理工作的重点。

细菌性食物中毒

1. 细菌性食物中毒的主要原因

（1）生熟食交叉污染 如熟食被生食原料污染，或被与生食原料接触过的表面（如容器、手、操作台等）污染，或接触熟食的容器、手、操作台等被生的食品原料污染。

（2）食品贮存不当　如熟食在10～60℃之间的温度条件下存放时间应小于2h，长时间存放易变质。另外易腐原料、半成品在不合适的温度下长时间贮存也可导致食物中毒。

（3）食品未烧熟煮透　如食品烧制时间不足、烹调前未彻底解冻等原因，使食品加工时中心部位的温度未达到70℃而导致食品未烧熟煮透。

（4）从业人员带菌污染食品　从业人员患有传染病或带菌，操作时通过手接触等方式污染食品。此外，长时间贮存的食品在食用前未彻底加热，中心部位加热温度不到70℃，以及进食未经加热处理的生食品也是细菌性食物中毒的常见原因。

2. 常见的细菌性食物中毒

（1）沙门菌食物中毒　沙门菌食物中毒原因、症状及预防措施如下。

沙门菌食物
中毒

①中毒原因及症状。沙门菌是一类革兰氏阴性菌，寄生于人和动物的肠道内。沙门菌最适宜生长繁殖的温度为20～37℃。其可在水中生存2～3周，在粪便和冰水中生存1～2个月。但沙门菌不耐热，在100℃沸水中会立即死亡，在70℃热水中经5min也可以被杀灭。

沙门菌食物中毒的发病率较高，占总食物中毒的40%～60%。全年均有发生，尤以夏秋季节较为常见，是我国内陆地区最常见的一种食物中毒类型。引起中毒的食物主要是动物性食物，如各种肉类、蛋类、禽类、水产及乳类，其中最容易受到污染的是畜禽肉类和蛋类食品。由于受沙门菌污染的食品通常没有明显的感官性状改变，因而危害性较大。

沙门菌食物中毒的潜伏期一般较短，最短2h左右即出现症状。发病开始时会出现发烧、头痛、恶心、乏力、全身酸痛、面色苍白等症状，随后出现腹痛、腹泻和呕吐症状。腹泻主要为水样便，少数带有黏液或血，一日可达数次至十余次。腹痛多发生在上腹部，伴有压痛，体温升高至38℃以上，甚至有些病人体温可升高至40℃以上。沙门菌食物中毒病程一般为3～5d，愈后良好。但如果老人、儿童及病弱者发生沙门菌食物中毒没有得到及时救治，严重者可导致死亡。

②预防措施。针对细菌性食物中毒发生的三个环节采取相应的预防措施。

第一，防止沙门菌污染食品。加强对肉类、禽蛋类食品的卫生监督及家畜、家禽屠宰的卫生检验。防止被沙门菌污染的畜、禽肉尸、内脏及蛋进入市场。加强卫生管理，防止肉类食品在储藏、运输、加工、烹调或销售等各个环节被沙门菌污染，特别要防止食品从业人员带菌者、带菌的容器及生食物污染。

第二，控制食品中沙门菌的繁殖。影响沙门菌繁殖的主要因素是储存温度和时间。低温储存食品是控制沙门菌繁殖的重要措施。加工后的熟肉制品应尽快食用或低温储存，并尽可能缩短储存时间。

第三，彻底加热以杀灭沙门菌。加热杀灭病原菌是防止食物中毒的关键措施，但必须达到有效的温度。肉类需要高温充分烹煮才可食用。禽蛋类需将整个蛋洗净后，带壳煮或蒸，煮沸8～10min以上。

（2）副溶血性弧菌食物中毒　副溶血性弧菌食物中毒原因、症状及预防措施如下。

①中毒原因及症状。副溶血性弧菌为革兰氏阴性菌，呈弧状、杆状、丝状等多种形态，无芽孢，主要存在于近岸海水、海底沉积物和鱼、贝类等海产品中。副溶血性弧菌在30～37℃、pH7.4～8.2、含盐3%～4%的培养基上和食物中生长良好，而在无盐的条件下不生长，也称为嗜盐菌。该菌不耐热，56℃加热5min或90℃加热1min，或用含醋酸1%的食醋处理5min，均可将其杀灭。该菌在淡水中的生存期短，在海水中可生存47d以上。

副溶血性弧菌食物中毒的季节性很强，大多发生于夏秋季节。引起中毒的食品主要是海产品、盐渍食品（包括肉、禽、蛋类）以及腌菜或凉拌菜等。我国沿海地区为副溶血性弧菌食物中毒的高发区。

②预防措施。与沙门菌食物中毒的预防基本相同，也要抓住防止污染、控制繁殖和杀灭病原菌三个主要环节，其中控制繁殖和杀灭病原菌尤为重要。各种食品，尤其是海产食品及各种熟制品应低温储藏。鱼、虾、蟹、贝类等海产品应煮透。凉拌食物清洗干净后在食醋中浸泡10min或在100℃沸水中漂烫数分钟即可杀灭副溶血性弧菌。此外，盛装生、熟食品的器具要分开，并注意消毒，以防止交叉污染。

（3）李斯特菌食物中毒　李斯特菌食物中毒原因、症状及预防措施如下。

①中毒原因及症状。李斯特菌是革兰氏阳性、短小的无芽孢杆菌，引起食物中毒的主要是单核细胞增生李斯特菌。李斯特菌在5～45℃均可生长。在5℃的低温条件下仍能生长是该菌的特征。该菌在58～59℃条件下10min可被杀死，在-20℃可存活一年。该菌耐碱不耐酸，在pH为9.6的条件下仍能生长，在含10%NaCl的溶液中可生长，在4℃的20%NaCl溶液中可存活8周。该菌可以在潮湿的土壤中存活295d或更长时间。

李斯特菌分布广泛，在土壤、健康带菌者和动物的粪便、江河水、污水、蔬菜、青贮饲料及多种食品中均可分离出该菌。食物中毒在春季可发生，在夏、秋季发病率呈季节性增高。引起中毒的食物主要有乳及乳制品、肉类制品、水产品、蔬菜及水果。尤以在冰箱中保存时间过长的乳制品、肉制品最为多见。

临床表现有两种类型：侵袭型和腹泻型。侵袭型的潜伏期在2～6周。病人开始常有胃肠炎的症状，最明显的表现是败血症、脑膜炎、脑脊膜炎、发热，有时可引起心内膜炎。孕妇可出现流产、死胎等后果，幸存的婴儿则易患脑膜炎，导致智力缺陷或死亡，免疫系统有缺陷的人则易出现败血症、脑膜炎。少数轻症病人仅有流感样表现。病死率高达20%～50%。腹泻型病人的潜伏期一般为8～24h，主要症状为腹泻、腹痛、发热。

②预防措施。李斯特菌可通过蒸煮、巴氏杀菌、防止二次污染来控制。在食品加工中，中心温度必须达到70℃持续2min以上。蒸煮后防止二次污染。冰箱冷藏食品需加

热后再食用。

（4）大肠埃希菌食物中毒 大肠埃希菌食物中毒原因、症状及预防措施如下。

①中毒原因及症状。埃希菌属俗称大肠杆菌属，为革兰氏阴性杆菌，多数菌株有周身鞭毛，能发酵乳糖及多种糖类，产酸产气。该菌主要存在于人和动物的肠道内，属于肠道的正常菌群，通常不致病。该菌随粪便排出后，广泛分布于自然界中。当人体的抵抗力降低或食入被大量致病性大肠埃希菌活菌污染的食品时，便会发生食物中毒。

致病性大肠
杆菌的危害
及预防

健康人肠道致病性大肠埃希菌的带菌率为2%～8%，高者可达44%。成人患肠炎、婴儿患腹泻时，带菌率较健康人高，可达29%～52%。大肠埃希菌随粪便排出而污染水源和土壤，进而直接或间接污染食品。引起中毒的食品种类与沙门菌相同。常发生在夏秋季。

临床表现因致病性埃希菌的类型不同而有所不同，主要有以下三种类型。

急性胃肠炎型：主要由肠产毒性大肠埃希菌引起，易感人群主要是婴幼儿和旅游者。潜伏期一般为10～15h，短者6h，长者72h。临床症状为水样腹泻、腹痛、恶心，体温可达38～40℃；

急性菌痢型：主要由肠侵袭性大肠埃希菌和肠致病性大肠埃希菌引起。潜伏期一般为48～72h，主要表现为血便或脓黏液血便、里急后重、腹痛、发热。病程1～2周；

出血性肠炎型：主要由肠出血性大肠埃希菌引起。潜伏期一般为3～4d，主要表现为突发性剧烈腹痛、腹泻，先水便后血便，严重者出现溶血性尿毒综合征、血栓性血小板性紫癜。病程10d左右，病死率为3%～5%，老人、儿童多见。

②预防措施。大肠埃希菌食物中毒的预防同沙门菌食物中毒的预防。

（5）变形杆菌食物中毒 变形杆菌食物中毒原因、症状及预防措施如下。

①中毒原因及症状。变形杆菌为革兰氏阴性菌，不耐热，加热到55℃，持续1h即可将其杀灭。变形杆菌食物中毒是一种常见的食物中毒，多发于夏秋季节。变形杆菌广泛分布于自然界，生肉及动物内脏带菌率较高。引起变形杆菌食物中毒的食物以动物性食物为主，尤其是肉类及内脏的熟制品，其他还有豆制品、凉拌菜、剩饭、水产品等。烹调加工过程中，食品容器、菜板、刀具的交叉污染；食品储存不当，尤其是高温存放；食品未经加热或加热不彻底均可引起变形杆菌食物中毒。

变形杆菌食物中毒主要表现为上腹部绞痛和急性腹泻，可伴有恶心、呕吐、头痛、发热，体温一般为38～39℃，病程1～3d，预后良好，很少有死亡病例。

②预防措施。应严格按照食品卫生要求，食品加工做到生熟分开，防止食品污染。熟食最好不要放置过夜，剩余食品在食用前应充分加热。

（6）金黄色葡萄球菌食物中毒 金黄色葡萄球菌食物中毒原因、症状及预防措施如下。

①中毒原因及症状。葡萄球菌为革兰氏阳性兼性厌氧菌，最适温度为30～37℃，可

以耐受较低的水分活性，能在含氯化钠10%～15%的培养基或在含糖浓度较高的食品中繁殖。金黄色葡萄球菌广泛分布于自然界，人和动物的鼻腔、咽、消化道的带菌率均较高。葡萄球菌的抵抗能力较强，在干燥的环境中可生存数月。多数金黄色葡萄球菌肠毒素能耐100℃高温加热30min，并能抵抗胃肠道中蛋白酶的水解。因此，若要完全破坏食物中的金黄色葡萄球菌肠毒素需在100℃加热2h。

金黄色葡萄球菌食物中毒

金黄色葡萄球菌食物中毒以夏秋季节较为常见，引起中毒的食品种类很多，主要是营养丰富且含水分较多的食品，如乳类及乳制品、肉类、剩饭等，其次为熟肉类，偶见鱼类及其制品、蛋制品等。

金黄色葡萄球菌食物中毒，发病急骤，潜伏期短，一般为2～5h，极少超过6h。中毒症状主要表现为恶心、频繁而剧烈地呕吐（呕吐呈喷射状）、唾液分泌增加、上腹部疼痛和腹泻。腹泻呈水样便或黏液便，少数出现血便，一般每日3～5次，体温正常或低热。此外，有少数病人可能出现血压下降、脱水，甚至虚脱、痉挛等症状。儿童对肠毒素比成人敏感，故发病率高，病情较重。

②预防措施。第一，防止金黄色葡萄球菌污染食物。金黄色葡萄球菌在健康人的咽喉部带菌率可达40%～70%，手部达56%。应定期对食品加工人员及餐饮从业人员进行体检，患局部化脓性感染（疖疮、伤口化脓）、上呼吸道感染（鼻窦炎、化脓性咽喉炎、口腔疾病）者，不能从事烹饪和其他食品加工工作。对于乳制品应购买经巴氏灭菌法或超高温灭菌法处理后的产品，避免食用生牛乳。为了防止病畜肉流入市场，患局部化脓性感染的畜禽肉应按病畜肉处理，将病变部位去除后，可食部位的肉应经高温处理制成熟制品后方可出售。第二，防止肠毒素的形成。食品被金黄色葡萄球菌污染后，如果没有形成肠毒素的合适条件（如较高温度下保存较长时间），就不会引起食物中毒。因此，食物应冷藏，或置阴凉通风的地方，放置的时间不应超过6h，尤其在气温较高的夏、秋季节，食用前还应彻底加热。特别要注意减少加热后半成品的积压时间，要尽早使用。

（7）肉毒梭菌食物中毒　肉毒梭菌食物中毒原因、症状及预防措施如下。

①中毒原因及症状。肉毒梭菌为革兰氏阳性厌氧菌，在不适宜的环境中可产生芽孢，芽孢耐高温，在180℃干热环境中需5～15min才能被杀灭。肉毒梭菌分泌的肉毒毒素对酸稳定，在胃液中不能被破坏，但对碱和热不稳定，在80℃环境中30min或在100℃环境中10～20min可被完全破坏。与其他细菌性食物中毒不同的是，肉毒梭菌引起的食物中毒病死率较高。

肉毒梭菌的危害及预防

肉毒梭菌广泛存在于自然界中，可通过食品、农产品、昆虫、鸟类等进行传播。带菌土壤可污染各类食品原料，用这些原料在家庭自制发酵食品、罐头食品或其他加工食品时，加工时的温度和压力均不能杀死肉毒梭菌的芽孢。此外，食品在较高温度、密闭环境（厌氧环境）中发酵或装罐，为肉毒梭菌的芽孢重新萌发成菌体并繁殖产毒提供了条件。引起肉毒梭菌食物中毒的食品主要为家庭自制的谷物或豆类发酵制品，如臭豆腐、面酱、豆豉以及肉类加工制品。这些食品制成后一般不经加热即食用，毒素便随着食物进入人体，从而引起中毒。

肉毒梭菌引起的食物中毒属于毒素性食物中毒，主要损害人体的神经系统，以中枢神经系统症状为主。该毒素潜伏期短则6h，长的可达一周左右。发病初期表现为全身乏力、头痛、头晕、食欲不振、走路不稳，少数病人出现恶心、呕吐等肠胃炎症状。继而出现视力模糊、眼睑下垂、瞳孔散大、复视、斜视，随后声音嘶哑或无音、语言障碍、伸舌、咀嚼及吞咽困难、唾液分泌减少、口干、软颈、头下垂、上肢无力等症状，继续发展可导致呼吸肌麻痹，胸部有压迫感，呼吸困难，严重者可导致呼吸、循环功能衰竭而死亡。病人一般体温正常，意识清楚。

②预防措施。食品加工前应对食品原料进行彻底清洁处理，除去其表面附着的泥土和粪便，并用清水充分清洗；罐头食品生产应严格执行灭菌操作规程。罐头在储藏过程中发生胖听或破裂时，不能再食用。肉类加工制品在制作罐头或进行真空包装等方式进行保存时，需按规定添加亚硝酸钠以避免肉毒梭菌的繁殖；加工后的食品应避免再次污染和在较高的温度或厌氧环境存放。加工后和食用前不再加热处理的食品，更应迅速冷却并在低温环境中储存；肉毒梭菌不耐热，对可疑食品进行彻底加热是破坏毒素预防中毒的可靠措施；注意皮肤伤口处不要接触可疑食品，因为肉毒毒素可经破损的皮肤、黏膜表面或新创伤口被吸收。

（五）真菌性食物中毒

真菌性食物中毒的发生主要由被真菌污染的食品引起，用一般烹调方法加热处理不能破坏食品中的真菌毒素，发病率较高，死亡率也较高，发病的季节性及地区性均较明显。

1. 真菌性食物中毒的原因

真菌性食物中毒主要是由谷物、油料或植物储存过程中生霉，未经适当处理即作食物原料，或是误食放久发霉变质的食物引起，也有的是在制作发酵食品时误用有毒真菌菌株或食品被有毒真菌污染导致的。发霉的花生、玉米、大米、小麦、大豆、小米、植物秧秸和黑斑白薯是引起真菌性食物中毒的常见食物原料。

2. 常见真菌性食物中毒

（1）赤霉病麦中毒　赤霉病麦中毒原因、症状及预防措施如下。

①中毒原因及症状。麦类、玉米等谷物被镰刀菌污染引起的赤霉病是一种世界性病害，它的流行除造成严重的减产外，还会引起人畜中毒。赤霉病麦中的主要毒性物质是这些镰刀菌产生的毒素，这些镰刀菌毒素对热稳定，一般的烹调方法不能将它们破坏而去毒。摄入的数量越多，发病率越高，病情也越严重。

赤霉病多发生于多雨、气候潮湿地区。在全国各地均有发生，以淮河和长江中下游一带最为严重。

潜伏期一般为10～30min，也可长至2～4h，主要症状有恶心、呕吐、腹痛、腹泻、头昏、头痛、嗜睡、流涎、乏力，少数病人有发烧、畏寒等症状。症状一般在1d左右自行消失，缓慢者持续一周左右，预后良好。个别重病例呼吸、脉搏、体温及血压波动，四肢酸软，步态不稳，形似醉酒，故有的地方称之为"醉谷病"。一般病人无须治疗而自愈，对呕吐严重者应补液。

②预防措施。关键在于防止麦类、玉米等谷物受到真菌的污染及产毒。根据粮食中毒素的限量标准，加强粮食的卫生管理。加强田间和储藏期间的防霉措施，包括选用抗霉品种，使用高效、低毒、低残留的杀菌剂，及时脱粒、晾晒，去除或减少粮食中的病粒或毒素。

（2）黄曲霉毒素食物中毒　黄曲霉毒素食物中毒原因、症状及预防措施如下。

黄曲霉毒素
食物中毒

①中毒原因及症状。黄曲霉毒素是由黄曲霉和寄生曲霉产生的有毒代谢产物，具有较强的毒性和致癌性。黄曲霉毒素主要污染粮油及其制品，各种植物性与动物性食品也能被污染。玉米和花生最容易被污染。我国长江流域及南方高温、高湿地区的粮油及其制品黄曲霉毒素污染较为严重，而华北、东北和西北地区食品受该毒素污染相对较少。

黄曲霉毒素主要作用于肝脏，其急性中毒表现为中毒性肝炎。中毒症状主要有食欲不振、呕吐、发热，接着出现黄疸、腹水、下肢浮肿，严重者可导致死亡。黄曲霉毒素持续摄入可造成慢性中毒，主要表现为生长障碍，肝脏出现亚急性或慢性损伤及致癌作用。我国的肝癌流行病学调查资料发现，凡肝癌发病率高的地区，食物中黄曲霉毒素污染也较为严重。

黄曲霉毒素较为耐热，在常规的烹调加工温度下不易被破坏，需要加热到280℃才能发生裂解，破坏其毒性。紫外线对黄曲霉毒素有低度破坏性。

②预防措施。可以通过挑除霉粒、碾磨加工、脱胚去毒、加水搓洗、烘烤加热、加碱去毒及油脂的精深加工等措施去除一部分黄曲霉毒素；花生、玉米收割后应迅速干燥，尽可能避免昆虫性伤害（昆虫性伤害会大大提高黄曲霉素的污染水平），隔离受污染与未受污染的食品以及加强对黄曲霉毒素的监测。

（3）霉变甘蔗食物中毒　霉变甘蔗食物中毒原因、症状及预防措施如下。

①中毒原因及症状。霉变甘蔗食物中毒是指食用了保存不当而霉变的甘蔗引起的食物中毒。甘蔗霉变主要是由于甘蔗在不良的条件下长期储存，如过冬，导致微生物大量繁殖所致。霉变甘蔗的质地较软，瓤部的色泽比正常甘蔗深，一般呈浅棕色，闻之有霉味，其中含有大量的有毒真菌及其毒素，这些毒素对神经系统和消化系统有较大的损害。

霉变甘蔗中毒常发生于我国北方地区的初春季节，2～3月为发病高峰期，多见于儿童和青少年，病情常较严重，甚至危及生命。甘蔗节菱孢霉产生的3-硝基丙酸是一种强烈的嗜神经毒素，主要损害中枢神经系统，潜伏期短。中毒症状最初表现为一时性消化道功能紊乱，随后出现头昏、头痛和复视等神经系统症状。重者可发生阵发性抽搐。抽搐时四肢强直，屈曲内旋，手呈鸡爪状，眼球向上，偏侧凝视，瞳孔散大，继而进入昏迷状态。病人可死于呼吸衰竭，幸存者则留下严重的神经系统后遗症，导致终身残疾。

②预防措施。发生中毒后应尽快洗胃、灌肠，以排除毒物，并对症治疗。由于目前尚无特殊的治疗方法，故应加强宣传教育，教育群众不买、不吃霉变的甘蔗。因不成熟的甘蔗容易霉变，故应成熟后再收割。为了防止甘蔗霉变，储存的时间不能太长，同时应注意防捂、防冻，并定期进行感官检查。严禁出售霉变的甘蔗。

（六）有毒动植物食物中毒

有毒动植物食物中毒是指一些动植物本身含有某种天然有毒成分或由于储存条件不当形成某种有毒物质，被人食用后所引起的中毒。在近年的食物中毒事件中，有毒动植物引起的食物中毒导致的死亡人数最多，应引起注意。

1. 有毒动物食物中毒

（1）河豚中毒　河豚中毒原因、症状及预防措施如下。

①中毒原因及症状。河豚产于沿海及长江中下游一带。其肉质鲜嫩，滋味鲜美，但体内含有剧毒毒素，食用不当可引起严重中毒。河豚含有的毒素为河豚毒素（TTX），是一种剧毒物质，对热稳定，煮沸、腌制、日晒均难以将其完全破坏。一般而言河豚的卵巢和肝脏所含毒素最多，其余部位毒素由多至少依次为肾脏、血液、眼睛、鳃和皮肤。新鲜洗净的肌肉几乎不含毒素，但鱼体死亡后不久或加工不当，毒素便会由血液渗入肌肉中。

河豚中毒的特点为发病快而剧烈。潜伏期很短，一般在食用后10min左右即可发病。较轻微的中毒仅出现唇、舌和指尖麻木，很快便可恢复正常。较重的中毒病情发展迅速，一开始中毒者感觉全身不适，随后麻木状态自口唇、舌尖、指端起扩散至全身，身体平衡失调，接着四肢肌肉麻痹，逐渐失去运动能力，最后全身麻痹呈瘫痪状态。一般愈后不良，多因呼吸麻痹、循环衰竭而死亡。

②预防措施。一般情况下，常规的餐饮企业禁止销售鲜河豚。生产加工过程中，河豚与其他鱼类务必分装，严禁混杂流入市场。对生产过程中发现的不新鲜的河豚以及河豚的内脏等有毒部位应采用掩埋或焚烧的办法进行处理，严禁随意丢弃，以免群众捡拾误食。

（2）鱼类组胺中毒　鱼类组胺中毒原因、症状及预防措施如下。

①中毒原因及症状。鱼类引起组胺中毒的主要原因是食用了某些不新鲜的鱼类（含有较多的组胺），同时也与个人体质的过敏性有关，组胺中毒是一种过敏性食物中毒。海产鱼类中的青皮红肉鱼，如鲣鱼、鲭鱼、鲐巴鱼、鲥鱼、竹夹鱼、金枪鱼等鱼体中含有较多的组氨酸。当鱼体不新鲜或腐败时，发生自溶作用，组氨酸被释放出来。污染鱼

体的细菌，如组胺无色杆菌或摩氏摩根菌产生脱羧酶，使组氨酸脱去羧基形成大量组胺。一般来说，细菌污染越严重，鱼体腐败产生的组胺越多。

组胺中毒临床表现的特点是发病急、症状轻、恢复快。病人在食鱼后10min～2h内出现面部、胸部及全身皮肤潮红和热感，全身不适，眼结膜充血并伴有头痛、头晕、恶心、腹痛、腹泻、心动过速、胸闷、血压下降、心律失常，甚至心搏骤停。有时可出现荨麻疹，咽喉烧灼感，个别病人可出现哮喘。一般体温正常，大多在1～2d内恢复健康。

②预防措施。鱼类捕捞后，在运输、销售、储存等环节应及时冷冻、冷藏。餐饮机构严禁加工销售变质鱼类，尤其是青皮红肉鱼。

对于易产生组胺的鱼类，家庭在烹调前可采取一些去毒措施。首先应彻底刷洗鱼体，去除鱼头、内脏和血块，然后将鱼体切成两半后以冷水浸泡。在烹调时加入少许醋或雪里蕻、红果，可使鱼中组胺含量下降65%以上。

同时，体弱、过敏性体质及患有慢性疾病如慢性气管炎、支气管炎、哮喘、心脏病、低血压、肺结核等的病人，应尽可能减少食用高组胺鱼类。

（3）麻痹性贝类食物中毒　麻痹性贝类食物中毒原因、症状及预防措施如下。

①中毒原因及症状。贝类属于软体动物，是人们经常食用的一类水产品，包括贻贝、蛤类、螺类、牡蛎等。贝类中毒与贝类含有的神经麻痹性毒素有关。但该物质不是贝类自身产生的，而是与贝类生长水域中的藻类有关。若水域被赤潮污染，生长在该水域的贝类摄取赤潮中的有毒藻类后可被污染，但贝类自身不中毒，外观也无异常变化。人食用这种贝类就容易发生食物中毒。这些贝类毒素易溶于水，易被消化道吸收，且不易通过常规烹调方式破坏。加热至116℃也仅能破坏其中一半的毒素。我国导致食物中毒的常见贝类有蚶子、花蛤、香螺、织纹螺等。

贝类中毒潜伏期短，通常在20min内发病。初期唇舌、指尖麻木，继而腿、臀部和颈部麻木，运动失调，伴有头痛、呕吐等症状。膈肌对该毒素十分敏感，重症患者常因呼吸衰竭而死亡。

②预防措施。贝类食用前应清洗漂养，或在烹调前采用水煮捞肉弃汤的方法，使人体的毒素摄入量降至最低。部分贝类如织纹螺，毒性较大，为我国明令禁止经营销售的贝类。此外，发生赤潮海域中捕捞的贝类也应避免用于加工生产。

2. 有毒植物食物中毒

（1）毒蕈中毒　毒蕈中毒原因、症状及预防措施如下。

①中毒原因及症状。毒蕈俗称毒蘑菇，属于真菌的一类。若误食毒蕈，其中含有的毒素，可导致严重的中毒。

毒蕈中毒多发生于高温多雨的夏秋季节。往往因个人或家庭采集野生鲜蕈，且又缺乏辨别经验而误食中毒，因此多为散发性中毒。毒蕈根据毒素损害的脏器及症状的不同，分为胃肠型、神经精神型、溶血型和肝肾损害型等。

②预防措施。由于毒蕈难以通过常规感官辨别，因此餐饮企业中不应采购来路不明

的蕈类。无毒野生鲜蕈在食用前也应在沸水中煮5～7min，弃去汤汁，用清水漂洗后再食用。

一旦发现有人毒蕈中毒，应及时采取催吐、洗胃、导泻、灌肠等措施急救，迅速排出尚未吸收的有毒物质，再由医护人员对症治疗。

（2）含氰苷类食物中毒 含氰苷类食物中毒原因、症状及预防措施如下。

①中毒原因及症状。苦杏仁、桃仁、李子仁、枇杷仁中含有苦杏仁苷，木薯中含有亚麻仁苦苷，这两种物质可在人体内水解产生氢氰酸，引起中毒。中毒时口苦、头晕、头痛、恶心、呕吐、四肢无力，重者胸闷呼吸困难，最后因呼吸肌及心肌麻痹而死亡。

②预防措施。勿食未经妥善加工的苦杏仁等含苦杏仁苷较多的果仁，木薯需经复杂工艺加工后方可食用，要避免误食、生食。

（3）发芽、青皮马铃薯食物中毒 发芽、青皮马铃薯食物中毒原因、症状及预防措施如下。

①中毒原因及症状。发芽、青皮马铃薯所含的毒素主要是龙葵碱。一般而言成熟的马铃薯中龙葵碱含量很少，不会引起中毒。但马铃薯发芽后，其幼芽和芽眼部分的龙葵碱含量急剧增加，可增加数十倍之多，如芽部龙葵素含量可高达4200～7300mg/kg，而一般人食入200～400mg即可引起中毒。马铃薯中毒症状表现为咽部瘙痒、发干，胃部灼烧、恶心、呕吐、腹痛、腹泻，同时伴有头晕、耳鸣、瞳孔散大。严重者抽搐、意识丧失，甚至死亡。

②预防措施。在储存马铃薯时为防止出芽，应将其储存在干燥阴凉处；出芽较少的马铃薯，可挖去芽和芽眼，并将芽眼周围挖掉再进行加工，出芽较多的马铃薯及青皮马铃薯应丢弃；烹调时高温加热较长时间或加少许醋，可以破坏部分龙葵碱。

（4）豆类食物中毒 豆类食物中毒原因、症状及预防措施如下。

①中毒原因及症状。豆类食物中毒主要是指生食豆浆和四季豆引起的中毒。生豆浆中含有胰蛋白酶抑制剂、皂苷等毒素，摄入过多将导致急性肠胃炎。四季豆在烹饪加工过程中，如加热不彻底，其中的皂素和凝集素未被完全破坏，就会引起食物中毒。其主要表现为恶心、呕吐、腹痛、头晕，少数病人有胸闷、心慌、出冷汗、四肢麻木等症状。经及时治疗，一般预后良好。

②预防措施。预防生豆浆中毒，应防止假沸，将豆浆煮熟后再饮用；预防四季豆中毒，四季豆必须炒熟、煮透。

（5）鲜黄花菜食物中毒 鲜黄花菜食物中毒原因、症状及预防措施如下。

①中毒原因及症状。黄花菜又名金针菜，为多年生草本植物。鲜黄花菜中的有毒物质为秋水仙碱，这种物质本身并无毒性，但当它进入人体并在组织间被氧化后，会迅速生成剧毒物质二秋水仙碱。成年人一次食入0.1～0.2mg秋水仙碱（相当于50～100g鲜黄花菜）即可引起中毒，一次摄入3～20mg即可导致死亡。

②预防措施。烹调前进行浸泡处理，先将鲜黄花菜焯水，然后清水浸泡2～3h，中间换水，因秋水仙碱易溶于水，经此处理后可去除大部分。

（6）白果中毒　白果食物中毒原因、症状及预防措施如下。

①中毒原因及症状。白果又名银杏，是我国特产。在白果的肉质外种皮、种仁及绿色的胚中含有有毒成分白果二酚、白果酚、白果酸等，其中尤以白果二酚毒性最大。白果中毒轻重与食用量及个人体质有关。

②预防措施。不供应生食白果；生白果去壳、种皮及果肉中绿色的胚，加水煮熟后弃水再食用，但不宜多吃。

（七）化学性食物中毒

化学性食物中毒是指由于食用了被有毒有害化学物质污染的食品、被误认为是食品及食品添加剂或营养强化剂的有毒有害物质、添加了非食品级的或伪造的或禁止食用的食品添加剂和营养强化剂的食品、超量使用了食品添加剂的食品或营养素发生了化学变化的食品（如油脂酸败）等所引起的食物中毒。化学性食物中毒发生的起数和中毒人数相对微生物食物中毒较少，但病死率较高。

1. 酸败油脂中毒

油脂及含油脂高的食品如糕点、饼干、油炸方便面、油炸小食品等因贮存不当或过度加热发生酸败，可引起酸败油脂中毒。酸败油脂不仅破坏了脂溶性维生素，而且用酸败油脂进行烹调加工，也可使食物中对氧不稳定的维生素、氨基酸遭受破坏。酸败油脂对机体的酶系统亦有损害，对人体有慢性毒性。

防止酸败油脂中毒的措施：①长期贮存油脂宜用密封、隔氧、遮光的容器并于较低的温度下贮存。对含油脂高的食品要妥善贮存，防止发生油脂酸败；②金属离子在脂肪氧化过程中起催化作用，提高氧化反应速度，因而不应使用金属容器贮存油脂；③在油脂内加入没食子酸丙酯等抗氧化剂，控制酸败发生；④加热油脂的温度不要太高，时间不宜太长。不要反复利用陈油脂。⑤禁止食用酸败油脂，严禁用酸败油脂制作食品。

2. 鼠药中毒

鼠药中毒多系误食含鼠药、杀鼠饵料和被鼠药污染的食物引起。鼠药可发生二次中毒，应严格保管好杀鼠剂，毒饵在晚上投放，清晨收起，严防鼠药污染食物。

3. 甲醇中毒

引起甲醇中毒的主要原因是用甲醇兑制或用工业酒精兑制造假的白酒、黄酒等酒类，也可能因酿酒原料或工艺不当致蒸馏酒中甲醇超标，饮用后引起中毒。我国近年连续多次发生较重大的假酒中毒事件。

甲醇是无色、透明的液体，可与水、乙醇任意混合，是一种剧毒的化工原料和有机溶剂。甲醇经消化道很容易被吸收，是强烈的神经和血管毒物，对肝肾，特别是眼球有选择性损害作用，误饮纯甲醇5mL可致严重中毒，40%甲醇10mL可致失明，口服纯甲醇30mL即可致命。

甲醇中毒的预防关键在于加强对白酒生产的监督、监测，不得销售未经检验合格的酒类。

4. 农药中毒

农药污染食品引起的危害是全世界共同面临的一个重要的食品卫生问题。农药污染食品引起的中毒事件在我国也频繁出现。近年来我国发生的农药中毒主要是有机磷农药中毒，尤其是用甲胺磷喷洒蔬菜致使残留量过高引起的中毒报告较多。

有机磷农药种类较多，大多为油状液体，对人和动物有较高毒性。甲胺磷、甲基对硫磷等均为高毒农药。有机磷农药中毒的主要原因是误食污染食物。如用装过农药的空瓶装酱油、酒、食用油等；农药与食品混放污染；运输工具污染后再污染食品；使用国家禁止用于蔬菜的高毒农药在蔬菜成熟期喷洒蔬菜等。中毒的轻重与摄入量有关，中毒严重的死亡率较高。

农药中毒的预防，首先要广泛宣传安全使用农药知识及农药对人体的毒害作用；要专人专管，不能与食品混放；严禁用装农药的容器装食品；要严格执行国家农药安全使用标准。喷洒过农药的蔬菜、水果等食品要经过规定的安全时间间隔后方可上市。蔬菜、水果食用前要洗净，用清水浸泡后再烹制或食用。

二、肠道传染病和人畜共患传染病

传染病是指病原微生物（细菌、病毒等）感染人体后所产生的有传染性（在人与人之间或人与动物之间传播、流行）的疾病，它与细菌性食物中毒有区别。传染病流行的三个环节是传染源（如病人、病畜、病原携带者等）、传播途径（即途径，如空气、水、食物、虫媒、生活接触、血液体液传播）和易感人群。

（一）肠道传染病

1. 肠道传染病的概念

食源性肠道传染病是因摄入了被各种致病菌（如霍乱弧菌、沙门菌、志贺菌等）、病毒（如甲型肝炎病毒、轮状病毒、脊髓灰质炎病毒等）污染的食物和饮水而引起细菌性及病毒性肠道传染性疾病。粪-口传播是这类疾病的主要传播途径。常见传染病包括霍乱、细菌性痢疾、伤寒或副伤寒、急性胃肠炎、手足口病、急性出血性结膜炎、甲型肝炎、戊型肝炎、阿米巴性痢疾等。

2. 肠道传染病的传染源及传播途径

肠道传染病的传染源是肠道传染病患者和病原携带者，其粪便和呕吐物中带有的大量致病菌，从体内排出，污染周围环境和水源。肠道传染病可通过水、食物、日常生活接触和苍蝇等途径进行传播。

（1）经水传播　如果生活饮用水源被肠道传染病患者和病原携带者排出的粪便、呕吐物污染或在水中洗涤病人的衣裤、器具、手等，都容易造成水源污染，可引起霍乱、伤寒、细菌性痢疾等疾病的暴发流行。

（2）经食物传播　食品在加工、储存、制作、运输、销售等过程中，被肠道传染病的病原体污染，可造成局部的流行和暴发流行。

（3）接触传播 通过握手、使用或接触病人的衣物、文具、门把手、人民币等造成病原体传播。

（4）昆虫传播 有些肠道传染病的病原体可在苍蝇、蟑螂等昆虫体内存活一段时间，并随着昆虫的活动进行传播。

3. 肠道传染病的主要症状

肠道传染病一般临床症状主要有恶心、呕吐、腹痛、腹泻、食欲不振等胃肠道症状，有些可伴有发热、头痛、全身中毒症状。有些肠道传染病来势十分凶险，如霍乱和中毒性细菌性疾病、食物中毒等，细菌在人体内大量生长繁殖，毒素迅速进入人体血液，若不及时治疗，可引起严重的并发症，导致多器官衰竭而死亡。

4. 肠道传染病的防控

预防肠道传染病的关键是把好"病从口入"这一关，要注意饮食卫生，养成良好的卫生习惯，做好预防工作。

我国法律规定餐饮业人员上岗前，必须先取得健康证，凡患痢疾、伤寒、病毒性肝炎（甲型肝炎、戊型肝炎）等消化道传染病、活动性肺结核、化脓性或者渗出性皮肤病，不得参加接触直接入口食品的工作。

（二）人畜共患传染病

1. 人畜共患传染病的概念

传染病根据传染源不同可分为人体传染病、动物传染病、人畜共患传染病三类。所谓人畜共患传染病是指既可由动物传染给人，或人传染给动物，也可能同一种病菌在人与人之间传播，也可以在动物与动物之间传播，如口蹄疫（偶蹄兽由病毒引起的一种接触性急性传染病，多见于牛、羊、猪，病原体为口蹄疫病毒）、疯牛病（一种由耐高温的"朊病毒"引起的，能使脑组织"海绵化"的人畜共患传染病）等。

2. 人畜共患传染病的传染源与传播途径

人畜共患传染病的传染源主要有病畜、病禽等患病动物、带菌动物和病人等。其中，绝大部分以动物为传染源。患病的畜禽及其皮毛、血液、粪便、骨骼、肉尸、污水等，往往都会带有各种病菌、病毒、寄生虫、虫卵等，直接接触或通过食物、水或环境，传染给人。

3. 人畜共患传染病的预防与管理

我国历来重视对传染病的法治管理，颁布了《中华人民共和国传染病防治法》《中华人民共和国动物防疫法》《国家突发公共卫生事件应急预案》以及进出口动植物检疫、生猪屠宰管理条例、肉品卫生检验规程等相关法律法规。对于常见的公共传染性疾病可以强制接种疫苗，防止疾病在人群和动物中的传播。对疫区进行封锁，扑杀病畜病禽，将疫情控制在最小范围内。

随着全球进出口贸易增加，宠物养殖和野生动物家养化的普及，一些动物源性疾病通过职业性接触及饮食传播。作为餐饮从业人员，不能盲目追求山珍海味，在制作食物时片面追求味感和质感，更应发展健康、科学、营养、安全的饮食新理念。

三、食源性寄生虫病

食源性寄生虫病是易感个体摄入污染病原体（寄生虫或其虫卵）的食物而感染的、潜伏期相对较短的人体寄生虫感染性疾病。这是一类重要的食源性疾病，也是食源性人畜共患病。世界卫生组织在对食源性疾病进行评估时，将食源性寄生虫病纳入重点调查对象，调查发现全世界7%的食源性疾病是由寄生虫引起的，表明食源性寄生虫病已对人类健康构成了重大威胁，是一个不容忽视的公共卫生问题。常见的食源性寄生虫病有绦虫病和囊尾蚴病、旋毛虫病、肝吸虫病、蛔虫病、广州管圆线虫病、姜虫病、猪弓形虫病、肺吸虫病等。

（一）绦虫病和囊尾蚴病

绦虫病是猪带绦虫或牛带绦虫寄生于人体小肠所引起的一种常见的人畜共患的寄生虫病，其中以猪带绦虫最多见。绦虫的成虫为乳白色，半透明，长2～8m，有节片800～1000个。头节呈球形，直径0.6～1mm，有4个吸盘。成虫依赖头节牢牢吸附于小肠壁上寄生并吸取营养。猪囊虫大小如黄豆，呈半透明水泡状，膜上有一内翻头节，以"米粒状"主要寄生在猪的骨骼肌、心肌和大脑，形成"米猪肉""痘猪肉"。

带绦虫及囊
尾蚴的危害
及预防

人可以被成虫寄生，也可以被猪带绦虫的幼虫（囊尾蚴）寄生。生食或食用未煮熟的已感染绦虫的猪肉或牛肉可感染绦虫病。绦虫幼虫进入体内经2～3个月在小肠发育为成虫，大量掠夺机体营养以维持生存，可引起宿主出现贫血、消瘦及消化道和神经系统其他症状。人若食入被猪带绦虫卵污染的食物就会感染上囊尾蚴病。有成虫寄生的可引起自体感染。囊尾蚴寄生于肌肉，可引起肌肉酸痛；囊尾蚴寄生于脑组织，可因神经受压迫引起癫痫、抽搐、瘫痪甚至死亡；囊尾蚴寄生于眼睛可导致视力减退甚至失明等。

本病的预防措施是：大力开展宣传教育，加强肉品卫生检验与管理；积极倡导食用烧熟煮透的肉类食品，不吃生肉和未熟肉品；加工工具、盛器要生熟分开，及时消毒；讲究卫生，养成良好的卫生习惯。

（二）旋毛虫病

旋毛虫病在我国被列为三大人畜共患寄生虫病之首。目前世界各国均把屠宰动物的旋毛虫病检验作为首检和强制性必检项目。国际屠宰法规定所有生猪屠宰厂的屠宰生产线必须配备专门的旋毛虫病检验室。我国自1956年起将旋毛虫病的检验列为生猪屠宰的强制性必检项目，每年仅用于猪的旋毛虫病检验费用多达18亿人民币。

旋毛虫为雌雄异体的小线虫，一般肉眼不易看出，雌虫为3～4mm，雄虫1.4～1.5mm。成虫和幼虫均寄生于同一宿主，如人、猪、狗、猫、鼠等几十种哺乳动物。人因生食或食用未熟的含有旋毛虫幼虫包囊的猪肉或其他动物肉类而感染。其中以猪肉最多见，占发病人数的90%以上。也可经肉屑污染的餐具、手、食品等感染，尤其在烹调加工中生熟不分造成污染而引起人的感染。粪便中、土壤中和苍蝇等昆虫体内的旋毛虫也可成为人感染的来源。

当人摄入含有旋毛虫包囊的食物后，其包囊中的幼虫逸出并钻入小肠壁发育为成虫并产幼虫，幼虫穿过肠壁随血循环到达全身的骨骼肌形成包囊。包囊可在数月或1～2年开始钙化，包囊钙化并不影响虫体生命，虫体死亡后也钙化。

旋毛虫主要寄生部位为骨骼肌细胞。旋毛虫感染后可在宿主体内长期寄生，被感染者常终生带虫。通常表现为原因不明的常年肌肉酸痛和无力（似风湿），重者丧失劳动能力。急性期患者主要表现为发烧、面部水肿、肌痛、腹泻；症状往往持续数周从而造成机体严重衰竭。重度感染者可造成严重的心肌及大脑损伤从而导致死亡。

包囊的抵抗力较强，盐腌、烟熏不能杀死肉块深层的虫体。在盐腌肉块深层的包囊幼虫可保持活力一年以上，在外界的腐败肉里幼虫可存活100d以上。包囊耐低温，在-20℃可活57d，-23℃可活20d。

（三）肝吸虫病

肝吸虫病又称华支睾吸虫病，是由华支睾吸虫寄生在人体肝内胆管所引起的一种慢性寄生虫病。

肝吸虫成虫背腹扁平，体狭长，呈叶状或葵花子状，体薄而软，半透明，有口腹吸盘。虫卵在水中的第一中间宿主淡水螺内发育为毛蚴——尾蚴，再侵入第二中间宿主淡水鱼、虾皮下和肌肉成为囊蚴。人食用生的或没有烧熟的含囊蚴的淡水鱼、虾即被感染。

华支睾吸虫的
危害及预防

肝吸虫囊蚴抵抗力不强，鱼片加热90℃很快死亡，引起人体感染主要是由于加热不彻底及餐具、工具污染食物而造成。在我国广东、香港等地，居民喜食生鱼片、烫鱼片、生鱼粥等，因此很易发生感染。2008年广东中山阜沙镇政府拨款112.8万元，为该镇数千名老人免费体检。体检过程中发现，有30%～40%的受检老人被检出患有肝吸虫病，这源于当地居民有长期吃生鱼的习惯。

幼虫在肠道沿胆道至胆管发育为成虫并寄生于胆管，同时可产卵。一条成虫可在人体寄生15～25年。感染后大多呈慢性症状，引起肝大、胆道阻塞，可引起肝硬化和腹水。儿童体内大量寄生此虫可影响生长发育甚至还可引起侏儒症。华支睾吸虫感染与胆管癌、肝癌的发生也有一定的关系。

华支睾吸虫病的传播途径主要是食物传播，因此要预防经口感染，要改变不良饮食习惯，不吃生鱼、虾及未熟食物，生熟餐具分开；同时要做好卫生宣传教育及环境卫生。

（四）蛔虫病

蛔虫病是蛔虫寄生于人体小肠引起的一种最为常见的寄生虫病，分布于世界各地。在儿童中发病率相对较高，也是我国农民的主要寄生虫病之一，在我国农村发病率高达50%～80%，儿童高于成人。

蛔虫是圆柱形的大线虫，雌虫较粗长，达30～40cm，雄虫15～20cm。成虫寄生于人体小肠，雌虫每天可产卵20万个，随粪便排出体外。受精卵在土壤适宜的条件下经二十多天发育为感染期虫卵。

感染期虫卵随被污染的食物、饮水等经口感染人，在人体内幼虫侵入肠壁进入静脉至肺，然后移行至咽部经吞咽入消化道发育为成虫。病程早期幼虫在体内移行可引起呼吸道及过敏症状；当成虫在小肠寄生时则可引起蛔虫病，出现腹部不适或脐周疼痛、消瘦、夜间磨牙及荨麻疹等，少数病人可发生胆道蛔虫、肠梗阻、肠穿孔等严重并发症。

本病的预防主要是养成良好的个人卫生习惯，不饮生水，不吃不洁净的食物，饭前便后要洗手。冷菜制作中原料一定要清洗干净，生熟分开等。

（五）广州管圆线虫病

2006年北京蜀国演义酒楼由于加工不彻底，导致福寿螺内的广州管圆线虫幼虫没被杀死而进入人体，引起了轰动一时的"福寿螺事件"。之后全国各地又相继发生多起因食用螺肉而集体感染广州管圆线虫的事件；2007年广东省广宁县和2008年云南省大理市广州管圆线虫病暴发。

广州管圆线虫的危害及预防

广州管圆线虫感染以前很少见。1996年前我国大陆只报告4例。近年感染率增高，就是因为人们将福寿螺当成了美味。2009年全国第一次广州管圆线虫调查显示，广州管圆线虫的两种适宜中间宿主螺类分布广泛，提示许多地区存在人群感染广州管圆线虫的风险。广州管圆线虫主要经消化道传播，也可经皮肤黏膜传播。由于虫体侵犯中枢神经系统，引起嗜酸性粒细胞增多性脑膜炎或脊神经根炎，部分病例还可侵犯肺脏和眼睛。儿童病例如不及时治疗，可导致患者死亡。

💬 课后习题

一、填空题

1. 传染病在人群中流行必须具备传染源、_____和_____三个基本条件。

扫描二维码获取判断题、单选题

2. 河豚的肝、脾、肾、卵巢和卵、皮肤及血液都含有毒素，一般以_____部位最毒，肝脏次之。

二、解答题

1. 预防常见真菌性食物中毒的措施有哪些？
2. 列表归纳常见细菌性食物中毒的来源、预防措施、主要症状等。

拓展阅读

扫描二维码
获取

第四章

餐饮从业人员、加工环境、设施设备及服务场所安全控制

学习
目标 ▶ 1. 熟悉餐饮从业人员的健康管理方法和个人卫生要求，培养餐饮从业人员的安全意识。
2. 掌握餐饮从业人员的标准卫生操作。
3. 熟悉餐饮加工环境的建筑结构和布局要求。
4. 掌握餐饮加工场所各类设施的卫生要求。
5. 熟悉餐饮服务场所的卫生要求。

学习
导览 ▶

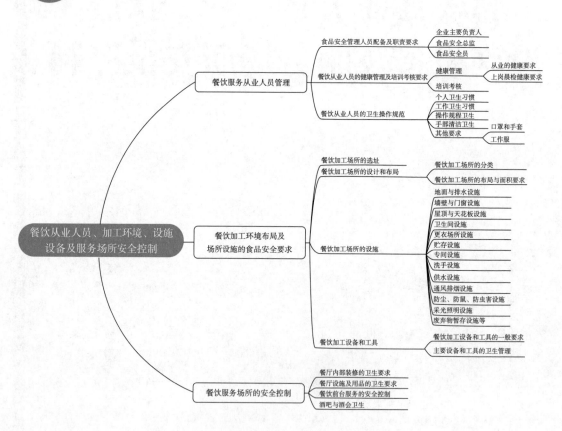

第一节
餐饮服务从业人员管理

案例引入

2018年8月，广西桂林发生了一起食物中毒事件。约有500名某学术会议代表在桂林某酒店食用晚餐后，很多用餐人员不同程度地出现了食物中毒症状，其中252人到医院就诊。桂林市疾病预防控制中心已确认此次食物中毒是沙门菌所致，并称该酒店在食品留样不全不规范的情况下，最终在留样食品卤味拼盘及3名厨师肛拭子样品中检出与病人体内同型的沙门菌。可见，该酒店在食品留样和厨师个人卫生管理等方面都存在问题。

餐饮从业人员直接接触食品，其健康和卫生是实现餐饮安全的重要保证。如果餐饮从业人员的体内或体表携带食源性病原体，就可以直接或间接通过接触过的加工设备、容器污染食品，进一步传播给消费者，引发食物中毒或其他食源性疾病。要切实加强餐饮服务从业人员健康管理，并形成长效监管机制，有效控制餐饮服务食品安全风险，创建餐饮安全消费健康环境，切实保障人民群众饮食安全和身体健康。

一、食品安全管理人员配备及职责要求

（一）食品安全管理人员配备的要求

在《食品安全法》要求的基础上，市场监管总局发布《企业落实食品安全主体责任监督管理规定》（以下简称《新规》，2022年11月1日实施），指出食品生产经营企业应当建立并落实食品安全责任制，依法配备与其企业规模、食品类别、风险等级、管理水平、安全状况等相适应的食品安全总监、食品安全员等食品安全管理人员，明确企业主要负责人、食品安全总监、食品安全员等不同层级管理人员的岗位职责。企业主要负责人对本企业食品安全工作全面负责，在作出涉及食品安全的重

餐饮服务食品安全人员管理

大决策前，应当充分听取食品安全总监和食品安全员的意见和建议。食品生产经营企业应当建立基于食品安全风险防控的动态管理机制，结合企业实际，落实自查要求，制定食品安全风险管控清单，建立健全日管控、周排查、月调度工作制度和机制。

1. 企业应当落实自查要求

制定食品安全风险管控清单，建立健全日管控、周排查、月调度工作制度和机制。

对食品安全总监、食品安全员进行法律法规、标准和专业知识培训、考核，并对培训、考核情况予以记录，存档备查。

2. 企业应当建立食品安全日管控制度

食品安全员做好"每日食品安全检查记录"，对发现的食品安全风险隐患，应当立即采取防范措施，按照程序及时上报食品安全总监或者企业主要负责人。未发现问题的，也应当予以记录，实行零风险报告。

3. 企业应当建立食品安全周排查制度

食品安全总监每周至少组织1次风险隐患排查，分析研判食品安全管理情况，研究解决日管控中发现的问题，形成"每周食品安全排查治理报告"。

4. 企业应当建立食品安全月调度制度

企业主要负责人每月至少听取1次食品安全总监管理工作情况汇报，对当月食品安全日常管理、风险隐患排查治理等情况进行工作总结，对下个月重点工作作出调度安排，形成"每月食品安全调度会议纪要"。

在依法配备食品安全员的基础上，下列食品生产经营企业、集中用餐单位的食堂应当配备食品安全总监。

（1）特殊食品生产企业。

（2）大中型食品生产企业。

（3）大中型餐饮服务企业、连锁餐饮企业总部。

（4）大中型食品销售企业、连锁销售企业总部。

（5）用餐人数300人以上的托幼机构食堂、用餐人数500人以上的学校食堂，以及用餐人数或者供餐人数超过1000人的单位。

（二）食品安全管理人员的基本要求

食品安全管理员，主要是对本单位人员进行健康管理，建立健康档案，督促从业人员进行健康检查，对患有有碍食品安全疾病的人员提出工作岗位调整意见并督促落实。对食品（含原料）、食品添加剂、食品相关产品采购索证索票、进货查验、采购记录和食品添加剂贮存、使用进行管理。

根据《企业落实食品安全主体责任监督管理规定》，食品安全总监、食品安全员应当具备下列食品安全管理能力。

（1）掌握相应的食品安全法律法规、食品安全标准。

（2）具备识别和防控相应食品安全风险的专业知识。

（3）熟悉本企业食品安全相关设施设备、工艺流程、操作规程等生产经营过程控制要求。

（4）参加企业组织的食品安全管理人员培训并通过考核。

（5）其他应当具备的食品安全管理能力。

（三）食品安全管理人员的职责

1. 食品安全总监的职责

食品安全总监协助主要负责人做好食品安全管理工作，对本企业主要负责人负责。在日常工作中，主要承担以下6方面职责。

（1）食品安全管理职责　组织拟定本企业的食品安全管理制度，明确本企业从业人员健康管理、供货者管理、进货查验、生产经营过程控制、出厂检验、追溯体系建设、投诉举报处理等食品安全工作要求，组织开展日常管理和督促检查，确保食品安全责任制有效落实。

（2）食品安全风险防控职责　组织拟定并督促落实本企业的食品安全风险防控措施，定期组织食品安全自查，评估食品安全状况，及时向企业主要负责人报告食品安全工作情况并提出改进措施，阻止、纠正食品安全违法行为，及时消除事故隐患。按照食品安全法律法规的规定，组织实施食品召回。

（3）食品安全事故处置职责　根据本企业的生产经营特点，制定满足预防和处置食品安全事故要求的食品安全事故处置方案。组织开展应急演练，确保企业相关人员熟悉处置流程和要求。食品生产经营企业发生食品安全事故时，要立即采取措施防止危害扩散，对导致或者可能导致食品安全事故的食品及原料、工具、设备、设施等采取封存等控制措施，及时履行食品安全事故报告义务，向事故发生地县级市场监管、卫生行政部门报告，不得对食品安全事故隐瞒、谎报、缓报，不得隐匿、伪造、毁灭有关证据。

（4）对食品安全员的组织、管理职责　管理、督促、指导本企业的食品安全员按照职责做好相关工作，组织开展职工食品安全教育、培训、考核等各项工作。

（5）配合监管部门的工作职责　履行食品安全总监的法定义务，接受和配合所在地市场监管部门开展食品安全监督检查等工作，如实提供企业食品生产经营相关情况。

（6）其他食品安全管理责任　履行法律法规、规章对食品安全总监的其他职责规定，以及本企业对食品安全总监的其他补充要求。

2. 食品安全员的职责

食品安全员从事食品安全管理具体工作，对本企业食品安全总监或企业主要负责人负责。在日常工作中，要重点做好以下6方面工作。

（1）做好食品生产经营过程控制　督促落实本企业生产经营过程控制要求，包括但不限于实行精准投料管控、实施生产经营过程关键环节控制，加强食品贮存、运输和交付控制等管理要求。

（2）做好食品安全管理工作　检查本企业食品安全制度执行情况，包括但不限于食品安全管理机构、食品安全岗位要求、食品安全流程制度、食品安全培训制度、食品安全责任等；管理维护本企业食品安全生产经营过程记录材料，包括但不限于实施进货查验记录、出厂检验记录、食品销售记录等资料；按照法律法规相关要求，做好本企业相关资料保存工作。

（3）做好食品安全风险防控　对不符合食品安全标准的食品或者有证据证明可能危害人体健康的食品以及发现的食品安全风险隐患，及时采取有效措施整改并向企业主要负责人报告。

（4）做好食品生产经营从业人员管理　组织拟定并督促落实本企业的食品生产经营从业人员健康管理制度，记录和管理从业人员健康状况、卫生状况。严禁本企业患有国务院卫生行政部门规定的有碍食品安全疾病人员，从事接触直接入口食品的工作；严格落实食品生产经营人员每年健康检查制度，从事接触直接入口食品工作的人员必须取得健康证明后方可上岗工作；及时督促食品生产经营人员保持个人卫生，落实洗手、穿戴清洁的工作衣帽等各项卫生要求。

（5）配合做好食品安全事故调查处理工作　配合有关部门做好本企业食品安全事故的调查处理工作，对导致或者可能导致食品安全事故的食品及原料、工具、设备、设施等及时采取封存等控制措施，便于有关部门调查事故原因。

（6）其他食品安全管理责任　履行法律法规、规章对食品安全员的其他职责规定，以及本企业对食品安全员的其他补充要求。

二、餐饮从业人员的健康管理及培训考核要求

（一）健康管理

1. 从业人员的健康要求

从事接触直接入口食品工作（包括清洁操作区内的加工制作及切菜、配菜、烹饪、传菜、餐饮具清洗消毒）的从业人员（包括新参加和临时参加工作的从业人员，下同）应取得健康证明后方可上岗，并每年进行健康检查取得健康证明，必要时应进行临时健康检查。相关部门负责保管员工健康证明，并建立健康档案，档案至少应保存12个月。

《食品安全法》第四十五条规定"食品生产经营者应当建立并执行从业人员健康管理制度。患有国务院卫生行政部门规定的有碍食品安全疾病的人员，不得从事接触直接入口食品的工作。从事接触直接入口食品工作的食品生产经营人员应当每年进行健康检查，取得健康证明后方可上岗工作"。第一百二十六条中规定了"由县级以上人民政府食品安全监督管理部门责令改正，给予警告；拒不改正的，处五千元以上五万元以下罚款；情节严重的，责令停产停业，直至吊销许可证"的情形。

为了防止食品从业人员造成传染病的发生及传播，对患有某些特定疾病的人提出了特定要求：患有霍乱、细菌性和阿米巴性痢疾、伤寒和副伤寒、病毒性肝炎（甲型肝炎、戊型肝炎）、活动性肺结核、化脓性或者渗出性皮肤病等国务院卫生行政部门规定的有碍食品安全疾病的人员，不得从事接触直接入口食品的工作。

2. 晨检制度

食品安全管理人员应每天对从业人员上岗前的健康状况进行检查。就业人员患有发热、感冒、腹泻、咽部炎症等疾病时，应暂时离开岗位，治愈后再上岗。

晨检时间为员工早晨上岗前10min。

晨检工作的基本内容包括以下4个方面。

①看：观察员工精神状态、面色等，传染病的早期表现，咽部、皮肤有无皮疹等。

②问：在家饮食、睡眠、大小便、有无咳嗽、腹泻等症状。

③查：根据传染病流行情况对易感员工进行检查，同时检查有无可能造成外伤的物品、器械携带进食堂。

④量：员工有无发热现象，可疑者测量体温；测量职工血压情况。

晨检人员发现可疑者，应立即向有关部门报告，经过复检决定是否上岗。晨检中发现传染病患者或可疑者，应拒绝其上岗，由专人带到医院去确诊，或留隔离室观察，待查明病因、排除有碍食品卫生的病症并治愈后，方可重新上岗。对确诊为传染病患者的所在岗位，应进行医学性检疫和消毒处理。

当员工身上被割破、擦伤或被水、油等烫伤之后，应进行及时处理。手部有伤口的从业人员，使用的创可贴宜颜色鲜明，并及时更换。佩戴一次性手套后，可从事非接触直接入口食品的工作。

（二）培训考核

要提高食品安全水平，人是第一要素，把从业人员食品安全知识、法律知识培训好，是餐饮服务单位的主体责任和义务。从业人员（包括新参加和临时参加工作的人员）应参加食品安全培训，合格后方能上岗。餐饮服务企业应每年对其从业人员进行一次食品安全培训考核，特定餐饮服务提供者应每半年对其从业人员进行一次食品安全培训考核。特定餐饮服务提供者指学校（含托幼机构）食堂、养老机构食堂、医疗机构食堂、中央厨房、集体用餐配送单位、连锁餐饮企业等。

三、餐饮从业人员的卫生操作规范

（一）个人卫生习惯

从业人员应保持良好的个人卫生；从业人员不得留长指甲、涂指甲油。工作时，应穿清洁的工作服，不得披散头发，佩戴的手表、手镯、手链、手串、戒指、耳环等饰物不得外露；食品处理区内的从业人员不应化妆，不喷洒气味浓烈的香水，应戴清洁的工作帽，工作帽应能将头发全部遮盖住；养成不用指尖搔头、抠鼻孔、挖耳屎，不用手和衣服擦拭嘴巴等习惯；工作时不能面对他人、餐桌、食物、灶台、切配台等咳嗽或打喷嚏；穿着整齐且合身的工作服，以防过松的衣服被转动的机器部分缠绕而造成意外。不应让衣袖或裤管过长或过松，衣纽也应扣紧。而领带或颈巾也应稳固褶置在衣服下（图4-1）。

（二）工作卫生习惯

餐饮从业人员应养成良好的工作卫生习惯，具体包括以下几方面。

（1）不留长发，以防头发散落到食品中。

（2）不准在工作时间及工作场所中吸烟、吃零食、饮酒、嚼口香糖等。

（3）不准闲谈、闲聊、嬉笑打闹等。

（4）不准随意在灶台、切配台等菜品加工的设备上坐卧。

（5）试尝菜肴口味时，应用小汤匙取汤在专用的尝味碟中，尝后将余汁倒掉，不准倒回锅中，彻底废弃传统的直接用手勺尝汤的陋习。

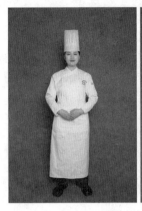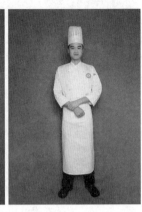

图4-1　厨师着装

（6）工作服的口袋不应放置尖锐的工具。

（7）不允许个人物品存放在加工区域内，需要有专门的员工个人物品收纳存放处，避免食品原料与物品所携带的细菌感染。需要特别强调的是严禁个人吃的药品在加工区域存放，无论什么样的药品都会给食品带来风险。

（三）操作规程卫生

餐饮从业人员应注意操作规程卫生，具体包括以下几方面。

（1）严禁用口布和香巾擦拭餐桌和服务台。

（2）用手拿放干净的餐具、烹饪用具时，不直接接触餐具、用具的内缘部位。

（3）用于加工、准备菜品的用具，不可与工作人员身体的任何部位接触。

（4）不宜用手直接接触菜品等食品，装盘时应使用食夹等工具。

（5）传递菜品时，手指不要直接接触菜品。

（6）餐具、器皿掉落地上后，应先洗涤干净，消毒后再使用。

（7）熟菜品掉落地上，则应完全丢弃，不可食用。

（8）不可使用破裂的餐具、器皿盛装菜品。

（四）手部清洁卫生

手部消毒是一种最基本、最简便、最可行的重要措施，它能有效预防和控制病原体的传播。通过正确的洗手方式，可以洗去80%的细菌。

（1）洗手程序　打开水龙头，用自来水（宜为温水）将双手弄湿；双手涂上皂液或洗手液等；双手互相搓擦20s（必要时，以洁净的指甲刷清洁指甲），工作服为长袖的应洗到腕部，工作服为短袖的应洗到肘部；用自

洗手须知

来水冲净双手；关闭水龙头（手动式水龙头应用肘部或以清洁纸巾包裹水龙头将其关闭，餐饮企业建议采用感应式水龙头）；用清洁纸巾、卷轴式清洁抹手布或干手机干燥双手。

（2）标准的清洗手部方法 标准的手部清洗方法见图4-2。

a. 掌心相对，手指并拢 　　b. 手心对手背沿指缝 　　c. 掌心相对，双手交叉沿指
　　相互揉搓 　　　　　　　　　相互揉搓 　　　　　　　　缝相互揉搓

 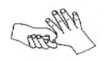

d. 弯曲手指，指关节在 　　e. 大拇指在掌心 　　f. 五指并拢，指尖在
　　掌心旋转揉搓 　　　　　　　旋转揉搓 　　　　　　　掌心旋转揉搓

图4-2 标准的手部清洗方法

（3）标准的手部消毒方法 消毒手部前应先洗净手部，然后参照以下方法消毒：方法一是将洗净后的双手在消毒剂水溶液中浸泡20～30s，用自来水将双手冲净；方法二是取适量的乙醇类速干手消毒剂于掌心，按照标准的清洗手部方法充分搓擦双手20～30s，搓擦时保证手消毒剂完全覆盖双手皮肤，直至干燥。

手部消毒剂：用于手部皮肤消毒，如乙醇、异丙醇、氯己定、碘伏等。

速干手消毒剂：含有醇类和护肤成分的手消毒剂，包括水剂、凝胶和泡沫型。

（4）需要洗手的情况 加工制作不同存在形式的食品前；清理环境卫生、接触化学物品或不洁物品（落地的食品、受到污染的工具容器和设备、餐厨废弃物、钱币、手机等）后；咳嗽、打喷嚏及擤鼻涕后；使用卫生间、用餐、饮水、吸烟等可能会污染手部的活动后；接触非直接入口食品后；触摸头发、耳朵、鼻子、面部、口腔或身体其他部位后。

（五）其他要求

（1）口罩和手套要求 专间的从业人员应佩戴清洁的口罩。专用操作区内从事下列活动的从业人员应佩戴清洁的口罩：现榨果蔬汁加工制作；果蔬拼盘加工制作；加工制作植物性冷食类食品（不含非发酵豆制品）；对预包装食品进行拆封、装盘、调味等简单加工制作后即供应的；调制供消费者直接食用的调味料；备餐。专用操作区内从事其他加工制作的从业人员，宜佩戴清洁的口罩。其他接触直接入口食品的从业人员，宜佩戴清洁的口罩。如佩戴手套，佩戴前应对手部进行清洗消毒。手套应清洁、无破损，符合食品安全要求。手套使用过程中，应定时更换，出现要求的重新洗手消毒的情形时，应在重新洗手消毒后更换手套。手套应存放在清洁卫生的位置，避免受到污染。

（2）工作服要求 工作服宜为白色或浅色，每人至少应有2套，应定点存放，定期清洗更换，从事接触直接入口食品工作的从业人员，其工作服宜每天清洗更换；食品处理区内加工制作食品的从业人员使用卫生间前，应更换工作服；工作服受到污染后，应及时更

换；待清洗的工作服不得存放在食品处理区；清洁操作区与其他操作区从业人员的工作服应有明显的颜色或标识区分；专间内从业人员离开专间时，应脱去专间专用工作服。

💬 课后习题

一、填空题

1. 从事接触直接入口食品工作的食品生产经营人员应当每年进行健康体检，取得_____后方可上岗工作。
2. 专间内从业人员离开专间时，应_____专间专用工作服。

二、简答题

1. 餐饮从业人员的健康管理要求有哪些？
2. 餐饮从业人员哪些情况下需要佩戴口罩和手套？

扫描二维码
获取判断题、
单选题

⚙ 拓展阅读

扫描二维码
获取

第二节
餐饮加工环境布局及场所设施的食品安全要求

🔖 案例引入 ✐

2018年2月28日，群众举报位于成都市武侯区的某火锅店未安装油烟净化装置排放油烟，对附近居民生活环境造成污染。武侯区综合行政执法局火南综合执法中队经勘验、调查后确认举报属实，认定该行为违反了《中华人民共和国大气污染防治法》第八十一条第一款"排放油烟的餐饮服务业经营者应当安装油烟净化设施并保持正常使用，或者采取其他油烟净化措施，使油烟达标排放，并防止对附近居民的正常生活环境造成污染"的规定。依据《中华人民共和国大气污染防治法》第一百一十八条第一款"违反本法规定，排放油烟的餐饮服务业经营者未安装油烟净化设施、不正常使用油烟净化设施或者未采取其他油烟净化措施，超过排放标准排放油烟的，由县级以上地方人民政府确定的监督管理部门责令改正，处五千元以上五万元以下的罚款；拒不改正的，责令停业整治"之规定，结合《成都市规范行政执法自由裁量权实施办法》第十二条的规定，该火锅店符合从轻处罚的规定，执法人员经过集体讨论后决定对其从轻处罚，最终对该火锅店的违法行为作出罚款5000元的行政处罚决定。当事人在规定期限内已缴纳罚款，该案已结案。

餐饮服务场所，指与食品加工制作、供应直接或间接相关的区域，包括食品处理区、就餐区和辅助区。食品处理区是指贮存、加工制作食品及清洗消毒保洁餐用具（包括餐饮具、容器、工具等）的区域。主要包含粗加工、切配、烹饪和备餐场所、专间、食品库房、餐用具清洗消毒和保洁场所等区域，可分为清洁操作区、准清洁操作区，是食品安全生产的重要因素之一。餐饮服务场所的选址和布局更多的是要注意食品生产的安全。因此，餐饮服务场所的选址布局，不仅是考虑经济效益，要把食品安全放在首位，还得考虑其经营活动中产生的油烟异味外溢和污水等是否破坏市容环境、影响居民生活的问题。

一、餐饮加工场所的选址

2018年7月市场监管总局发布的《餐饮服务食品安全操作规范》对餐饮服务场所的选址作出了规定："应选择与经营的餐食相适应的场所，保持该场所环境清洁。不得选择易受污染的区域。应距离粪坑、污水池、曝露垃圾场（站）、旱厕等污染源25m以上，并位于粉尘、有害气体、放射性物质和其他扩散性污染源的影响范围外。宜选择地面干燥、有给排水条件和电力供应的区域。"（图4-3）从国家对餐饮服务场所选址的要求来看，这是保障食品安全的首要条件，实际上餐饮服务场所的选址主要就是避免食品与环境的交叉污染。粪坑、污水池、曝露垃圾场（站）、旱厕等是形成生物性污染的主要来源，容易滋生各种病菌、苍蝇、蟑螂等传播疾病的微生物和病媒生物，由于距离较近，这些传播疾病的微生物和病媒生物极易污染作业环境和食品。另外，这些污染源的气味异常，含有大量的硫化氢等腥臭异味的气体，也对人体健康不利，影响人体健康。而粉尘、有害气体、放射性物质和扩散性污染等这些物理化学污染源，也会时刻对食品和环

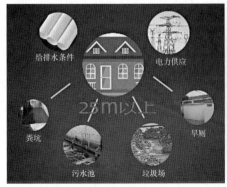
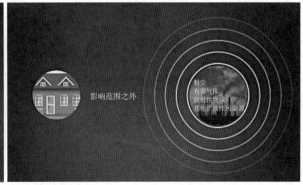

图 4-3　餐饮加工场所的选址

境进行污染，对人体造成危害，损害人体健康，有些放射性物质不仅会对人体造成伤害，还会导致食品及原料的性质改变。因此，餐饮服务场所的选址，对食品安全至关重要。

除上述相关因素外，还要根据企业规模的大小，在选址的基础上，合理布局功能区域，避免交叉污染，以保证企业的经营效益和食品安全。

餐饮服务场所的选址，除保障食品安全外，还要保证企业不会对环境和空气污染。如餐饮企业的给排水，污水不能直接排放到河流湖泊中，特别是在一些风景区，大多企业都没有良好的排水系统，国家对此也有一定的规定，不得污染环境；再如在案例中提到的人口聚集的居民区，餐饮企业的排烟也会给居民带来影响。

二、餐饮加工场所的设计和布局

（一）餐饮加工场所功能区域的划分

餐饮加工场所分为食品处理区、非食品处理区和就餐场所。

1. 食品处理区

食品处理区是指贮存、加工制作食品及清洗消毒保洁餐用具（包括餐饮具、容器、工具等）等的区域。根据清洁程度的不同，可分为清洁操作区、准清洁操作区、一般操作区。

建筑场所与布局、设施设备管理

（1）清洁操作区　指为防止食品受到污染，清洁程度要求较高的加工制作区域，包括专间、专用操作区。

①专间：指处理或短时间存放直接入口食品的专用加工制作间，包括冷食间、生食间、裱花间、中央厨房和集体用餐配送单位的分装或包装间等。

②专用操作区：指处理或短时间存放直接入口食品的专用加工制作区域，包括现榨果蔬汁加工制作区、果蔬拼盘加工制作区、备餐区（指暂时放置、整理、分发成品的区域）等。

（2）准清洁操作区　指清洁程度要求次于清洁操作区的加工制作区域，包括烹饪区、餐用具保洁区。

①烹饪区：指对经过粗加工制作、切配的原料或半成品进行热加工制作的区域。

②餐用具保洁区：指存放清洗消毒后的餐饮具和接触直接入口食品的容器、工具的区域。

（3）一般操作区　指食品处理区中对清洁程度要求最低的区域，除清洁操作区、准清洁操作区外的其他操作场所都属于一般操作区，包括粗加工制作区、切配区、餐用具清洗消毒区和食品库房。

①粗加工制作区：指对原料进行挑拣、整理、解冻、清洗、剔除不可食用部分等加工制作的区域。

②切配区：指将粗加工制作后的原料，经过切割、称量、拼配等加工制作成为半成品的区域。

③餐用具清洗消毒区：指清洗、消毒餐饮具和接触直接入口食品的容器、工具的区域。

④食品库房：指根据食品贮存条件，设置的相应食品存放场所。

2. 非食品处理区

指办公室、厕所、更衣场所、非食品库房等非直接处理食品的区域。

3. 就餐场所

指供消费者就餐的场所，但不包括供就餐者专用的厕所、门厅、大堂休息厅、歌舞台等辅助就餐的场所，这些场所在计算就餐场所面积时应扣除。

（二）餐饮加工场所布局与面积

1. 餐饮加工场所布局

（1）餐饮加工场所布局原则　食品处理区应设置在室内，并采取有效措施，防止食品在存放和加工制作过程中受到污染。按照原料进入、原料加工制作、半成品加工制作、成品供应的流程合理布局。食品处理区按照生进熟出单一流向规划设计，严格做到原料与成品分开，生食与熟食分隔加工和存放，食品加工处理流程宜为生进熟出的单一流向，规划设计中还要注意空气、污水的流动方向，要从高清洁区流向低清洁区。分开设置原料通道及入口、成品通道及出口、使用后餐饮具的回收通道及入口。无法分设时，应在不同时段分别运送原料、成品、使用后的餐饮具，或者使用无污染的方式覆盖运送成品（采用专用封闭式车辆运送原料或成品）。

（2）餐饮加工场所布局具体要求　具体要求包括以下5个方面。

①设置独立隔间、区域或设施。餐饮企业的食品处理区，各加工操作场所可以是与其他场所相互隔开的独立操作间，也可以是没有与其他场所相互隔开的操作区域。独立隔间的设置原则是：规模越大的餐饮单位，因功能细分，设置独立隔间较多；餐馆的加工过程复杂、品种繁多，设置的独立隔间较小吃店、快餐店和食堂多。进行冷菜制作、裱花操作和食堂备餐，分别设置相应操作专间。制作现榨果蔬汁和水果拼盘及加工生食海产品，设置相应的专用操作场所。

②用于原料、半成品、成品的工具、用具、容器等，有明显的区分标识，存放区域分开设置。

③设置独立隔间、区域或设施，存放清洁工具。专用于清洗、清洁工具的区域或设施，其位置不会污染食品，并有明显的区分标识。

④烹调场所如使用固体燃料加工食品，炉灶应为隔墙烧火的外扒灰式，避免粉尘污染食品。

⑤加工经营场所内不得圈养、宰杀活的畜禽类动物。

2. 餐饮加工和服务场所面积

餐饮加工和服务场所面积包括后厨面积和就餐场所面积，一般情况下厨房面积与餐厅面积应相匹配，餐厅每个座椅平均占地面积不得低于1.85m^2，或按最高进餐人数计，每人应平均占有1~1.2m²。

　　餐饮企业供应食品数量的能力与食品处理区的面积成正比，食品处理区面积狭小，一旦食品供应量增加，超过所能承担的最大食品供应量，就会导致加工设施相对不足，可能产生因设施不足所引起的食品加热不彻底、存放时间过长（尤其是冷菜）、生熟交叉污染、从业人员难以规范操作等一系列问题，从而大大增加食品安全风险。鉴于这些原因，食品处理区面积应与就餐场所面积、供应的最大就餐人数相适应，应该符合《餐饮服务食品安全操作规范》等要求（图4-4）。

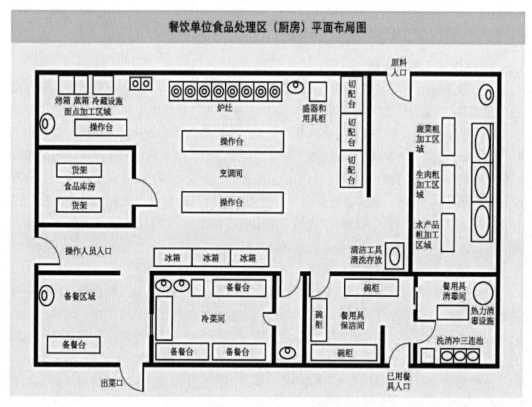

图4-4　餐饮厨房的平面图

三、餐饮加工场所的设施

　　餐饮加工场所设施主要包括建筑结构一般设施、库房和专间设施、更衣场所及洗手消毒设施、餐用具清洗消毒和保洁设施、"三防"设施、通风排烟设施、采光照明设施、供水设施和废弃物暂存设施等。

　　从提高效率和便于管理来看，这些设施在布局上既要有利于卫生，能防鼠、防蟑螂，便于清洁，尽量无死角，又要方便使用和操作；各种设施要专用，不得用作与食品加工无关的用途；要有清洁制度和维修保养制度，随时保持设施清洁卫生和处于良好状态。从环保方面看，餐厅和厨房的装修和烘托设施也应该达到相应的卫生要求，装饰材料应是绿色、环保、无毒的。2021年3月18日，国家卫生健康委、国家市场监督管理总局联合发布《食品安全国家标准 餐饮服务通用卫生规范》（GB 31654—2021）对餐饮服务企业的设施设备也提出了具体要求。

（一）地面与排水设施

（1）食品处理区地面的铺设材料应无毒、无异味、不透水、耐腐蚀，结构应有利于排污和清洗的需要。

（2）食品处理区地面应平坦防滑，易于清洁、消毒，有利于防止积水。

（3）排水设施的设计和建造应保证排水畅通，便于清洁、维护；排水的流向宜由高清洁操作区流向低清洁操作区，并能防止污水逆流。

（4）需经常冲洗的场所地面和排水沟应有一定的排水坡度。

（5）排水沟应设有可拆卸的盖板，排水沟内不应设置其他管路。

（6）专间、专用操作区不应设置明沟，如设置地漏，应带有水封等装置，防止废弃物进入及浊气逸出。

（7）排水管道与外界相通的出口应有适当措施，以防止有害生物侵入。

（二）墙壁与门窗设施

（1）食品处理区墙壁的涂覆或铺设材料应无毒、无异味、不透水、防霉、不易脱落、易于清洁。其墙角及柱角间应有一定弧度（曲率半径在3cm以上）。

（2）需经常冲洗的场所（包括粗加工制作、切配、烹饪和餐用具清洗消毒等场所，下同），应铺设1.5m以上、浅色、不吸水、易清洗的墙裙。各类专间的墙裙应铺设到墙顶。

（3）食品处理区的门、窗应闭合严密，采用不透水、坚固、不变形的材料制成，结构上应易于维护、清洁。应采取必要的措施，防止门窗玻璃破碎后对食品和餐用具造成污染。需经常冲洗场所的门，表面还应光滑、不易积垢。

（4）餐饮服务场所与外界直接相通的门、窗应采取有效措施（如安装空气幕、防帘防虫纱窗、防鼠板等），防止有害生物侵入。

（5）专间与其他场所之间的门应能及时关闭。专间设置的食品传递窗应专用，可开闭。

（三）屋顶与天花板设施

（1）餐饮服务场所天花板涂覆或装修的材料应无毒、无异味、防霉、不易脱落、易于清洁。

（2）食品烹饪、食品冷却、餐用具清洗消毒等区域天花板涂覆或装修的材料应不吸水、耐高温、耐腐蚀。

（3）食品半成品、成品和清洁的餐用具曝露区域上方的天花板应能避免灰尘散落，在结构上要利于冷凝水垂直下落，防止有害生物滋生和霉菌繁殖。

（4）烹调场所天花板离地面宜在2.5m以上。

（四）卫生间设施

（1）卫生间不应设置在食品处理区内，出入口不应与食品处理区直接连通，不宜直对就餐区。卫生间与外界直接相通的门能自动关闭。

（2）设置独立的排风装置，有照明；与外界直接相通的窗户设有易拆洗、不易生锈的防蝇纱网；墙壁、地面等的材料不吸水、不易积垢、易清洁；应设置冲水式便池，配备便刷。

（3）应在卫生间出口附近设置符合要求的洗手设施。

（4）排污管道应与食品处理区排水管道分开设置，并设有防臭气水封。排污口应位于餐饮服务场所外。

（5）注意卫生间的清洁，做好卫生清洁记录。

（五）更衣场所设施

（1）应与食品处理区处于同一建筑物内，宜位于食品处理区入口处。鼓励有条件的餐饮服务提供者设立独立的更衣间。

（2）更衣设施的数量应当满足需要。设置洗手设施的，应当符合洗手设施的要求。

（六）贮存设施

（1）根据食品原料、半成品、成品的贮存要求，设置相应的食品库房或者贮存场所以及贮存设施，必要时设置冷冻、冷藏设施。

（2）同一库房内贮存原料、半成品、成品、包装材料的，应分设存放区域并显著标示，分离或分隔存放，防止交叉污染。

（3）库房应设通风、防潮设施，保持干燥。

（4）库房内应设置足够数量的存放架，其结构及位置能使贮存的食品和物品离墙离地，距离地面应在10cm以上，距离墙壁宜在10cm以上，以利于空气流通，避免有害生物藏匿。

（5）冷冻、冷藏柜（库）应设有可正确显示内部温度的测温装置，宜设置外显式温度计。

（6）清洁剂、消毒剂、杀虫剂、醇基燃料等物质的贮存设施应有醒目标识，并应与食品、食品添加剂、包装材料等分开存放或者分隔放置。

（7）应设专柜（位）贮存食品添加剂，标注"食品添加剂"字样，并与食品、食品相关产品等分开存放。

（七）专间设施

1. 设立专间的范围和设施规定

制售冷食类食品、生食类食品、糕点类食品（含裱花类糕点）、自制饮品（含自制生鲜乳饮品）、集体用餐配送单位的食品分装操作应分别设置相应专间。以上加工的食品均为直接入口食品，且食品安全风险性极高，是造成食物中毒的主要食品，因此，对其加工操作的控制最为严格，必须在专间内操作，并符合专间的相关要求。食堂和快餐店有集中备餐操作的，也应设置专间。但如果以自助餐形式供餐的餐饮服务企业或没有集中备餐操作的食堂和快餐店，其供应的食品基本上是裸露的，因此，要求就餐场所窗户应为封闭式或装有防蝇、防尘设施，门应设有防蝇、防尘设施，以保证整个就餐场所的环境能够达到较为清洁的水平。中央厨房冷菜制作以及待配送食品贮存，应分别设置冷菜制作专间和待配送食品贮存专间。中央厨房的食品冷却、包装操作应设置食品加工专间或专用设施。

2. 设计标准

（1）设置独立隔间，专间内配备独立空调、专用工具清洗消毒水池、直接入口食品专用冷藏设施、净水设施、紫外线灯、温度计等。

（2）入口处设置通过式二次更衣室，二次更衣室内应设洗手消毒水池和更衣挂钩。不具备设置二次更衣室条件的，应在专间入口处设置洗手、消毒、更衣设施。

（3）应只设置一个门，宜为双向开启的自闭式门，以减少操作人员手部接触污染。专间内外传送食品通过可开闭窗口。

（4）紫外线灯的波长应在200～275nm，按功率不小于$1.5W/m^3$、距离地面2m以内设置，紫外线灯应分布均匀。

（5）冷菜间、裱花间应设有专用冷藏设施，制作好的冷菜应当餐用完，剩余尚需使用的应存放于专用冰箱内冷藏或冷冻。

（6）应设有专用工具清洗消毒设施和空气消毒设施。

3. 专间使用

（1）专间内温度应不高于25℃。

（2）专间内的废弃物要放入配置盖子的非手动开启式容器内。

（3）专间操作人员进入专间时，应更换专用工作衣帽并佩戴口罩，操作前应严格进行双手清洗消毒，操作中应适时消毒。不得穿戴专间工作衣帽从事与专间内操作无关的工作。专间工作服宜从颜色或式样上予以区分。

（4）专间每餐（或每次）使用前应进行空气和操作台的消毒。使用紫外线灯消毒的，应在无人工作时开启30min以上，并做好记录。

（5）进行冷菜制作、裱花操作、盒饭分装（包括备餐间分餐）操作的，应按专间使用规定组织作业。

（八）洗手设施

（1）食品处理区应设置数量足够的洗手设施。

（2）洗手设施应采用不透水、不易积垢、易于清洁的材料制成。

（3）专间、专用操作区水龙头应采用非手动式，宜提供温水。

（4）洗手设施附近配备洗手液（皂）、消毒液、擦手纸、干手器等。从业人员专用洗手设施附近应有洗手方法标识，以提示餐饮操作人员在操作前做到规范洁净洗手。

（5）洗手设施的排水设有防止逆流、有害生物侵入及臭味产生的装置。

（6）建议在客人就餐区也配备相应的洗手设施及消毒液等。

（九）供水设施

（1）应能保证水质、水压、水量及其他要求符合食品加工需要。

（2）食品加工用水的水质应符合《生活饮用水卫生标准》（GB 5749—2022）的规定。对加工用水水质有特殊需要的，应符合相应规定。

（3）食品加工用水与其他不与食品接触的用水（如间接冷却水、污水、废水、消防用水等）的管道系统应完全分离，防止非食品加工用水逆流至食品加工用水管道。

（4）自备水源及其供水设施应符合有关规定。供水设施中使用的涉及饮用水卫生安全产品应符合相关规定。

（十）通风排烟设施

（1）食品处理区（冷冻库、冷藏库除外）和就餐区应保持空气流通。专间应设立独立的空调设施，调控室温并且防止通过排风装置而使专间空气受到污染。应定期清洁消毒空调及通风设施。

（2）产生油烟的设备、工序上方应设置机械排风及油烟过滤装置，过滤器应便于清洁更换。

（3）产生大量蒸汽的设备、工序上方应设置机械排风排气装置，并做好凝结水的引泄。

（4）与外界直接相通的排气口外应加装易于清洁的防虫筛网。

（十一）防尘、防鼠、防虫害设施

（1）加工经营场所门窗应按本条第二项规定设置防尘、防鼠、防虫害设施。

（2）加工经营场所可设置灭蝇设施。使用灭蝇灯的，应悬挂于距地面2m左右高度，应与食品加工操作场所保持一定距离。

（3）排水沟出口和排气口应有网眼孔径小于10mm的金属隔栅或网罩，以防鼠类侵入。人员、货物进出通道应设有防鼠板，门的缝隙应小于6mm。

（4）应定期进行除虫灭害工作，防止害虫滋生。有害生物防制应遵循物理防治（粘鼠板、灭蝇灯等）优先，化学防治（滞留喷洒等）有条件使用的原则，保障食品安全和人身安全。除虫灭害工作不得在食品加工操作时进行，实施时对各种食品应有保护措施。

（5）加工经营场所内如发现有害动物存在，应追查和杜绝其来源，扑灭时应不污染食品、食品接触面及包装材料等。

（6）杀虫剂、杀鼠剂及其他有毒有害物品存放，应有固定的场所（或橱柜）并上锁，有明显的警示标识，并有专人保管。

（7）使用杀虫剂进行除虫灭害，应由专人按照规定的使用方法进行。宜选择具备资质的有害动物防制机构进行除虫灭害。

（8）使用防蝇胶帘的，防蝇胶帘应覆盖整个门框，底部离地距离小于2cm相邻胶帘条的重叠部分不少于2cm。

（9）各种有毒有害物品的采购及使用应有详细记录，包括使用人、使用目的、使用区域、使用量、使用及购买时间、配制浓度等。使用后应进行复核，并按规定进行存放、保管。

（十二）采光照明设施

（1）食品处理区应有充足的自然采光或人工照明设施，工作面的光照强度不得低于220lx，光源不得改变食品的感官颜色，以便发现腐败变质的食物。其他场所的光照强度不宜低于110lx。

（2）安装在曝露食品正上方的照明灯应有防护装置，避免照明灯爆裂后污染食品。

（3）冷冻（藏）库应使用防爆灯。

（十三）废弃物暂存设施

（1）应设置专用废弃物存放设施。废弃物存放设施与食品容器应有明显的区分标识。

（2）废弃物存放设施应有盖，能够防止污水渗漏、不良气味溢出和虫害滋生，并易于清洁。

（3）在餐饮服务场所外适宜地点，宜设置结构密闭的废弃物临时集中设施。

四、餐饮加工设备和工具

（一）餐饮加工设备和工具的一般要求

（1）接触食品的设备、工具、容器、包装材料等应符合食品安全标准或要求。

（2）接触食品的设备、工具和容器应易于清洗消毒、便于检查，避免因润滑油、金属碎屑、污水或其他可能引起污染。

（3）接触食品的设备、工具和容器与食品的接触面应平滑、无凹陷或裂缝，内部角落部位应避免有尖角，以避免食品碎屑、污垢等的聚积。

（4）设备的摆放位置应便于操作、清洁维护和减少交叉污染。

（5）用于原料、半成品、成品的工具和容器，应分开摆放和使用并有明显的区分标识；原料加工中切配动物性食品、植物性食品、水产品的工具和容器，应分开摆放和使用并有明显的区分标识。

（6）所有食品设备、工具和容器应使用无毒、无味、耐腐蚀、不易脱落的材料制成，并应易于清洁和保养。不宜使用木质材料，必须使用木质材料时应不会对食品产生污染。

（7）集体用餐配送单位和中央厨房应配备盛装、分送产品的专用密闭容器，运送产品的车辆应为专用封闭式，车辆内部结构应平整、便于清洁，设有温度控制设备。

（二）主要设备和工具的卫生管理

1. 菜板和刀具的卫生管理

菜板每日要刮洗消毒，用后要立放。一板多用常常是引起食物中毒的原因。

菜板的清洗和消毒有各种方法：用刀刮去残留在菜板上的油腻杂物，再用150～300mg/L有效氯消毒液擦洗消毒，或用沸水浸烫10min以上；使用中性洗涤剂、用热水及刷子仔细擦洗后进行水洗；用去污粉代替中性洗涤剂的方法或者在加热水洗涤后，在200mg/kg浓度的NaClO液中浸泡5min的方法等。其中最为有效的方法是清洗后煮沸法和蒸汽消毒法（5min以上）。消毒后的菜板（墩）应立即晾放，并保持清洁干燥。

菜刀使用完毕应立即进行清洁，并用体积分数为75%的乙醇（酒精）擦拭消毒。

2. 抹布的卫生管理

抹布要经常搓洗，避免一布多用。餐饮业管理部门应当强调抹布的清洗、杀菌、消毒和干燥的重要性。

抹布可用中性洗涤剂进行清洗。抹布的消毒可用煮沸消毒、蒸汽消毒、漂白剂消毒等方法。煮沸消毒为30min，高压灭菌器消毒为15min，蒸汽消毒为15～20min。漂白剂消毒可在0.5%NaClO溶液中浸泡10min。

3. 烤制设备的卫生管理

烤炉的构建材料可用铁制品，最好用不锈钢做烤炉的烤盘。烤炉中的汤汁溢出、滴溅物在停用后应及时用浸有清洗剂的抹布擦拭干净，保持整洁，烤炉的内膛和外部应用热水和合成洗涤剂清洗。烤箱至少每月清洁一次。挡板至少每天洗一次并晾干。

烤盘使用完彻底清洗，方法是对烤盘受热的表面先擦净，使烤焦而黏在盘底的残渣软化，再用热碱水或热水加合成洗涤剂洗涤，洗净擦干。

4. 蒸煮设备的卫生管理

蒸汽锅每次用完都要擦净食物残渣。如有食物残渣黏在蒸笼里，应先用水浸泡，然后再用软刷子刷洗。筛网也应每天清洗。如有泄水阀应松开清洗。气阀应每周检查一次。输水管应每周将水放净一次。对锅炉内的水垢应该每半年清除一次。

5. 制冷设备的卫生管理

对厨房用冰箱、冰柜、冷藏柜，应每天用含合成洗涤剂的温水擦拭外部，擦后用清水洗净并用干布擦干。每周对冰箱内用中性洗涤剂洗净内壁并漂洗、拭干，以防止霉菌、细菌滋生。一般采用专用洗消剂（常用碳酸氢钠和阳离子表面活性剂配制），不仅可以清洗污垢、去除异味、杀菌和抗静电，而且不污染食物，对人体安全。在清洗冰箱时，忌用有摩擦作用的去污粉或碱性肥皂。要坚持记录冰箱内部温度，以便发现问题及时维修，避免食品腐败变质。对蒸发器和蒸发器上积的尘垢、油腻也应清除干净，每3个月将风扇和电机擦拭、检查一遍。冰箱至少每月除霜一次。

6. 其他烹调用具的卫生

对于粗加工机械设备如绞肉机、蔬菜斩拌机等应在每次使用完毕后拆卸切片零件并清洗消毒，其外部在每次用完以后，可用带有合成洗涤剂的热水溶液擦，然后漂净、擦干。上润滑油的可拆卸的部位要每月清洗上油一次。切菜机应按有关说明来保护和维修。罐头开启器必须每天清洗，把刀片上残留的食品清除掉。刀叶变钝以后要注意有可能引起金属碎屑掉进食品中的事故，操作台面应当经常清洁。不锈钢面洗净后，必要时可以用抛光器抛光。

课后习题

一、填空题

1. 餐饮库房中食品存放应做到_____，防止食品霉变，保持空气流通。
2. 专间是餐饮业卫生要求最高的场所，应为独立隔间，温度应不高于_____。

扫描二维码
获取判断题、
单选题

二、简答题

1. 餐饮业场所布局要注意什么？
2. 餐饮服务场所的废弃物暂存设施有什么要求？

拓展阅读

扫描二维码
获取

第三节
餐饮服务场所的安全控制

案例引入

元旦、春节即将来临，为进一步保障集中消毒餐饮具安全质量，让老百姓用得安心，吃得放心。2022年第四季度，杭州市卫健执法部门共对全市24家集中消毒餐（饮）具服务单位进行全覆盖监督检查及消毒后的餐饮具抽检。共抽检集中消毒餐（饮）具164批次。结果显示，其中160批次合格，4批次不合格，合格率为97.6%。不合格产品信息显示主要是阴离子合成洗涤剂残留不合格。

餐厅是供顾客就餐的场所，属人群较为集中、接触密切、流动性大的公共场所。餐厅卫生不仅要符合食品卫生要求，还应符合《公共场所卫生管理条例》以及相关卫生标准的要求。

一、餐厅内部装修的卫生要求

（一）餐厅的装修和烘托设施的卫生

餐厅的装修装饰材料应是绿色、环保、无毒的，新装修的餐厅有异味，在装修后开张前应尽量多通风，以尽快去除装修异味，开张后应采取措施去异味；餐厅的灯光应明亮，不用有色光，如红光、蓝光、紫光，以免使菜肴色调发生改变；餐厅音乐应以轻快抒情的旋律为主，悲伤和节奏过于强烈或刺激的音乐、歌舞均不适宜，其他烘托设施也应与装修、灯光、音乐一样，以促进客人食欲为原则。

（二）地面和墙壁卫生

餐厅地面、墙壁、门窗应易于清洁，大厅原则上可用浅色防水建筑材料，除十分高档的豪华包间可用地毯和墙纸（布）外，普通包间原则上不用地毯和墙布，否则清洁困难，另一方面，客人抽烟易引起火灾或留下不愉快的烟味混杂抹布味。

1. 硬质地面的卫生

每餐营业后应彻底清扫，将食物残渣清除干净，然后再用拖布拖净。对油腻部分，先用碱水拖洗，然后再用清水拖洗，最后再用干布拖干。必要时可在水磨石等地面上打适量地板蜡，使之保持清洁光亮。

2. 地毯地面的卫生

每餐营业后应先将地毯上洒落的食物残渣清除，然后再用吸尘器吸干净。对于有油污的地毯，要及时换下送地毯清洗厂家洗涤整修，以保持地毯的清洁卫生。

（三）餐桌卫生

桌面、桌布、座椅都应洁净，无油污、尘埃、蚊蝇，如餐厅或包间内夏天出现蚊蝇而无法或不便驱逐时，可在餐桌上点一蜡烛，蚊蝇便不会靠近餐桌干扰客人就餐。

每餐营业后和下次营业前应彻底擦拭餐桌、餐凳，应注意餐桌边缘、桌腿、凳腿上不得有食物残渣。如使用沙发椅时，应在椅面加上布套，以利经常洗涤和更换，保持干净。对油腻桌面要先用碱水清洗，然后用清水擦干。对备有转盘的桌面，打扫卫生时应取掉转盘；打扫完毕后，检查转盘转动自如后再将转盘放好备用。总之，每次进餐完毕后必须及时清除食物残渣，擦净桌面，保持清洁。

（四）台布和席巾卫生

每次进餐完毕后，必须更换干净台布，保持餐桌卫生。要防止台布未经清洗反复多次使用，影响就餐卫生。席巾，在就餐时供客人放在膝盖上或衣襟上，防止菜汁、酒水弄脏衣服，起到清洁和卫生防护作用。每次更换下的台布、席巾应及时送洗涤间洗涤和消毒，并烫平待用。

（五）餐巾卫生

餐巾又称香巾，就是在清洁的小方巾上洒上香水，使之具有清洁卫生和提神醒脑的作用。冬天可给顾客送热香巾，夏天送湿冷香巾为好，主要是在进餐前和进餐后，供顾客擦掉脸、嘴边和手上的灰尘、油污等。一次筵席可根据需要送多次香巾。

餐巾每次用完后要用洗涤剂洗净，并经蒸汽或煮沸消毒，以杀灭餐巾上的病菌。

（六）工作台卫生

工作台是服务人员工作和存放饮料、酒水及其他所用物品的地方，要不定期地进行打扫，使工作台内外和存放的物品及用具保持整洁卫生。另外，还要有防蟑螂措施，防止蟑螂滋生和污染食具用品等。

（七）餐厅的室内空气卫生

室内空气污染状况常用的评价指标有空气细菌总数、一氧化碳、二氧化碳、可吸入颗粒物、甲醛。通风是清除室内污染物、改善微小气候和保证空气卫生质量的主要措施。通风一般采用三种方式：自然通风、机械通风和空调通风。无论采用哪种通风形式，都应提供新鲜空气和足够的通风量。

1. 自然通风

它是利用门窗进行通风。设置自然通风设备时，要注意建筑物之间的距离及当地主导风向。通风开口面积不应小于该餐厅地面面积的1/16。地处交通繁华地带的餐饮场所要避开高峰时间通风。

2. 机械通风

可采用排风、进风或二者混合的方式。借助机械通风可以阻止气味从一个房间飘到另外的房间，一般是利用风压差来达到目的。机械通风的进风口必须合理安排，防止把污浊的空气吸入室内。

3. 空调通风

即空气调节装置，是机械通风的高级形式，它利用机械通风、制冷、制热、除湿装置调节室内温湿度。空调可分为集中式和分散式两种。

①集中式：密封式建筑结构的餐厅可使用此类空调器。特点是噪声低，室内无噪声，夏季可去湿，冬季可加温加湿，能提供充足的、经过处理的新鲜空气，使之达到卫生标准，但造价及耗电量都较高。

②分散式：采用独立机组在房间内进行空气调节，运行时间由顾客自行调节，不受其他空调房间的影响。缺点是进风口空气过滤板经常积尘，细菌容易繁殖，直接破坏室内空气卫生质量，导致疾病传播。所以，空调器的过滤装置要定期清洗更换。在使用分

散式空调时，要适当增加新风量，特别是在冬季，尤其要注意补充各部的新鲜空气。

二、餐厅设施及用品的卫生要求

凡与食品直接接触的用具使用完毕后应先彻底洗涤，然后消毒，最后干燥放入橱柜中备用。

客人所用酒杯，一人一杯，不允许连续多人使用，也不允许只洗涤不消毒。洗涤消毒完毕后，要用干净无菌的软布擦拭，杯上不能留有水渍和手指印，有碍卫生和美观。

酒柜、酒具柜及其他用品柜要定期擦拭干净，可每周预防性擦拭消毒一次。贮藏室要经常保持干净，不能遗留糖渍、酒渍，以免引诱苍蝇或蟑螂等害虫。

三、餐饮前台服务的安全控制

餐饮生产经营的特殊性在于菜肴加工后直接面对顾客的过程，因此餐饮前台服务不仅应关注菜肴和服务质量，更应做好食品安全控制，提高顾客满意度。

（一）摆台卫生

摆台过程可根据经营范围类型确定操作流程和规范。需关注的食品安全重点如下。

摆台所需餐饮具、小毛巾等应经过清洗消毒，并放置在专用的保洁柜内。

摆台的时机应在清洁工作完成后，顾客就餐前1h内进行，超过1h应对餐具重新进行清洗消毒。

摆台时应注意防止交叉污染。服务人员在摆台前应洗手消毒，宜戴一次性手套操作。摆台拿餐具、酒具和茶具时，不要用手直接抓拿，要用托盘托拿。摆放口杯和酒具时应拿器皿的下1/3处，防止触及器皿上沿。不允许将手指直接伸入杯内拿取。不实行分餐制就餐的，餐桌上应摆放公用筷和公用匙，以供进餐者分菜使用，公用筷和公用匙要区别于就餐者的餐饮具。

（二）进餐前后的卫生服务

1. 餐巾服务

进餐前，当客人到齐后，服务人员给每个客人送餐巾一条。送餐巾是餐前卫生必不可少的。客人可用餐巾清除脸上、手上的灰尘，保持手的卫生。餐巾多采用柔软的全棉小方毛巾，冬季使用湿热餐巾，夏季使用湿冷餐巾。每次用完后要进行洗涤和消毒，保持餐巾的干净卫生。餐中如有手抓食品必须在送餐前先送餐巾，清理双手后，再上菜；菜吃完后，再次送餐巾，擦去手上和口中的油污，以保持个人卫生。餐后要向客人再送一次餐巾，让客人擦擦脸和手，清除面部和手上的油污，使客人保持个人的卫生。送餐巾必须每位顾客一条，用小盘盛装，用餐钳夹取，客人用毕后，服务人员应及时从餐桌上收回，并送准备间进行卫生处理。禁止一条餐巾多次或多人使用，以防传染病传播。

2. 传菜服务

菜肴烹制完成后，应及时送至餐桌。传递食品时，应做相应防护措施，可用盖子或保鲜膜覆盖。一般菜肴在备餐场所停留时间不应超过3min，对于大型宴会应控制在5min内完成传菜工作。传菜人员应佩戴工作帽防止头发等异物落入菜肴。

3. 自带食品处理

在前台服务中发现顾客有自带食品的，可要求顾客提供食品安全证明或出具食品安全承诺，并及时对自带食品进行留样和记录。

4. 餐后及时整理

整理时应将餐饮具、毛巾、烟缸等分开回收。

（三）上菜卫生服务

（1）上菜用托盘，既防止烫手，又卫生美观。不允许用手直接端拿菜盘或碗上菜，手指更不能接触食物。

（2）轻托时，所托物品要避开自己鼻口部位，也不可将所托物品置于胸前。重托时，端托姿势要正确，托举到位，不可将所托物品贴靠于自己的头颈部位。

（3）端托中需要讲话时，应将托盘托至身体的外侧，避开自己的正前位；不允许对着饭菜大声说话、咳嗽或打喷嚏，以防口腔、呼吸道飞沫污染菜肴和饭食。

（4）上菜要先向客人打招呼，并从客人左侧进行，防止汤水洒在顾客衣服上。

（5）分菜要在客人左侧进行，要用工具分菜，同时防止菜汤、菜渣掉在顾客身上。

（6）盘内或碗内的菜肴吃完后要及时撤去，并送餐具洗涤间进行洗涤消毒处理，不要把脏盘、脏碗堆放在另一餐桌而有碍卫生。

四、酒吧与酒会卫生

（一）调酒卫生

酒杯、量器、容器、搅拌机、摇酒器、挤汁水器、水果刀等调酒的用具必须清洁卫生，配酒前要进行消毒，并用清洁干布将器皿擦拭干净。

酒中加入的食用冰应清洁卫生，保持新鲜。冻冰所使用的水，必须符合《生活饮用水卫生标准》（GB 5749—2022）。

使用的新鲜水果要洗涤和消毒。切好片后待用的水果应及时置于冰箱内冷藏备用。

使用的配料应是卫生合格的产品，劣质配料会使酒变坏，味道变劣。

使用彩色冰所用的色素，应符合《食品安全国家标准 食品添加剂使用标准》（GB 2760—2024）的规定。

配制酒时要使用量器，按规定配方调配，不要随意添加酒和其他配料。

配制鸡尾酒使用的材料必须新鲜，且应该清洗消毒。

配好的鸡尾酒应立即滤入干净杯内待饮用，不要在杯内存放时间过长，以免影响口味和卫生。

（二）服务卫生

酒会是一种社会交往的传统形式，其形式有设座和不设座两种。由于客人们在酒会期间可在会场自由来去，随意走动，自由取用食品等，存在人员污染可能，所以要加强酒会的卫生管理，以保证酒会的卫生质量。

大型酒会可在餐厅或多功能厅举行。举行前应该用一长条桌把备餐和调酒区域隔开，长桌一侧是工作人员开酒、调酒和摆小吃的活动区，服务人员可在长桌另一侧为客人们提供取酒、食物等服务，并可防止客人不慎造成对酒具等的污染。

调酒师和服务人员要注意个人卫生，穿好工作衣，并戴好工作帽。工作服要求干净整洁，无污物和异味。

调制酒所用配料应优质、新鲜和干净卫生，以保证调制酒的质量。

应做好酒具的洗涤与消毒，服务人员给客人斟酒应用托盘托拿酒杯，不要随意用手抓酒杯，以防指印留在杯上。

酒会小吃应新鲜，符合安全要求，不要使用陈旧、有异味及其他不良滋味的食品。小吃应放在防蝇、防尘柜中，防止污染。服务人员给客人送小吃时，应将小吃放入干净托盘，托送到客人面前让客人自取食用。

不设座的酒会，应放一小圆桌，桌上应放有烟灰缸、牙签及其他用品备用。设座的酒会，桌上摆有餐纸、牙签、烟灰缸等卫生用品，桌面应保持干净。

酒会结束后应该完成酒吧的一切清洁工作，包括调酒台、酒具、桌的清洁，地面及环境的清洁，防止病菌滋生繁殖。

课后习题

一、填空题

1. 为防止交叉污染，没有实行分餐制就餐时，餐桌上应摆放_____，并区别于就餐者的餐饮具。
2. 摆放口杯和酒具时应拿器皿的下____处，防止触及器皿上沿。

二、简答题

1. 就餐餐厅的室内空气卫生如何保持洁净？
2. 简述服务员上菜卫生服务要求。

扫描二维码
获取判断题、
单选题

拓展阅读

扫描二维码
获取

第五章

餐饮食品原料及相关产品安全控制

学习
目标

1. 掌握餐饮食品原料采购索证制度。

2. 掌握各类餐饮食品原料的采购验收方法。

3. 掌握各类餐饮食品原料正确的贮存和保藏方法及食物防腐的措施。

4. 熟悉食品原料库房的管理方法。

5. 了解常用餐饮食品添加剂种类，掌握正确的使用方法。

学习
导览

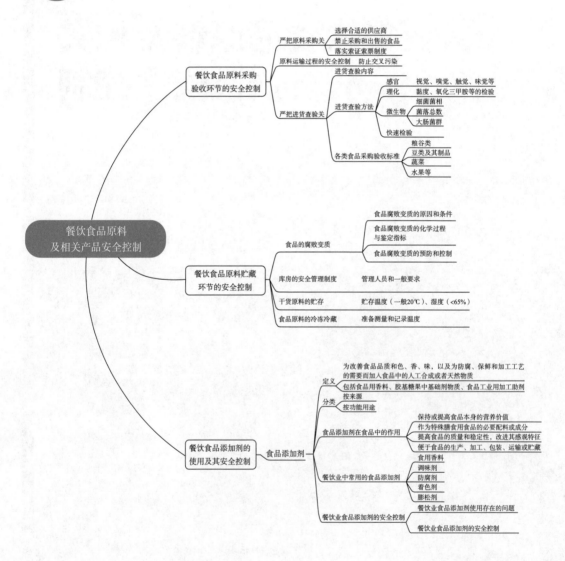

第一节
餐饮食品原料采购验收环节的安全控制

案例引入 ◎

　　某日晚18时50分，某市某区卫生监督所接到医院值班医生报告：有5人中午在某区一家常菜饭庄就餐后出现了头晕、恶心、呕吐、大汗、腹泻、瞳孔缩小等症状，怀疑有机磷食物中毒，正在医院救治。中毒患者临床表现：头晕、恶心、呕吐、大汗、腹泻、瞳孔缩小，生化检查胆碱酯酶活力降低，医院对中毒患者等3名病人血液、胃液进行检测均检测出甲拌磷，专家结合医院临床体征及检测结果确认3名病人系农药甲拌磷中毒。经流行病学调查，可排除外吸入或经皮肤吸收的侵入途径，最大可能为食物所致。

　　监督员对发生事故的家常菜饭庄进行了监督检查，该饭庄证照齐全，被检查的工作人员均持有有效的健康证。操作间环境卫生一般，冰柜内有生乳羊6只，现场未发现有机磷农药。据烤乳羊的厨师介绍，当日共制作了3只烤乳羊。加工工序为化冻→焯水→卤制→炸制→出品摆形五道工序。只有炸制与出品摆形两道工序为每只羊单独加工，前三道工序为三只羊均在一个锅或池内加工。经过多道工序加工，基本上保障了加热温度。

　　该市疾病预防控制中心对送检的3瓶白酒、2个空酒瓶进行检测，检验结果均为阴性，排除白酒被甲拌磷污染的可能。在送检的菜肴（剩余饭菜）中，西域烤乳羊检测出甲拌磷（69.87mg/kg），参照《食品安全国家标准 食品中农药最大残留量》（GB 2763—2021）中的小麦、高粱、花生、花生油、棉籽的甲拌磷最高检出值应低于0.1mg/kg，已超过近700倍，确定导致中毒的食品为餐饮单位的供餐烤乳羊所致。对餐馆中剩余的6只冻乳羊进行了检测，结果均为阳性，含量不等，最高者为0.25mg/kg，最低者为0.018mg/kg。通过对中毒食品溯源调查发现，餐馆采购的原料供应商是无照个体流动商贩，货源不明。

　　这是一个由于原料采购不当所致食物中毒的典型案例。该餐饮经营单位在提供餐饮服务的过程中，饭庄和工作人员证照、操作环境卫生以及从业人员餐饮食品加工操作都没有造成食物中毒事件的隐患，却恰恰忽略了采购验收这个关键环节，导致不合格的原料进入后厨。

　　本案例中毒原因是农药污染羊肉，在我国当前实际生活中，由于农牧业农药、兽药不合理施用导致食物中残留量超标的现象屡见不鲜，也

烹饪原料的
管理

备受国家和消费者的重视。对于这类含有化学污染物的原料，采购人员在采购验收的时候光凭经验和感官检查往往很难分辨，只有依靠建立健全采购索证制度，选择政府监管部门许可经营销售的供应商，选择经由国家检验检疫机构检验合格的食物，做好相应的采购验收工作，才能保障原料的安全可靠，从而避免此类事件的发生。

一、严把原料采购关

（一）选择合适的供应商

1. 证照齐全，票证完整

餐饮服务提供者应当到证照齐全的食品生产经营单位或批发市场采购，并应当索取、留存有供货方盖章（或签字）的购物凭证。购物凭证应当包括供货方名称、产品名称、产品数量、送货或购买日期等内容。

2. 招标选定，合同管理

餐饮服务提供者长期或大量使用的原料应建立固定的供应商，应当与供应商签订包括保证食品安全内容的采购供应合同。

3. 定期检查，诚实守信

每年至少一次对原料供应商的食品安全管理状况进行全面现场检查，或者委托第三方机构进行专业稽核评估，必要时可抽取所供应的食品送有检验检测机构资质认定（CMA）的食品检测实验室进行检验。

供应商应具有良好的食品安全信誉，餐饮服务提供者可通过询问行业内其他企业以证实。有条件的企业，可定期检查供货商，或抽取原料样品进行实验室检验。也可进行实地的供方考核，包括供货商的食品安全设施设备、加工流程、布局、运输、管理体系等。

（二）禁止采购和出售的食品

国家禁止经营的食品原辅料含有严重危害健康的有害因素，不得采购和出售违禁食品原辅料。

主要禁止采购食品品种包括：河豚及制品（包括“巴鱼”和河豚干）；毛蚶、泥蚶、魁蚶等蚶类；死的黄鳝、甲鱼、乌龟、河蟹、蟛蜞、螯虾和死的贝壳类水产品；炝虾、织纹螺、一矾和二矾海蜇；5至10月禁止采购供应醉蟹、醉虾、醉蟛蜞、咸蟹等（餐饮服务提供者现场自行加工的全年禁止）；各种感官异常，或经营、运输卫生条件差的食品；非食用物质以及非药食同源的中药材；亚硝酸盐等。

餐饮企业制作、销售食品时，不得有下列行为：使用变质的、被污染的，或者可能对人体健康有害的原料制作食品；使用非食品原料，或者加入非食品用化学物质制作食品；在食品中加入药物，但按照传统既是食品又是药品的药物作为原料、调料或者营养强化剂的除外；使用国家或者地方重点保护野生动物及其产品制作食品；其他法律法规禁止的行为。

餐饮服务提供者不得出售下列食品：有毒、有害的食品；掺杂、使假、以假充真、以次充好的食品；应当检验、检疫而未检验、检疫的食品或者检验、检疫不合格的食品；过期、失效、变质的食品；不符合强制性国家标准或行业标准的食品。

（三）落实索证索票制度

1. 索证索票制度的概念及意义

根据《餐饮服务食品采购索证索票管理规定》定义，所谓"索证索票"，指餐饮业经营者在采购食品、食品添加剂及食品相关产品时，查验产品是否符合相关食品安全法规或标准要求，查验供货产品合格证明并索取购物凭证的行为。索证的最终目的在于保障食品安全，不仅保护消费者健康、维护餐饮业的经济利益，更是餐饮业的法律义务和监管部门的执法依据。

2. 索证索票制度的内容

餐饮服务提供者应按照对采购的食品、食品添加剂、营养强化剂类、食品相关产品（食品容器、包装材料、食品洗消用品等）和集中消毒企业供应的餐饮具开展索证索票、进货查验和采购记录，不得采购没有相关许可证、营业执照、产品合格证明文件、动物产品检疫合格证明等证明材料的食品、食品添加剂及食品相关产品。

（1）从食品生产者采购食品的，查验其食品生产许可证和产品合格证明文件等；采购食品添加剂、食品相关产品的，查验其营业执照和产品合格证明文件等。

（2）从食品销售者（商场、超市、便利店等）采购食品的，查验其食品经营许可证等；采购食品添加剂、食品相关产品的，查验其营业执照等。

（3）从食用农产品个体生产者直接采购食用农产品的，查验其有效身份证明。

（4）从食用农产品生产企业和农民专业合作经济组织采购食用农产品的，查验其社会信用代码和承诺达标合格证或其他产品质量合格凭证。

（5）从集中交易市场采购食用农产品的，索取并留存市场管理部门或经营者加盖公章（或负责人签字）的购货凭证。

（6）采购畜禽肉类的，还应查验动物产品检疫合格证明；采购猪肉的，还应查验肉品品质检验合格证明。

（7）批量采购进口食品、食品添加剂：索取口岸就进口食品法定检验机构出具的与所购食品、食品添加剂相同批次的食品检验合格证明的复印件。所购食品为鲜（冻）畜禽肉时，还应当索取进口检疫机构出具的卫生检疫合格证。

（8）集中消毒的餐饮具应当查验、索取并留存集中消毒企业盖章（或签字）的营业执照复印件、盖章的批次出厂检验报告（或复印件）。保存期限不应少于消毒餐（饮）具使用期限到期后6个月。

（9）实行统一配送经营方式的，可以由企业总部统一开展索证和查验工作，留存每笔购物或送货凭证。各门店能及时查询、获取相关证明文件复印件或凭证。

（10）需要特殊批准的产品，如保健食品、新资源食品、绿色食品、无公害食品等，还需要索取批准机关的批准证书或其他相关证明文件。

（11）合作服务商资质管理　虫害服务商资质包括营业执照、虫害服务资质证明、合同、每次消杀服务报告。废弃物（油脂）回收管理的相关资质参照当地政府要求，由公司食品安全部门负责管理。

3. 查验文件具体信息

（1）查验证明文件的有效性。

①索取的《食品生产许可证》《食品经营许可证》《工商营业执照》和产品批准证书等应在有效年度内。

②索取的许可证所载明的生产或经营企业的名称应与所购食品包装标签或供货合同上的相同；所购买的食品应在许可证准许生产或经营的品种范围内。

③索取的检验合格证明或化验单上的食品名称、批号或生产日期应与所购食品包装标签、供货合同或商品发货票上的相同。

④检验合格证明或化验单上注明所使用的执行标准和检验方法应与所购食品相关现行标准一致。

（2）查验证明文件的合法性。

①出具检验合格证或化验单的检验机构应是有出证资格的单位，具有出证资质的检验机构的化验单上应有"MAC"字样。

②所有文件都加盖了合法有效的公章或检验专用章，如检验单位章、检疫章等。

③各类文件无涂改、伪造。

（3）其他注意事项。

①化验单或检验合格证必须是购进产品同批次样品的检验结果，不能以一个批次的化验单或检验合格证代替其他批次的产品。所以，应该是每批必检验，每批必索证，每批必查验。

②化验单或检验合格证应当标明供货方或生产者名称、品名、生产日期、批号、检验时所依据的食品卫生标准、检验的指标及检验结果，盖有检验单位公章。

③检验时间应在产品保质期内。

④按照现行食品安全国家标准或地方标准、行业标准、企业标准对该食品检验项目的检验结果进行查验。食品安全国家标准是企业必须执行的标准，在没有食品安全国家标准时，可使用食品安全地方标准；在没有食品安全国家标准，也没有食品安全地方标准时，可使用食品安全行业标准的指标；如无前述各类标准时，也可使用已经备案的企业标准。

4. 索证索票制度的其他要求

（1）索证索票情况报送　餐饮食品安全监管部门按照规定应对餐饮业经营者食品索证情况进行监督检查，因此部分监管部门要求食品的采购方应定期报送"采购食品索证登记表"，而食品安全监督机构则定期或不定期地对各单位的索证情况进行监督检查，对于违反规定的单位依法予以处罚。凡与登记表不符或伪造化验结果的，一是责令立即停售，限期索证。二是对该批食品进行抽样检验，检验合格取得"检验合格证"后方可继续销售经营。

（2）复检　凡有下列情况之一的，食品的采购单位可以请有检验资格的机构对采购食品的卫生指标进行复检。

①无同批次食品检验合格证或者化验单。

②化验单中的检验项目未按食品安全标准规定的检验项目进行检验。

③检验合格证或者化验单被涂改。

④伪造检验合格证或者化验单。

（3）索证索票保存期限　食品生产企业应当建立食品原料、食品添加剂、食品相关产品采购记录制度，如实记录食品原料、食品添加剂、食品相关产品的名称、规格、数量、生产日期或者生产批号、保质期、进货日期以及供货者名称、地址、联系方式等内容，并保存相关凭证。餐饮服务提供者应对所采购原料的采购记录按进货日期或食品种类整理成册，分类保存，保存期限不得少于产品保质期满后6个月。如果没有明确保质期的，保存期限不得少于2年。

二、原料运输过程的安全控制

（一）食品运输工具设施设备要求

食品贮存、运输有温度、湿度等控制要求的，比如，盒饭、桶饭、大中型自助餐会议餐配送食品等，应当配置保温、冷藏或冷冻等设备设施，并保持有效运行。餐饮服务提供者委托贮存、运输食品的，双方应当签订书面协议，明确双方在食品安全方面的权利和义务；受委托从事食品贮存、运输的，应当按照有关规定查验并留存委托方身份证明、食品生产经营许可证、营业执照复印件、合格证明文件、检验检疫证明等材料。

（二）防止运输过程中交叉污染

应当加强食品贮存、运输过程的管理，保证食品贮存、运输条件满足食品安全要求；在贮存、运输过程中不得非法添加非食用化学物质和其他可能危害人体健康的物质，不得超范围、超限量使用食品添加剂；在食品离开贮存位置后的扳倒装卸作业时包装物和食品不能二次落地；要定期对包装物和运输车辆进行消毒处理；运输过程中，做好防尘、防水，食品与非食品、不同类型的食品原料（动物性食品、植物性食品、水产品，下同）应分隔，食品包装完整、清洁，防止食品受到污染。

（三）企业内部运输与暂存要求

食品贮存、运输应当建立记录制度，保障贮存、运输过程可追溯。县级以上人民政府有关部门及行业协会应当采取有效措施引导和支持食品冷链运输。

三、严把进货查验关

为保证餐饮原料的质量安全，餐饮生产经营单位除通过合理科学的供方评定选择合格的供应商和依法建立索证制度之外，还有一个重要的控制措施则是对需要采购的食品进行一般卫生状况的验收，从法律定义的范畴来看，这实际上也是索证制度中比较重要的内容（即查验）之一。

（一）进货查验内容

1. 是否为禁购食品

检查采购的食品中是否有法律法规明确禁止采购的食品。同时还应注意发芽的马铃薯、鲜黄花菜、野蘑菇等也可列为禁购食品。

2. 随货证明文件查验

许可证、营业执照应检查其单位名称、许可经营范围及有效期。产品合格证明应检查是否为该批食品、应用的标准及各项指标是否符合国家的标准要求。购物凭证应检查是否与所购食品的品种、数量相符。进口产品能够提供每批次出入境检验检疫（CIQ）报告及合格证明并具有中文标签。

3. 外观检查

预包装食品的包装完整、清洁、无破损，标识与内容物一致。

食品标签标识符合相关要求；冷冻食品无解冻后再次冷冻情形；具有正常的感官性状；食品标签标识符合相关要求；食品在保质期内。

4. 温度查验

采购需要冷藏或冷冻运输的食品，应冷链运输。餐饮服务提供者应使用食品的中心温度计，测量食品的中心温度。冷藏食品表面温度与标签标识的温度要求不得超过+3℃，冷冻食品表面温度不宜高于-9℃。冷冻、冷藏食品在常温下逗留时间应不超过半小时，冷冻食品应保持冻结状态，验收后及时进入冷库（冰箱）。

采购食品原辅料台账要齐全，如发生问题，便于追溯和查找原因。进货查验记录和供应商有关证照要保存2年。进货查验记录主要内容：产品名称、进货时间、规格、数量、生产批号（日期）、保质期等；供应商名称及联系方式；产品合格证书等随货证明文件；自检或委检情况、记录人等（表5-1）。

表5-1 进货查验记录表

产品名称	进货时间	规格	数量	生产单位	地址及联系方式	生产批号或日期	产品保质期	供应商	地址及联系方式

随货证明文件查验							自检或委检情况	记录人	备注
许可证（如有）	营业执照（如有）	购货凭证	该批产品检验报告	其他合格证明（如有）	外观检查	温度检查（如需）			

（二）进货查验方法

目前我国尚缺乏专门适用于餐饮行业的采购质量标准，可参考现有的食品卫生质量检验标准，从感官、理化和微生物三方面进行质量检验和食品安全控制，其中在餐饮行业应用最为广泛的是感官检验、理化快速检验和微生物快速检验。

1. 感官检验

感官检验是利用人的感觉器官，即视觉、嗅觉、触觉及味觉对食品的色、香、味和外观形态进行综合鉴别和评价，它是鉴定食品质量优劣，尤其是食品腐败变质的简便、快速和比较准确的方法。我国的食品安全标准或其他质量标准中对各种食品规定了感官检验项目及其相应的要求。

（1）视觉检验　即以肉眼观察，在感官检验中，视觉检验是最常用的方法，几乎所有食品的感官检验都离不开视觉检验。

视觉检验的重点是观察食品的形态与色泽，一般食品质量好时，带有其特有的颜色、光泽和透明度，随着食品的腐败变质，其颜色、光泽、形态和透明度也发生着相应变化。此外应观察食品包装是否完整无损，标签商标是否与内容相符。通过观察食品表面有无霉斑、虫蛀、异物等来判断食品的新鲜程度。

注意视觉检验不宜在灯光下进行，最好在自然、充足的日光下进行。灯光会给食品造成假象，带来视觉错觉。

（2）嗅觉检验　以嗅觉检验食品的气味。嗅觉检验是感官检验中灵敏度最高的方法，其灵敏度甚至高于某些仪器和理化检验。如鱼、肉蛋白质的最初分解和油脂的早期酸败，其理化指标变化不大，但敏感的嗅觉可以察觉到特有的氨味和哈喇味。

在鉴别食品时，液态食品可滴在清洁的手掌上摩擦，以增加气味的挥发；鉴别畜肉等大块食品时，可将一把尖刀稍微加热后刺入深部，拔出后立即嗅闻气味。

注意进行嗅觉检验应按轻气味到浓气味的顺序进行，持续时间不能过长，以免因嗅觉适应，灵敏度降低。

（3）触觉检验　主要通过手的触、摸、捏、搓等动作，对食品的轻重、冷热、软硬、脆韧、弹性、黏稠度、紧密程度、滑腻程度等性质的描述，检查食品的组织状态、新鲜程度、有无吸潮硬结或龟裂崩解现象。

（4）味觉检验　通常在视觉检验、嗅觉检验基本正常的情况下进行的品评食物应有的滋味等。检验时取少量被检食品放入口中，细心品尝，然后吐出，用温水漱口。若连续检验几种样品时，应由淡到浓，且每品尝一种样品后都要用温水漱口，以减少相互影响。

注意人体味蕾的灵敏度与食品的温度有密切关系，在味觉检验时，最好使食品处于20~45℃，以免温度的变化增强或减低对味觉器官的刺激。味觉检验前不要吸烟或吃刺激性较强的食物，以免降低感觉器官的灵敏度。

2. 理化检验

理化检验是指对食品及化学性污染物进行定性鉴定和定量测定，一般要求在实验室借助各种分析仪器、试剂等对食品的物理指标和化学指标进行分析检验，并与国家有关食品质量标准比较，以此确定其营养卫生质量。国家标准对餐饮业食品与原辅料、餐饮具等的重点检测项目规定中涉及的主要理化检测项目是蛋白质、食品添加剂、重金属、黄曲霉毒素等的含量。比如表征鱼虾等肉类蛋白腐败的指标，如挥发性盐基总氮（TVBN）、三甲胺、组胺等，油脂的品质指标如过氧化值和酸价等。

3. 微生物检验

微生物检验是在实验室条件下对食品中微生物进行培养观察、分类计数等检验。在食品的细菌污染中，评价食品卫生质量的细菌学指标如下。

（1）细菌菌相　食品中的细菌菌相系指存在于食品中的细菌种类及相对数量两者而言。食品中相对数量较大的细菌称为优势菌种；食品在细菌作用下所发生变化的程度及特征，主要取决于菌相，特别是优势菌种。由于食品中的细菌菌相及其优势菌种不同，食品的腐败变质也具有相应的变化特征。

食品中的沙门菌、大肠杆菌O157：H7、单核细胞增生李斯特菌常作为食源性致病菌的代表，能反映一个地区食品微生物污染的状况。

（2）菌落总数　食品中菌落总数反映食品每克、每毫升或每平方厘米面积上的细菌数量。即在严格规定的条件下，使对这些条件适应的每一个活菌细胞必须而且只能生成一个靠肉眼可以看见的菌落，所得到的结果，即以样品单位质量（g）、体积（mL）或表面积（cm^2）内的菌落总数来表示。

从食品安全角度来讲，食品中菌落总数有以下两方面意义：一是作为食品被细菌污染的程度，或是食品的清洁状态的标志。二是可用来预测食品的耐存放程度或期限。细菌数在100万~1000万个/g的食品，可能会引起食物中毒。

（3）大肠菌群　大肠菌群来自人与温血动物的粪便，可直接或间接污染食品。食品中该类细菌数量越多，表示被粪便污染的程度越严重，同时也说明有被肠道致病菌如伤寒杆菌、痢疾杆菌等污染的可能。

菌落总数、大肠菌群已被许多国家用作食品生产质量鉴定的指标。我国目前的国家标准对很多食品如冷饮食品、熟肉制品、牛乳及乳制品等均规定了相应的检测项目，也是对餐饮业食品与原辅料、餐饮具等进行微生物检验的主要指标。

4. 快速检验

快速检验是指包括样品制备在内，能够在短时间内出具检测结果的行为，包括理化快速检验和微生物快速检验，目前在食品安全监管部门对餐饮经营单位进行日常的现场监督时应用较多。在进行原料采购验收时餐饮经营单位可以借鉴，作为企业内部监管的手段之一。

快速检验的反应原理与实验室理化检验、实验室微生物检验基本相同，但反应的载体和介质不同，如大肠菌群快速检测法、将培养基固化在试剂盒中的速测盒法等。快速检验可以大幅缩短检验周期，简化操作程序。《食品安全法》规定县级以上人民政府食品安全监督管理部门在食品安全监督管理工作中可以采用国家规定的快速检验方法对食品进行抽查检测。对抽查检测结果表明可能不符合食品安全标准的食品，应当依照《食品安全法》的规定进行检验。抽查检测结果确定有关食品不符合食品安全标准的，可以作为行政处罚的依据。

为保证餐饮原料的质量安全，餐饮经营单位在原料采购验收时应根据不同种类食品的特性选择适宜的检验方法（表5-2），以感官检验为主，结合其他检验方法对食品的安全性作出全面、准确的评价。

表5-2　餐饮食品安全快速检测参考方法汇总一览表

序号	方法名称	检测类型和技术指标
一、食品加工关键环节快速检测项目		
1	食品中心温度、炸煎油温度的随时监控	中心温度计：300℃
2	食品运输、保存环境温度的随时监控	手持式瞬间测温仪
3	食品运输、保存环境温度的随时监控	手持式湿度测量仪
4	食品加工消毒间消毒灯具的快速检测	新灯管≥90μW/cm^2，使用中的灯管≥70μW/cm^2
5	消毒液有效氯的快速测定	试纸显色半定量：线性范围10～2000mg/kg
6	食品加工器具、容器洁净度的快速检测	判定：洁净、边缘、不洁净、重度不洁净
二、真菌、检测项毒素类快速检测项目		
7	黄曲霉毒素B$_1$的快速检测	ELISA试剂盒定量：检出限0.2ng/mL
8	玉米赤霉烯酮的快速检测	ELISA试剂盒定量：检出限2.0ng/mL
9	河豚毒素的快速检测	ELISA试剂盒定量：检出限5.0ng/mL
10	呕吐毒素的快速检测	胶体金速测卡定性：检出限100μg/L
三、微生物致病菌检测项目		
11	细菌总数的测试片检测	测试片计数检测
12	大肠菌群大肠杆菌的测试片检测（ECC）	测试片计数检测
13	沙门菌的测试片检测	测试片计数检测
14	副溶血性弧菌的测试片检测	测试片计数检测

（三）各类食品采购验收标准

1. 粮谷类的采购验收

（1）索证要求　索证核查时应重点核查产品检验报告以下指标。

①大米。黄曲霉毒素B$_1$、镉、无机砷等。

②玉米及玉米粉。黄曲霉毒素B$_1$、脱氧雪腐镰刀菌烯醇（又称呕吐毒素，DON）、镉等。

③面粉及挂面。DON、镉、无机砷、溴酸钾等。

（2）感官检验　按照《食品安全国家标准 粮食》（GB 2715—2016）规定，成品粮应具有正常粮食的色泽、气味，清洁卫生。热损伤率≤0.5%，霉变粒≤2%。其检验方法如下。

①色泽。在显色的样品盘或黑纸上，薄薄地均摊一层粮食类食品样品，在散射光线下仔细察看其色泽，如有标准样品加以对照效果更好，也可采用同一经销单位不同品种加以比较。

②组织状态。对于面粉，仔细观察有无发霉、结块、生虫及杂质等，然后用手捻捏，以试手感。良质面粉呈细粉末状，不含杂质，手指捻捏时无粗粒感。无虫子和结块，置于手中紧捏后放开不成团。

③滋味。新鲜优良的粮食类食品具有该品种所固有的滋味，无异味、陈化味。粮食类食品最容易产生霉味、酸味、苦味等。

④气味。取少许试样放在手掌中，用哈气的方法提高试样的温度，然后立即嗅其气味；或取少量样品粉碎后放入盛有60～70℃温水的容器中，盖上盖子。经2min后把水倾出，立即嗅其气味。霉臭味、酸臭味是粮食类食品变质的特征性气味。

⑤杂质。当粮食类食品中混有砂石、煤渣、谷壳、秸秆等杂质时，放在嘴里就会产生牙碜的感觉。鉴别时，可与滋味的鉴别同时进行，即用臼齿慢慢摩擦试样来判定牙碜的程度。

各种不同品质成品粮的感官检验见表5-3至表5-6。

表5-3　大米的感官检验

项目	合格	不合格
色泽	呈清白色或精白色，具有光泽，半透明状	霉变的米粒色泽差，表面呈绿色、黄色、灰褐色、黑色
外观	大小均匀，坚实丰满，粒面光滑完整，少有碎米、爆腰（米粒上有裂纹）、腹白（米粒上乳白色不透明部分叫腹白），无虫，不含杂质	有结块、发霉现象，表面可见霉菌丝，组织疏松
气味	具有正常的香气，无其他异味	有霉变气味、酸臭味、腐败味及其他异味
滋味	味佳，微甜，无任何异味	有酸味、苦味及其他不良滋味

表5-4　面粉的感官检验

项目	合格	不合格
色泽	呈白色或微黄色，不发暗，无杂质	呈灰白或深黄色，发暗，色泽不均
外观	呈细粉末状，不含杂质，手指捻捏时无粗粒感、无虫子和结块，置于手中紧捏后放开不成团	面粉吸湿后霉变，有结块或手捏成团

续表

项目	合格	不合格
气味	具有正常的香气，无其他异味	有霉臭味、酸味、煤油味以及其他异味
滋味	味道可口，淡而微甜。无发酸、刺喉、发苦、发甜以及其他异味，咀嚼无砂声	有苦味、酸味、发甜或其他异味，有刺喉感

表5-5　玉米的感官检验

项目	合格	不合格
色泽	具有各种玉米的正常颜色，色泽鲜艳，有光泽	颜色灰暗无光泽，胚部有黄色或绿色、黑色的菌丝
外观	颗粒饱满完整、均匀一致，质地紧密，无杂物	有多量生芽粒、虫蚀粒或发霉变质粒，质地疏松
气味	具有玉米固有的气味，无任何其他异味	有霉味、腐败变质味或其他不良异味
滋味	具有玉米固有的滋味，微甜	有酸味、苦味、辛辣味等不良滋味

表5-6　挂面的感官检验

项目	一级	二级	三级
色泽	粗细均匀，光滑整齐，形态良好	粗细较均匀，较光滑整齐，形态较好	粗细不均匀，光滑整齐度差，形态差
外观	正常，均匀一致	正常，均匀一致	正常，均匀一致
气味	正常，无酸味、霉味及其他异味	正常，无酸味、霉味及其他异味	正常，无酸味、霉味及其他异味
烹调后感官性状	煮熟后汤色清，口感不黏，无牙碜，无断条	煮熟后汤色较清，口感不黏，无牙碜，柔软爽口，无明显断条	煮熟后汤色稍浑，口感不黏，无牙碜，柔软爽口，有少量断条

2. 豆类及其制品的采购验收

豆制品可分为非发酵性豆制品和发酵性豆制品。

（1）索证要求　索证应对照《食品安全国家标准 面筋制品》（GB 2711—2014）和《食品安全国家标准 豆制品》（GB 2712—2014）规定，重点核查产品检验报告中铅、菌落总数（不包括干燥豆制品）、大肠菌群（不包括干燥豆制品）、黄曲霉毒素B_1等指标。

（2）感官检验。

①《食品安全国家标准 面筋制品》（GB 2711—2014）和《食品安全国家标准 豆制品》（GB 2712—2014）规定的感官要求，各类非发酵性豆制品及面筋应具有本品种的正常色、香、味和质地，无异味，无杂质，无霉变。

②豆制品感官检验方法。首先观察色泽有无改变，然后手摸有无发黏的感觉以及发

黏程度。同时，应注意鉴别气味和滋味。不同品种的豆制品具有本身特有的气味和滋味。一旦豆制品变质，气味和滋味都会发生变化，即可通过鼻和嘴感觉到。所以，感官鉴别豆制品时，应注意鼻嗅和品尝。

③各种豆制品的感官鉴别。

非发酵性豆制品的感官检验见表5-7至表5-10。

表 5-7　豆腐的感官检验

项目	合格	不合格
色泽	呈均匀的乳白色或淡黄色、稍有光泽	呈深灰色、深黄色或者红褐色
组织状态	块形完整，软硬适度、有一定的弹性，质地细嫩，结构均匀，无杂质	块形不完整，组织结构粗糙而松散，触之不易碎，无弹性，有杂质，表面发黏，用水冲后仍黏手
气味	具有豆腐特有的香味	有豆腥味、馊味等不良气味或其他外来气味
滋味	口感细腻鲜嫩，味道纯正清香	有酸味、苦味、涩味等不良滋味

表 5-8　豆腐干的感官检验

项目	合格	不合格
色泽	呈乳白色或淡黄色、有光泽	呈棕黄色略微发红或发绿，无光泽或光泽不均匀
组织状态	质地细腻，边角整齐，有一定的弹性，切开处挤压不出水，无杂质	质地粗糙无弹性，表面称沿，切开时黏刀，切口挤压时有水流出
气味	具有豆腐干特有的清香味	有馊味、腐臭味等不良气味
滋味	滋味纯正，咸淡适口	有酸味、苦味、涩味等不良滋味

表 5-9　豆腐皮的感官检验

项目	合格	不合格
色泽	呈乳白色或淡黄色、有光泽	颜色灰暗而无光泽
组织状态	组织结构紧密细腻，富有韧性，软硬适度，厚薄度均匀一致，不黏手，无杂质	组织结构杂乱，无韧性，表面发黏起糊，摸之黏手
气味	具有豆腐皮特有的清香味	有馊味、腐臭味等不良气味
滋味	豆腐皮固有的滋味，微咸	有酸味、苦味、涩味等不良滋味

表 5-10　其他豆制品的感官检验

品名	良质	次质	变质
千张（百页）	无缸底石膏脚	不成整张，表面稍发黏	黏滑，有酸臭味

续表

品名	良质	次质	变质
油豆腐	皮薄软，不实心，黄橙发亮	表面色暗，中心较硬	哈喇味，滑黏
豆腐衣	不破碎，揭得开，有光泽，柔软，无霉点	破碎，色泽较暗，有轻度异味	严重霉变，有霉味
素肠	不出水，表面光洁坚韧	质不坚韧，表面稍发黏，但无异味	发黏，有酸馊味
素鸡	切口光亮，无裂缝，无破皮，无碱味	切口可见较多裂缝，有碱味，质松碎	表面发黏，有严重酸臭味

发酵性豆制品感官鉴别如下。

豆豉：豆豉应豆粒饱满、干燥、色泽乌亮，香味浓郁，甜中带鲜，咸淡适口，中心无白点，无霉腐气味以及其他异味。

各种腐乳的感官检验见表5-11。

表5-11 不同品质腐乳的感官检验

项目	合格	不合格
色泽	红腐乳：表面鲜红或紫红色，断面为杏黄色 白腐乳：颜色表里一致，为乳黄色、淡黄色或清白色 青腐乳：表里呈青色或豆青色 酱腐乳：表面和内部颜色基本一致，具有自然生成的红褐色或棕褐色 花色腐乳：各具其相应特色的颜色	色调灰暗、无光泽，有黑色或绿色斑点
组织状态	块形整齐均匀，质地细腻，无霉斑及杂质	质地稀松或变硬板结，有蛆虫，有霉变现象
气味	具有各品种腐乳特有的香味或特殊气味	有腐臭味、霉味或其他不良气味
滋味	滋味鲜美，鲜咸适口，无任何其他异味	有酸味、苦味、涩味等不良滋味

3. 蔬菜的采购验收

我国蔬菜品种繁多，按照蔬菜食用部分的器官形态，可以将经常食用的蔬菜分为根菜类、茎菜类、叶菜类、花菜类、果菜类和食用菌类六大类。

（1）索证要求 大批量购进或长时间从某一蔬菜种植基地购进时，应向供应商索取能证明蔬菜食用安全的有关文件。有助于证明蔬菜食用安全的文件主要包括：①农业生产主管部门颁发的农业种植示范区证书；②无公害食品或绿色食品证书；③蔬菜种植者有关合理使用农药的内部管理制度等；④该批蔬菜的农药、污染物残留量检测报告，重点核查的指标包括高、中毒农药残留指标。

（2）感官检验 主要观察蔬菜的色泽、气味、滋味和形态。优质蔬菜鲜嫩，无黄叶，无伤痕，无病虫害，无烂斑。次质蔬菜梗硬，老叶多，枯黄，有少量病虫害、烂斑和空心，挑选后可食用。变质蔬菜严重腐烂，呈腐臭气味，亚硝酸盐含量增多，有毒或严重虫蛀、空心，不可食用。

①色泽。各种蔬菜都应具有该品种固有的颜色，新鲜蔬菜大多有发亮的光泽，这说明蔬菜有较好的成熟度及鲜嫩程度。除杂交品种外，如发现蔬菜色泽异常，说明蔬菜存在一定的卫生或其他质量问题。

②气味。多数新鲜蔬菜具有清香、辛香气味，无腐烂变质味和其他异常气味。

③滋味。多数新鲜蔬菜滋味甘淡、甜酸，清爽鲜美，少数具有辛酸、苦涩等特殊滋味。如失去本品种原有的滋味即为异常，但改良品种除外。

④形态。各种蔬菜品种均应具有该品种所特有的植物学形态特征。当蔬菜鲜度下降或发生病变、虫害、损伤时，就会出现萎蔫、枯塌等异常。所以，蔬菜的形态也是鉴别蔬菜新鲜度及品质的重要方法之一。

（3）几种特殊蔬菜的感官检验。

①马铃薯。应以皮薄、体大、表面光滑，芽眼浅，肉质细密者为佳。勿选择青皮、发芽的马铃薯。

②黄花菜。又叫金针菜。鲜黄花菜含有一定的有毒物质秋水仙碱，故黄花菜一般多经干制后上市供应，感官检验见表5-12。

③豆芽。不同品质豆芽的感官检验见表5-13。

表 5-12 干制黄花菜的感官检验

项目	合格	不合格
外观	颜色金黄而有光泽，花条身紧、挺拔、均匀、粗而长，无霉烂和虫蛀，无杂质，无青条（即色青黄或暗绿），无油条（即花体发黑、发黏），开花率不超过10%	色深褐，条身短而卷缩不匀，无光泽，有霉烂和（或）虫蛀，有杂质，有青条或油条，开花率超过10%
气味	有爽快的清香味，无异味	有烟熏味或霉味
手感	抓一把黄花菜捏成团，手感柔软而有弹性，松手后每根黄花菜很快自然伸展	质硬易断，多系变质劣质品加工而成

表 5-13 不同品质豆芽的感官检验

项目	良质	劣质
色泽	颜色洁白，根部显白色或淡褐色，头部显淡黄色，色泽鲜艳有光泽	色泽发暗，根部呈棕褐色或黑色，无光泽
形态	芽身挺直，长短合适，芽脚不软，组织结构脆嫩，无烂根、烂尖现象	枯萎或霉烂

续表

项目	良质	劣质
气味	具有豆芽固有的鲜嫩气味，无异味	有腐败味、酸臭味、农药味、化肥味及其他不良气味
滋味	豆芽固有的滋味	有苦味、涩味、酸味及其他不良滋味

4. 水果的采购验收

水果是对部分可以食用的植物果实和种子的统称，随着人们的生活水平和健康意识的提高，水果越来越多地摆上了餐桌，常见的餐桌水果有苹果、梨、柑橘、葡萄、香蕉、西瓜、哈密瓜、菠萝等。

（1）索证要求　应符合的食品安全国家标准及主要指标。农药残留应符合《食品安全国家标准 食品中农药最大残留限量》（GB 2763—2021）的规定，环境污染物限量应符合《食品安全国家标准 食品中污染物限量》（GB 2762—2022）的规定，真菌毒素限量应符合《食品安全国家标准 食品中真菌毒素限量》（GB 2761—2017）的规定，使用保鲜剂、防腐剂及其他食品添加剂应符合《食品安全国家标准 食品添加剂使用标准》（GB 2760—2024）的规定。

（2）感官检验　新鲜优质水果的表皮色泽光亮，果体洁净，成熟度适宜；肉质鲜嫩、清脆，具有固有的清香味；已成熟的水果还具有水分饱满和该品种固有的一切特征。次质水果一般都表皮较干，不够光泽丰满；肉质鲜嫩程度较差，清香味较淡，略有小烂斑点，有少量虫伤。劣质水果无论干鲜，几乎都具有严重腐烂、虫蛀、发苦等现象，不可食用。

新鲜水果的感官检验方法主要是目测、鼻嗅和口尝。

①目测色泽与形态。通过目测水果色泽和形态，可以判断水果的成熟度；品种固有色泽及形态特征；果形是否端正，个头大小；水果表面是否清洁新鲜，有无病虫害和机械损伤等。

②鼻嗅气味。主要判断水果是否腐败变质。新鲜水果应具有该品种特有的芳香味，但水果变质后会产生不良气味，如西瓜的馊味、苹果的酮臭味。

③口尝滋味。鉴别水果的成熟度和果肉的质地。

5. 食用菌的采购验收

食用菌是一类供人食用的高等真菌，通常称为菇、蕈、蘑、耳、蘑菇等。从古至今，食用菌一直被视为餐桌上特殊的美味。我国是认识和栽培食用菌最早和栽培种类最多、产量最高的国家之一。目前已知的食用真菌有1700余种，可人工栽培的约80余种，商业化栽培的约40种。

（1）索证要求　应符合的食品安全国家标准有《食品安全国家标准 食用菌及其制品》（GB 7096—2014）、《食品安全国家标准 食品中污染物限量》（GB 2762—2022）、《食品安全国家标准 食品中农药最大残留限量》（GB 2763—2021）、《食品安全国家标准 食品添加剂使用标准》（GB 2760—2024）等。食用菌主要指标包括理化指标，如水分以及总砷、铅、总汞、六六六、滴滴涕、食品添加剂等的残留量；银耳重点核查产品检验报告中水分（干成品）、二氧化硫残留量等指标。

（2）感官检验　食用菌应具有食用菌正常的商品外形及固有的色泽、香味，不得混有非食用菌，无异味、无霉变、无虫蛀。

（3）常见几种食用菌的感官检验。

①鲜香菇。鲜香菇体圆齐整，菌伞肥厚，盖面平滑，质干不碎；手捏菌柄有坚硬感，放开后菌伞随即膨松如故；色泽黄褐，菌伞下面的褶皱紧密细白，菌柄短而粗壮；远闻有香气，无焦片、雨淋片、雷变片、虫蛀片和碎屑。

②干香菇。香菇经烘后菌褶由白色变成淡黄色或米黄色。整个底色均匀一致，无焦黄或褐色部分出现。褶面整齐直立，不碎，香味浓郁的更佳。鲜香菇的含水量通常在70%～95%，经烘干后含水量一般以13%为宜，若含水量低于12%，菇体易碎，水分太高则易于霉变。

③平菇。平顶呈浅褐色，片大，菌伞较厚，伞面边缘完整，破裂口较少，褶皱均匀，菌柄较短。

④厚菇。平面无花纹，呈栗色，略有光泽，肉厚质润，朵较大，边缘破裂较多。

（4）食用菌与有毒菌的主要感官鉴别　食用菌与有毒菌往往生长在一起，形态相似，辨别困难。

要鉴别是否为有毒菌，需要进一步了解其形态特征。食用菌与有毒菌的主要感官检验见表5-14。常见有毒菌包括红网牛肝菌、裂丝盖伞、致命白毒伞、毒红菇等。

表5-14　食用菌与有毒菌的主要感官检验

项目	食用菌	有毒菌
色泽	一般颜色都不鲜艳，大多数是白色或棕黑色，菇杆较平，伞面光滑并带有丝光	颜色鲜艳，常呈红、绿、黄色，菇中央呈凸起状，菌伞带有杂色斑点，表面有丝状物或小块的残渣或鳞片，基部多呈红色
分泌物	一般较为干燥，折断后分泌出的液体为白色，有特殊香味，菇盖撕裂后一般不变色	菌盖或受伤部位常分泌出黏稠浓厚液体，有赤褐色乳汁，有辛辣异味，菇盖撕裂后容易变色
外观	伞柄上无菇轮，下部无菇托，伞柄易用手撕开	伞柄上有菇轮，且易折断，下部有菇托，伞柄很难用手撕开。另有外观丑陋畸形者，即使色泽正常也多属有毒菌

6. 畜禽肉类及其制品的采购验收

人们通常食用的有猪肉、牛肉、羊肉、狗肉、驴肉等畜肉和鸡、鸭、鹅、鸽等禽肉及其制品。其中肉泛指胴体、头、蹄（爪）以及内脏，肉制品指以肉为主要原料，经酱、卤、熏、烤、蒸、煮等任何一种或多种加工方法制成的生或熟的制品。

（1）索证要求　应查看有无兽医卫生检验检疫合格证明，且该证明表明的产品批次应与所购的鲜（冻）畜禽肉产品相对应。重点核查产品检验报告中上述指标的检验报告，必要时，还应查"瘦肉精"的检验报告。

（2）感官检验　按照《食品安全国家标准　鲜（冻）畜、禽产品》（GB 2707—2016）规定的感官要求，鲜（冻）畜肉应无异味、无酸败味。

（3）各类畜禽肉及制品的感官检验。

①鲜肉。鲜肉指畜类屠宰后，经兽医卫生检验符合市场鲜销的肉品。肉品鲜度，可分为新鲜肉、次鲜肉和变质肉三种。不同品质鲜肉的感官检验见表5-15。

表5-15　不同品质鲜肉的感官检验

项目	新鲜肉	次鲜肉	变质肉
色泽	肌肉有光泽，红色均匀，脂肪洁白	肌肉色稍暗，脂肪缺乏光泽	肌肉无光泽，脂肪灰绿色
黏度	外表微干或微湿润，不黏手	外表略湿，稍黏手	外表发黏起腐，黏手
弹性	指压后凹陷立即恢复	指压后凹陷恢复慢且不完全恢复	指压后凹陷不能恢复，留有明显痕迹
气味	具有鲜肉正常气味	略有氨味或略带酸味	有臭味
肉汤	透明澄清，脂肪团聚于表面，具有香味	稍有浑浊，脂肪呈小滴浮于表面，稍有哈喇味	浑浊，有絮状物，不见脂肪滴，有臭味

②肉制品。不同品质肉制品的感官检验见表5-16。

表5-16　不同品质肉制品的感官检验

品种	良质	次质
肉馅	红白分明，气味正常，不含脏肉、砧屑、血筋等杂物	呈灰暗色或暗绿色，有氨味、酸味或臭味，含血筋、脏肉、砧屑等杂物较多
香肠（腊肠）	肠衣干燥完整而紧贴肉馅，无黏液及异味，坚实而有弹性，切面有光泽，肌肉呈玫瑰红色，脂肪白色或微带红色，具有香肠固有的风味	肠衣湿润、发黏，易与肉馅分离并易断裂，表面霉点严重，抹仍有痕迹，切面不齐，裂缝明显，中心部有软化现象，肉馅无光泽，肌肉呈灰暗色，有酸味或臭味
腊肉	色泽鲜明，肌肉暗红色，脂肪透明呈乳白色，肉干燥结实，腊肉的固有香味	肌肉灰暗无光，脂肪黄色，有霉点，肉体松软带黏液，酸败味或异味
咸肉	肌肉呈红色，脂肪白色，肉质紧密，具有咸肉的固有气味	肌肉呈暗红色或灰绿色，有霉斑、虫蛀、异味和腐败酸臭味（骨骼周围明显），严重哈喇味
火腿	肌肉桃红色，脂肪白净，有光泽，肉质致密结实，有香味（用竹木扦插入肌肉中拔出嗅气味）	肌肉切面呈酱色，上有各色斑点。脂肪呈褐黄色，无光泽，肉质疏松，有腐败味、哈喇味或酸味
肉松	呈金黄色，有光泽，肌肉纤维清晰疏松，无异味和臭味	呈黄褐色，无光泽，潮湿，黏手，有酸味和臭味

③内脏。不同品质内脏的感官检验见表5-17。

表5-17　不同品质内脏的感官检验

内脏	良质	次质
肠	乳白色，稍软，略带坚韧，黏液无异味，无脓点和出血点，无伤斑	淡绿色或灰绿色，组织软化，无韧性，易断裂有腐败臭味
胃	乳白色，黏膜清晰，质地结实，较强韧性，无异臭，无血块及污物	灰绿色，黏膜模糊，组织松弛，易破，无光泽，有臭味
肝	棕红色或淡黄色，有光泽，有弹性，组织结实，切面整齐，无异味	青绿色或灰褐色，无光泽，无弹性，组织松软，切面模糊，有腥臭味
心	淡红色，脂肪乳白色或微红色，组织结实，有弹性，无异味	红褐色或绿色，组织松弛，无弹性，有异臭
肺	粉红色，有弹性，有光泽，无异臭	灰绿色，无弹性，无光泽，有异臭
肾	淡褐色，有光泽，有弹性，组织结实，无异臭	灰绿色，无光泽，组织松弛无弹性，有异臭

④死畜肉。死畜肉指牲畜因各种原因死后屠宰的肉品。包括瘟疫肉，肉皮表面布满紫红色的、细小的出血点，尤其在耳根、颈和腹部更为密集且较大；口蹄疫肉，牲畜的心脏上呈现出虎皮状斑纹；猪丹毒肉，肉皮上有紫红色疹块。

健康畜肉和死畜肉的感官检验见表5-18。

表5-18　健康畜肉和死畜肉的感官检验

项目	健康畜肉	死畜肉
色泽	肌肉色泽鲜红，脂肪洁白（牛肉为黄色），有光泽	肌肉色泽暗红或带有血迹，脂肪呈桃红色
组织状态	肌肉坚实致密，不易撕开，有弹性，手指按压后即可复原	肌肉松软，肌纤维易撕开，肌肉弹性差
血管	全身血管中无凝结的血液，胸腹腔内无淤血	全身血管尤其是毛细血管淤血，胸腹腔呈暗红色，无光泽
淋巴结	大小正常，切面呈鲜灰色或淡黄色	淋巴结肿大

⑤注水畜肉。注水畜肉肌肉色泽浅淡，外观湿润，具有渗水光泽，肌纤维肿胀，切面可见血水渗出；指压后凹陷恢复缓慢，如果是冻肉，有如摸在冰块上的滑溜感；注水后的刀切面，有水顺刀流出，如果是冻肉，肌肉间有冰块残留，且生硬度增加。注水后的畜肉较正常鲜畜肉味淡，煮后肉汤浑浊，脂肪滴不匀，缺少香味，有的上浮血沫，有血腥味。用吸水性较好的纸覆盖于切面，纸张很快浸湿且不易点燃出明火者，即为注水猪肉。

⑥鲜禽肉。不同品质鲜禽肉的感官检验见表5-19。

表5-19　不同品质鲜禽肉的感官检验

指标	新鲜肉	次鲜肉	变质肉
眼睛	眼球饱满，角膜透明	眼球稍陷，角膜稍浑浊	眼球凹陷，角膜浑浊
色泽	肌肉因品种不同呈淡黄、淡红、灰白、灰黑色，有光泽，脂肪黄色	肌肉色稍暗，脂肪缺乏光泽	肌肉无光泽，脂肪灰绿色
黏度	外表微干或微湿润，不黏手	外表略湿，稍黏手	外表发黏起腐，黏手
弹性	指压后凹陷立即恢复	指压后凹陷恢复慢且不完全恢复	指压后凹陷不能恢复，留有明显痕迹
气味	具有鲜禽肉正常气味	略有氨味或略带酸味	有臭味
肉汤	透明澄清，脂肪团聚于表面，有香味	稍有浑浊，脂肪呈小滴浮于表面，稍有哈喇味	浑浊有絮状物，不见脂肪滴，有臭味

⑦健康活鸡与病活鸡。健康活鸡与病活鸡的感官检验见表5-20。

表5-20　健康活鸡与病活鸡的感官检验

项目	健康活鸡	病鸡
体貌鉴别	鼻孔干净无鼻水，鸡冠朱红色，头羽紧贴，肛门黏膜肉色，不流口水，口腔无红点	鼻孔有水，鸡冠变色，肛门有红点，流口水
动态鉴别（提翅）	挣扎有力，双腿收起，鸣声长而响亮，有一定重量	挣扎无力，腿伸而不收，鸣声短促而嘶哑，肉薄身轻
静态鉴别	呼吸不张嘴，眼睛干净而灵活有神	不时张嘴，眼球浑浊，眼睑浮肿

⑧健康禽肉与病死禽肉。健康禽肉与病死禽肉的感官检验见表5-21。

表5-21　健康禽肉与病死禽肉的感官检验

项目	健康禽肉	病死禽肉
鸡冠肉髯	粉红色或微黄色，鸡冠挺直	发紫或苍白色，粗糙，萎缩
鸡头	光细洁净	粗糙，有黑紫色结痂
眼睛	多微闭，眼睑清洁，眼球充实，角膜有光泽	眼睛全闭，眼球凹陷，角膜浑浊，有分泌物
皮肤体形	皮肤干燥紧缩，色新鲜，体形丰满圆润	颜色紫红，缺乏光泽，体形干枯
肌肉	色泽气味正常	不正常，肌肉中有粟粒大小结节
泄殖孔	紧缩清洁	松弛或污秽不洁，褪毛后留下粗糙痕迹

⑨板鸭。不同品质板鸭的感官检验见表5-22。

表5-22　不同品质板鸭的感官检验

项目	良质板鸭	次质板鸭
体表	光洁，乳白色	淡红色或淡黄色，有少量油脂渗出
腹腔	干燥有盐霜	无盐霜
肌肉	紧密有光泽，呈玫瑰色	切面稀松，呈暗红色
气味	有板鸭固有的气味	有异味
肉汤	肉汤芳香，脂肪大片团聚，肉嫩味鲜	哈喇味，脂肪滴浮于表面

7. 水产品的采购验收

水产品包括供人们食用的鱼类、甲壳类、贝类和藻类等淡水、海水产品及其加工制品。由于环境以及生产经营过程的污染等诸多因素，水产食品安全问题日益突出。

（1）索证要求　索证应重点核查产品检验报告。

（2）感官检验　主要是通过外观、色泽、气味和滋味等判断水产品的死活与鲜度。首先，观察其生命活力；其次是看外观形体的完整性，注意有无伤痕、鳞片脱落、骨肉分离等现象；再次是观察体表洁净程度，即有无污秽物和杂质等；最后才是看其色泽，嗅其气味。

（3）各类水产品的感官检验。

①泥螺、河蟹、河虾、淡水贝类必须鲜活。

②鱼。不同品质鲜鱼的感官检验见表5-23。

表5-23　不同品质鲜鱼的感官检验

项目	新鲜	次鲜	变质
表面	有光泽，有清洁透明的黏液，鳞片完整不易脱落，具有海水鱼或淡水鱼固有的气味	光泽较差，有浑浊黏液，鳞片较易脱落，稍有异味	暗淡无光，有污秽黏液，鳞片脱落不全，有腐败臭味
眼睛	眼球饱满、凸出，角膜透明	眼球平坦或稍陷，角膜稍混浊	眼球凹陷，角膜浑浊
鳃	色鲜红，清晰	色淡红、暗红或紫红，有黏液	呈灰褐色，有污秽黏液
腹部	坚实，无胀气，破裂现象，肛孔白色凹陷	发软，但膨胀不明显，肛孔稍凸出	松软、膨胀、肛孔凸出，有时破裂流出内脏
肉质	坚实，有弹性，骨肉不分离	肉质稍软，弹性较差	软而松弛，弹性差，指压时形成凹陷不恢复，骨肉分离

③鲜虾。不同品质鲜虾的感官检验见表5-24。

表 5-24　不同品质鲜虾的感官检验

项目	新鲜	次鲜
头胸节与腹节的连接程度	头体连接紧密	头体连接松弛
体表色泽	青白色或青绿色，外壳清晰透明	虾体泛红，透明度较差
体表是否干燥	手摸有干燥感	手摸有滑腻感
伸屈能力	有	无

④鲜蟹。不同品质鲜蟹的感官检验见表5-25。

表 5-25　不同品质鲜蟹的感官检验

项目	新鲜	次鲜
肢与体的连接程度	连接紧密，提起蟹体时，步足不松弛下垂	连接松弛，提起蟹体时，步足松弛下垂
胃印	无	有
蟹黄是否凝固	凝固	半流动状
鳃	鳃色洁净，鳃丝清晰	鳃色不洁，鳃丝粘连

⑤动物性水产干制品。动物性水产干制品应无霉变、无虫蛀、无异味、无杂质。不同品质动物性水产制品的感官检验见表5-26。

表 5-26　不同品质动物性水产制品的感官检验

名称	新鲜	变质
咸鱼	鱼体无伤痕，鱼鳞完整，体表光亮，呈白色，肉质紧密、坚实，肌纤维清晰，无破肚离骨现象，有咸鱼固有的香味	鱼体有伤痕，鱼鳞不完整或大部分脱落，体表暗淡无光，发黄，肉质疏松，有黏性，有破肚离骨现象，有哈喇味或臭味
鱼干	外表洁净，有光泽，鳞片紧贴，肉质干燥，紧密，呈白色或淡黄色	外表污秽，暗淡无光，鳞片脱落，肉质疏松，呈黄色、深黄色或发红
虾米	味淡且鲜美，外表洁净，呈淡黄色有光泽，无脱壳现象，肉质干燥、紧密、坚硬，无异味	碎米多，表面潮湿，暗淡无光，呈灰褐色或黄褐色，脱壳严重，肉质松软，有异味或霉味
虾皮	外壳洁净，有光泽，呈淡黄色，体形完整，尾弯成钩状，头部与躯体紧连，紧握一把后松开能自动散开，无杂质，无异味	外壳污秽，暗淡无光，呈苍白色或淡红色，体形不完整，紧握一把后松开相互粘连不易散开，有异味或霉味
海蜇	色泽光亮，呈淡黄色，质地坚实且脆	外表发黑，有脓样液，质地发软易碎裂，有腐臭味

8. 蛋及蛋制品的采购验收

蛋及蛋制品是消费量比较大的餐饮原料，尤其是鲜蛋应用最为广泛。蛋制品是指以鲜蛋为原料，添加或不添加辅料，经相应工艺加工制成的蛋制品。

（1）索证要求　索证主要关注检测报告。

（2）感官检验。

①鲜蛋的感官检验主要通过眼看、手摸、耳听、鼻嗅等方法，也可以用灯光透视。打开鲜蛋，可观察内容物颜色、稠度、性状，有无血液，胚胎是否发育，有无异物和臭味等。

眼看：新鲜蛋蛋壳应完整，颜色正常，略有一点粗糙，蛋壳上有一层霜状物。如果蛋壳颜色变灰变黑，说明蛋内容物已腐败变质。如果蛋壳表面光滑，说明该蛋已孵化过一段时间。

手摸：用手摸蛋的表面、试重量、试重心。如果蛋壳手摸光滑，则一般为孵化蛋；蛋放在手中掂重量，若较轻则说明蛋因存放过久而水分蒸发为陈蛋，较重则表明蛋为熟蛋或水泡蛋。把蛋放在手心翻转几次，若始终为一面朝下，则为贴壳蛋。

耳听：把蛋与蛋轻轻互相碰击，若发出清脆声，则为鲜蛋；哑声则为裂纹蛋；空空声则为水花蛋；嘎嘎声则为孵化蛋。

鼻闻：用嘴对蛋壳哈一口热气，再用鼻子闻其味，若有臭味则为黑腐蛋；若有酸味则为泻黄蛋；若有霉味则为霉蛋；若有青草味或异味，则说明蛋与青饲料放在一起或在有散发特殊气味的环境中贮藏。

打开：将鲜蛋打开，内容物置于平皿上，观察蛋黄与蛋清的颜色、稠度、性状，有无血液，胚胎是否发育，有无异味等。鲜蛋的蛋清与蛋黄色泽分明，无异常颜色。蛋黄呈圆形凸起而完整，蛋清浓厚，系带粗白有韧性，紧贴蛋黄两端。

灯光透视法是于暗室里将蛋放在照蛋器上的光线小孔处，利用蛋对光线有半透过性，把蛋上下左右前后轻轻转动，观察蛋壳是否有裂缝、气室的大小、蛋的透明度、蛋黄移动的影子和有无其他异常现象。鲜蛋的气室直径小于11mm，整个蛋呈微红色，蛋黄略见阴影或无阴影，且位于中央，不移动，蛋壳无裂纹。

②蛋制品。蛋制品的感官要求见表5-27。

表5-27　蛋制品的感官要求

名称	感官
巴氏杀菌冰全蛋	坚洁均匀，呈黄色或蛋黄色，具有冰全蛋的正常气味，无异味，无杂质
冰蛋黄	坚洁均匀，呈黄色，具冰蛋黄的正常气味，无异味，无杂质
冰蛋白	坚洁均匀，白色或乳白色，具有冰蛋白的正常气味，无异味，无杂质
巴氏杀菌全蛋粉	呈粉末状或极易松散之块状，均匀淡黄色，具有全蛋粉的正常气味，无异味，无杂质

续表

名称	感官
蛋黄粉	呈粉末状或极易松散之块状，均匀黄色，具有蛋黄粉的正常气味，无异味，无杂质
蛋白片	呈晶片状，均匀浅黄色，具有蛋白片的正常气味，无异味，无杂质
皮蛋	外壳包泥或涂料均匀洁净，蛋壳完整，无霉变，敲摇时无水响声；剖检时蛋体完整，蛋白凝固，不黏壳，清洁有弹性，呈半透明的棕黄色，有松花样纹理。蛋黄呈淡褐色或淡黄色，略带溏心或凝心。气味芳香，无辛辣味，无异味
咸蛋	外壳包泥（灰）或涂料均匀洁净，去泥后蛋壳完整，无霉斑，灯光透视时可见蛋黄阴影；剖检时蛋白液化，澄清，蛋黄呈橘红色或黄色环状凝胶体。具有咸蛋正常气味，无异味
糟蛋	蛋形完整，蛋膜无破裂，蛋壳脱落或不脱落。蛋白呈乳白色、浅黄色，色泽均匀一致，呈糊状或凝固状。蛋黄完整，呈黄色或橘红色，半凝固状。具有糟蛋正常的醇香味，无异味

9. 乳类及其制品的采购验收

乳类及其制品包括生乳、杀菌乳、酸乳、乳粉、奶油、炼乳、干酪、乳清粉等。

（1）索证要求　索证时应按品种分别对检验报告进行核查。特别注意抗生素检查、防腐剂检查及掺假鉴别检验等。

（2）感官检验。

①鲜乳。按照《食品安全国家标准 生乳》（GB 19301—2010）规定的感官要求，鲜乳应呈乳白色或微黄色，具有乳固有的香味，无异味，呈均匀一致胶态液体凝块，无沉淀，无肉眼可见异物。异常的感官性状如下；鲜乳呈红色、绿色或显著黄色；有肉眼可见杂质；有凝块或絮状沉淀；有畜舍味或粪味、苦味、霉味、臭味、涩味、煮沸味等。

②酸乳。酸乳呈乳白色或稍带微黄色，具有纯正的乳酸味，凝块均匀细腻，无气泡，允许少量乳清析出。若酸乳表面生霉、有气泡和大量乳清析出时，不得采购。

③乳粉。乳粉应为色泽均匀的干燥粉末，乳黄色。粉粒大小均匀，手感疏松，无结块，无杂质。冲调后迅速溶解，呈均匀胶状液。无团块、杯底无沉淀粉并具有纯正乳香味。调味乳粉应具有其应有色泽、滋味和气味。若有苦味、腐败味、霉味、化学药品味和石油味等气味时，不得采购。

④炼乳。炼乳呈均匀一致的乳白色或微黄色，有光泽，组织细腻，质地均匀，黏度适中，无脂肪上浮，无乳糖沉淀，无杂质，具有纯正的乳香味。若有酸味、腐败味、霉味、化学药品味和石油味等气味或胀听炼乳不得采购。

⑤奶油。正常奶油具有新鲜微甜的乳香味和奶油的纯香味，色泽为均匀一致的乳白色或乳黄色，柔软、细腻、无孔隙，无析水现象。

⑥干酪。呈白色或淡乳黄色，有光泽，组织均匀紧密，软硬适宜，湿润。组织细腻，具有干酪特有香味、滋味、气味，无异味；凡有霉斑、腐败、异珠、裂隙、外皮裂缝，缝切面有大气孔为不合格。

⑦乳清粉。乳清粉应具有均匀一致的色泽；具有乳清粉特有的滋味和气味。无异味；干燥均匀的粉末状产品，无结块，无肉眼可见杂质。

10. 加工性原料的采购验收

加工性原料指以动物性、植物性天然原料为基础，通过加工制作的原料，如糖、油、酒、罐头、糕点等食品。

（1）罐头 罐头的质量鉴别分为开罐前和开罐后两个阶段。

①开罐前。质量鉴别包括眼看、按压、敲听和漏气四个方面。

眼看鉴别：合格罐头外观应洁净，封口完好无损，罐底和盖稍凹陷，无锈迹、无磨损、无渗漏、无破裂。玻璃瓶装的观察罐内容物无杂质，无变色，汤汁不浑浊。

按压鉴别：手指按压马口铁罐底或罐盖的铁皮，观察有无胀罐现象。胀罐，又称胖听，是指罐头的一端或两端凸起的现象，是区别正常罐头和变质罐头的重要标志。有以下三种类型。

物理性胖听，指由于装罐过满，真空度太低，外界气温与气压变化所引起。这类罐头可以食用。

化学性胖听，指水果罐头内含有机酸腐蚀金属罐产生大量氢气导致胀罐。这类罐头有食用价值，但不能确认为合格商品。

生物性胖听，指由于杀菌不彻底，罐内微生物大量繁殖产气而引起的胖听。这类罐头不得食用。

物理性胖听手指容易按压下去，松开手指后不会恢复原状；生物性和化学性胖听不容易按下去，或按下去松手后又凸起。

敲听鉴别：手指敲击罐头底盖中心，发实音的多为物理性胖听；发出"砰砰"鼓音的多为生物性和化学性胖听。

漏气鉴别：将罐头放于86±1℃的温水中，观察5min，若发现有小气泡不断上升，则表明漏气，如确认为漏听应销毁。

如不能确认为哪类性质的胖听，均按生物性胖听处理。

②开罐后。质量鉴别包括色泽、气味、滋味和汤汁。

如内容物色泽是否正常，汤汁的色泽、澄清程度、杂质情况。气味和滋味是否为该罐头所固有。平酸腐败是罐头食品常见的一种腐败变质，表现为罐内容物酸度增加，无胖听现象，罐头外观完全正常。这种酸败是由于分解碳水化合物产酸不产气的平酸菌引起。此类罐头应禁止食用。

（2）食用油脂的质量鉴别。

①植物油。正常植物油的色泽一般为黄色，但颜色有浅有深，花生油为淡黄色至棕黄色，大豆油为黄色至橙黄色，菜籽油为黄色至棕色，精炼棉籽油为棕红色或红褐色，玉米油为淡黄色，葵花籽油为浅黄色。冷榨油无味，热榨油有各自的特殊气味，如花生油有花生香味，芝麻油有芝麻香味，油料发霉、炒焦后制成的油，带有霉味、焦味，所以优质油脂应无焦臭味、霉味、哈喇味。浸出油脂若带有汽油味，不得销售和食用。取

油样滴在舌尖上以辨别油的滋味，正常植物油不带任何异味，无苦、辣、刺激味。发霉油料制成的油带苦味，酸败油脂带有酸、苦、辣味。正常油脂是透明状液体，无沉淀，不浑浊。透明度越高油脂质量越好。

②动物脂肪。正常动物脂肪为白色或微黄色，有特有的气味、滋味，无焦味和哈喇味。

（3）调味品的质量鉴别。

①酱油。具有正常酿造酱油的色泽、气味和滋味，无不良气味，不得有酸、苦、涩等异味和霉味，不浑浊，无沉淀，无霉化浮膜。

②酱。应具有正常酿造酱的色泽、气味和滋味，无不良气味，不得有酸、苦、焦煳及其他异味。

③食醋。食醋应具有正常酿造食醋的色泽、气味和滋味，不涩，无其他不良气味和异味，不浑浊，无悬浮物及沉淀物，无霉化浮膜，无"醋鳗""醋虱"。

④味精和食盐。味精应具有正常味精色泽和滋味，不得有异味及杂物。

食盐中的钙、镁盐含量不能超标，否则有苦涩味；重金属、氟等过高会导致中毒。

课后习题

一、填空题

1. 按照《中华人民共和国食品安全法》规定，国家对食品生产经营实行____制度。从事食品生产、食品销售、餐饮服务，应当依法取得许可。但是，销售_____，不需要取得许可。

扫描二维码
获取判断题、
单选题

2. 不得将食品与有毒有害物品____运输，运输食品和运输有毒有害物品的车辆不得混用。

3. 从食品生产者采购食品的，查验其_____和_____等；采购食品添加剂、食品相关产品的，查验其_____和_____等。

4. 采购畜禽肉类的，还应查验_____；采购猪肉的，还应查验_____。

二、简答题

1. 请简述烹饪原料采购过程中的食品安全操作规范。
2. 请简述烹饪原料随货证明文件查验过程中的食品安全操作规范。

拓展阅读

扫描二维码
获取

第二节
餐饮食品原料贮藏环节的安全控制

案例引入

2018年，上海某学校被曝存在蔬菜发霉、厨房环境脏乱等食品安全问题，引发广泛关注。当晚，浦东市场监管局也会同教育局、卫计委等赴现场调查。经查，学校食堂持有有效食品经营许可证，由上海某食品科技有限公司承担日常食品经营。监管人员19日晚现场检查时发现，该校食堂蔬菜筐内的番茄存在发霉现象，冰箱内存放的半成品加工日期标注为10月20日，厨房内部分调味品及半成品超过标注的保存期限。

这是一起因原料贮藏不当导致校园食品安全事故发生的典型案例。自然环境中微生物无处不在，在适宜的环境条件下，食物可以成为微生物生长繁殖、产毒的场所并为其提供丰富的养料。此外，在贮存过程中，食物自身也可以发生各种变化，产生化学毒素，如马铃薯发芽产毒等。

餐饮经营单位尤其是大中型餐饮企业采购原料时往往是批量购进，然后放入库房贮藏，此时原料的安全不是仅靠把好采购这一关就一劳永逸，对库房的安全管理也同等重要。对于不同的原料，应选择适当的贮藏场所、设施和环境进行贮藏，保持食物的新鲜和卫生，满足消费者营养和安全的需要。

本节主要介绍食品腐败变质和食品保藏原理在各类食物贮藏中的应用，并简单说明如何对贮藏食品的库房进行安全管理。

一、食品的腐败变质

食品受到各种污染后，很容易发生腐败变质。食品腐败变质是指在微生物为主的各种因素影响下，食品成分与感官性状发生各种变化，降低或丧失食用价值的过程。人如果吃了腐败变质的食物也可能中毒。富含蛋白质的肉、鱼、禽、蛋等食品腐败的特征主要是发出恶臭；富含碳水化合物的食品在细菌和酵母的作用下，以产酸发酵为其基本特征；油脂等以脂肪为主的食品，一般不适合微生物的增殖，主要是通过自动氧化导致酸败。

食品腐败变质及其控制

（一）食品腐败变质的原因和条件

食品被微生物污染后，是否导致食品变质，与食品本身的性质、微生物的作用以及食品所处的环境因素有着密切关系。这三者综合作用的结果决定了食品是否发生变质和变质的程度。

1. 微生物的重要作用

引起食品腐败变质的微生物主要是细菌和霉菌。但在一般情况下细菌最多见。引起食品腐败变质的细菌多为腐败菌，是肉、禽、蛋和乳等食品腐败变质的主要原因，可引起食品风味和颜色的改变，产生不愉快的气味。霉菌与许多食品特别是粮食、蔬菜、水果等食品腐败变质有关。

2. 食品本身的组成和性质的决定作用

动植物食品本身含有各种酶，在宰杀或收获后的一定时间内，或适宜的环境温度下，食品内的酶活性增强，引起食品组成成分的分解，加速食品腐败变质。如肉、鱼类的尸僵和成熟作用，粮食、蔬菜、水果的呼吸作用等促进食品成分发生变化。

食品的营养成分组成、水分多少、pH高低和渗透压大小等，对食品中微生物增殖速度、细菌种类及变质特征等具有重要影响。富含营养成分的食品，适应微生物生长，极易发生腐败变质，这类食品被称为易腐食品，如水产品、畜、禽、蛋、水果等。食品的pH高低是制约微生物生长、影响腐败变质的重要因素。一般微生物在食品pH接近中性时，都能适应生长。食品的pH<4.5就可抑制大多数腐败菌的生长，所以酸性食品有一定的抑菌作用。食品中的水分是微生物赖以生存的基础。当食品中Aw值越小时，微生物能利用的水越少，食品越不易腐败。多数腐败菌不耐高渗透压环境，一般的饮食菜肴由于盐浓度低，多种微生物都能生长，因此并没有抑菌作用。糖和盐与微生物在食品中可以"争夺水"，所以糖渍、盐渍食品要有足够的浓度才能起到防腐败的作用。食品组织溃破和细胞膜破裂为微生物的广泛侵入与作用提供了条件，因而促进了食品的腐败变质。如细碎的肉馅，解冻后的肉、鱼，籽粒不完整的粮豆和溃破的蔬菜水果等，都容易腐败变质。食品本身的状态和其含有的不稳定化合物也是食品腐败变质的因素。

3. 外界环境的影响

影响食品腐败的外界因素主要是温度、湿度、氧气及紫外线等。温度是影响食品腐败变质的重要因素。一般细菌在5~57℃的条件下最适宜生长，温度较低时，多数微生物生长缓慢甚至停滞生长；一定高温可杀灭微生物。环境湿度大能增加微生物生长的概率。在温度适宜条件下，空气中的相对湿度达到85%以上时，微生物能大量生长繁殖。引起食物污染的微生物多为需氧或兼性厌氧微生物，氧气的存在对它们的生存是必需的，如果没有氧气存在就不能繁殖。在适宜条件下，细菌的数量每15~30min增加1倍，大约经过4h的增长达到足以致病的数量。一个细菌仅5h内即可繁殖出100多万个细菌。

总之，影响食品腐败变质的因素多数与微生物的生长繁殖条件有关。食品一旦受到微生物的污染，在适合某些微生物生长繁殖的条件下，就能加速食物的腐败变质。

（二）食品腐败变质的化学过程与鉴定指标

食品腐败变质实质上是食品中的蛋白质、糖类、脂肪等被微生物分解的过程，其程度常因食品种类、微生物的种类和数量以及其他条件的影响而异。

富含蛋白质的肉、鱼、禽、蛋等食品蛋白质受腐败菌作用分解，产生酮酸、羧酸、胺类、粪臭素和吲哚，腐败的特征是恶臭。组胺、吲哚、酚类、硫化氢、甲胺、二甲胺、三甲胺等均为具有挥发性的碱性含氮物质。因此，挥发性盐基总氮（TVBN）可作为其鉴定的化学指征之一，用以鉴定鱼、肉的鲜度。

含糖类较多的食品主要是粮食、蔬菜、水果及其制品。当这类食品在细菌、酵母和霉菌产生的相应酶的作用下发酵或酵解，生成各种糖类的低级分解产物醇、醛、酮、羧酸、二氧化碳（CO_2）及水，食品以酸度升高、产气、出现醇类气味为特征。酸度作为此类食物腐败变质的指征。

食用油脂与食品中脂肪酸败程度，与微生物污染程度、脂肪饱和程度、紫外线、氧、水分、天然抗氧化物、某些金属离子及微生物和食品中的解脂酶等多种因素的影响有关。能分解脂肪的微生物主要是霉菌，其次是细菌和酵母。脂肪及油脂酸败形成酸、酮、醛、酯类物质并产生刺激性气味，即哈喇味；肉、鱼类食品变黄，出现酸、苦味；肉类的超期氧化、鱼类的"油烧"现象等都是油脂酸败鉴定中较为实用的指征。

（三）食品保藏方法

食品腐败变质是食品贮藏中最为常见的问题。食品保藏指为防止食品腐败变质，延长食品可供食用的期限而采取的控制措施。常用方法的基本原理是通过改变食品的温度、水分、氢离子浓度、渗透压等抑菌杀菌的措施来防止食品腐败变质。目前，食品保藏也涉及食品或食品原料的保鲜、保质。例如控制食品原料自身的生物代谢水平的保鲜技术，防止空气和光导致食品氧化变质的保鲜、保质技术。厨房烹调加工的产品——菜肴和点心属于即食性食品，除个别需要保质、保鲜外，一般不需要特别的保藏措施；但烹调原料要利用各种保藏方法来处理。

1. 低温保藏

低温保藏是食品防腐常用的贮藏方法，通过降低食品保藏的环境温度，以降低或停止微生物的增殖速度，降低食品中酶的活力和一切化学反应的速度，达到延缓食品腐败变质的目的。低温保藏常采用冷藏或冷冻方法。烹调的鲜活原料主要采用这种方法来保藏。

冷藏是指在低于常温且高于食品物料的冻结点的温度下进行食品保藏，其温度范围一般为-2~15℃，而0~4℃则为常用的冷藏温度，贮藏期一般在几天至数周。冻藏是指食品物料在冻结的状态下进行的贮藏。一般冻藏的温度范围为-30~-2℃，常用的温度为-18℃，可数月或数年贮藏食品。

在低温保藏食品中须注意：只有新鲜优质的原料才能冷冻保藏，如肉类、水产类；用冷水或冰进行低温保藏时，要保证水和冰的卫生质量相当于饮用水标准；为保证冷冻食品的质量，在冷冻食品中应严格执行"急速冻结，缓慢化冻"的原则。

2. 高温保藏

高温保藏是将食品用高温处理，杀灭食品中微生物并将酶破坏，以防止食品腐败变质的方法。

高温保藏中采用高温灭菌法：用高压蒸汽锅110～121℃的温度约20min处理食品后，能杀灭芽孢，达到长期保藏食品的目的，如罐头食品。对鲜乳、果汁等食品常采用巴氏低温杀菌法处理，以减少营养成分的破坏。此方法只能杀死细菌的繁殖体和致病菌，但不能完全灭菌。

餐饮业在熟制食物的过程中，加热彻底，食品几何中心温度超过70℃，可杀灭食物中大量的微生物。但应做到现做现吃，尽量缩短存放的时间。烹饪的热菜肴应该保存在60℃以上，以防止微生物污染。

3. 脱水与干燥保藏

脱水保藏是将食品中的水分降低到微生物生长繁殖所必需的含量以下的一种保藏食品的方法，如对细菌应降至10%以下，酵母为20%以下，霉菌为13%以下。干燥保藏是将食品中的水分利用热能的传导或对流等方式去除以保藏食品的方法。为达到保藏食品的目的，食品环境湿度要控制在70%以下，食品水分含量应达到：粮豆在15%以下，面粉13%以下，脱水蔬菜14%～20%，乳粉8%，花生仁8%等。

4. 食品腌渍与烟熏保藏

食品中加入一定浓度食盐或食糖（如盐渍或糖渍食品），提高食品渗透压，使食品中的微生物在高渗环境中不能生长繁殖，或使微生物细胞脱水而死亡，从而防止食物腐败变质。盐渍食品的食盐浓度一般要达到10%以上时才有抑菌作用，糖渍食品的糖浓度要到65%～75%才能抑制细菌和霉菌生长。盐腌食品可用植物性燃料熏制保藏。

5. 提高酸度的保藏法

此保藏法是通过对食品进行酸渍及发酵实现的，使食品的pH维持在一定的酸度范围内，以抑制微生物的生长，达到防腐保藏的目的。

酸渍是用食用酸浸渍食品，在使用中多选用醋酸，其抑制细菌的能力强，对人无害。醋酸浓度为1.7%～2%时，pH为2.3～2.5，能抑制许多腐败菌的生长。

发酵是利用醋酸菌或乳酸菌使食品中的糖类发酵产酸，使食品呈酸性，抑制微生物的生长而保藏食品。如酸乳、酸菜、泡菜等。

6. 食品辐照保藏

辐照保藏是利用电离辐射，如紫外线、γ射线来杀菌、杀虫、抑制发芽等，以延长食品的保藏期限的方法。其特点是食品经照射后，温度不上升，可减少营养素的损失，故又称为冷杀菌。

除以上常用的食物保藏方法外，还可采用超声波、添加化学物如防腐剂等方法保藏食品。但应该特别注意，即食性的烹调食品是禁止使用防腐剂来保藏的。

二、原料贮藏环节的安全控制

（一）库房的安全管理制度

库房是餐饮经营单位专门用于贮藏、存放食品原料的场所。为保障原料在贮存的过程中不发生腐败变质而导致食物安全性和品质下降，餐饮单位除应从库房布局、建筑设计、食物贮藏设备等方面满足食物安全贮存的需要外，还必须制定完善的安全管理制度，提高餐饮单位食品安全控制的软件水平。

库房安全管理制度的内容如下。

1. 专业岗位人员设置

食品生产经营企业应当建立健全本单位的食品安全管理制度，配备专职或者兼职食品安全管理人员。

2. 安全管理事项及人员职责

库房安全管理的内容主要包括入库验收、库房存放、出库登记三个环节。

（1）入库验收　采购的食品及原料在入库前，库管员应对其索证情况进行审核，并对其食品卫生质量情况进行检查验收。验收项目内容应与原料采购环节相同，主要从感官检验和合格证明两方面检查。如检查有无腐烂变质、霉变、生虫、污秽不洁、混有异物或感官性状异常；对肉类要审核有无兽医检疫合格证明，查验胴体有无兽医检验印章；对定型包装食品审核生产单位的卫生许可证是否在有效期限和许可范围内，检验合格证明或化验单是否为该批次产品的检验结果等。

对存在食品安全问题的原辅料，不签收，不入库。对于符合入库条件的原辅料则应完整记录进货名称、数量以及索证情况、感官检验等项目的验收情况，并妥善保存，以备查考。

收货使用的食品移动式货架、垫板、油布等与地面隔离，防止交叉污染。进入库房和餐厅的食品需及时去除食品外部包装（泡沫箱、纸质包装等），去除的纸箱等在指定的地点存放。

（2）库房存放　库房的环境和设施设备：库房内门、窗、货架的布局应合理，库管人员应做好环境卫生、货架、冷藏冷冻设备的常规维护工作。如定期清扫库房，保持库房、货架清洁卫生，经常开窗或用机械通风设备，保持干燥；做好库房的防霉、防蝇、防虫、防鼠工作，库房内不得有霉斑、鼠迹、苍蝇、蟑螂、蜘蛛网等；用于保存食品的冷藏设备，要保持清洁，及时除霜，定期消毒，并贴有明显标识，配有温度显示装置，定期进行设备检修，保证冷藏设施正常运转，温度显示装置良好。

食品存放基本原则：分区、分架、分类、离墙、离地存放食品，隔墙离地10cm以上。按原料、半成品、成品的性质将食品分类分架存放，包装无破损，如只能放置在同一储物柜内，应按照"熟上生下"原则，将即食食品放置在上方，待加工原料放置在下方。肉类、水产类、禽蛋等易腐食品应分别冷藏贮存，定型包装食品按类别、品种上架存放。货架上贴挂标签，注明品名、供货单位、进货日期等。非食品及个人生活用品不得进入食品库房，严禁在食品库内存放杀虫剂、洗涤剂、消毒剂等有毒、有害物品。经常检查库存食品质量，发现超过保质期、腐败变质、发霉、生虫或其他感官异常食品及原料时应及时处理，不得与其他食品混放。待销毁废弃或退货食品在指定区域存放。销毁不能继续加工使用的原料和产品时，应破坏食品原有的形态（如破坏包装、捣碎、染色等），以免造成误食或者误用。

特殊货品应根据货品性质选择合适场所进行存放。食品添加剂应存放在固定场所，并上锁，包装上应标示"食品添加剂"字样，并有专人保管。

开袋的预包装食品、散装产品、半成品、成品、放回仓库的调味料等设立准确的二次保质期并在有效期范围内。二次保质期包含原料名称、开袋时间、储存方式、保质期。

在散装食品（食用农产品除外）贮存位置，应标明食品的名称、生产日期或者生产批号、保质期、使用期限以及生产经营者名称、地址、联系方式等内容，宜使用密封容器放置。［食用农产品是指来源于农业的初级产品，即在农业活动中获得的植物、动物，例如新鲜蔬菜、未加工的牛羊肉、鲜（干）木耳等。］

中央厨房配送预包装食品标签信息完整：中央厨房的名称、地址、许可证号、联系方式，以及食品名称、加工制作时间、保存条件、保存期限、加工制作要求等。

其他化学物品：购买经国家批准使用的具有合法手续的杀虫剂、杀鼠剂、清洗剂、消毒剂，应有专门的场所或固定容器贮存，并由专人进行管理，对于有毒化学品应严格控制，标明名称、毒性和使用方法，上锁贮存，并做好标识和领用登记，防止污染食品和包装材料。

（3）出库登记　食品出库按照先进先出、易坏先用原则，库管员应做好食品数量、质量、食品出库登记。及时将库存情况通知采购员，防止出现食品堆积或断档。

（二）干货原料的贮存

干货泛指用风干、晾晒等方法去除了水分的各类食品及调味品。餐饮原料涉及的各类食物都可制成干货。常见的如去除了水分的玉米、大豆、香菇、木耳、紫菜、花生、辣椒、花椒、桂皮、八角、桂圆等。

对于干货的贮存主要应控制环境因素对食品的影响，包括贮存温度（一般20℃）、湿度（<65%）、氧气等。干料库房应干燥、通风，具备排风等设施，必要时配备去湿机。做好防霉、防蝇、防虫、防鼠工作。

（三）食品原料的冷冻、冷藏

食品冷藏、冷冻贮藏的温度应分别符合冷藏和冷冻的温度范围要求。

食品冷藏、冷冻贮藏应做到原料、半成品、成品以及食品留样冰箱严格分开，不得在同一冰室内存放。冷藏、冷冻柜（库）应有明显区分标志，标明用途及卫生责任人，落实责任，每日对存放食品进行检查。宜设外显式温度（指示）计，以便于对冷藏、冷冻柜（库）内部温度的监测，并应定期校验（误差±2℃），确保冷藏设施正常运转和使用。

冷冻储存食品前，宜分割食品，避免使用时反复解冻、冷冻。食品在冷藏、冷冻柜（库）内贮藏时，应做到植物性食品、动物性食品分类摆放。肉类、水产类分库存放，生食品、熟食品、半成品分柜存放，杜绝生熟混放。冰箱内不得存放未清洗干净的非包装食品。开罐食品或成品、半成品应倒入盛器加盖（或保鲜膜）保存。熟制品应当放凉后再冷藏；自行加工的成品、半成品需要存放时应贴上标签，注明加工日期和保质期限，在规定的时间内使用。

食品在冷藏、冷冻柜（库）内贮藏时，为确保食品中心温度达到冷藏或冷冻的温度要求，不得将食品堆积、挤压存放。

用于贮藏食品的冷藏、冷冻柜（库），应定期除霜、除臭、清洁和维修，以确保冷藏、冷冻温度达到要求并保持卫生。

💬 课后习题

扫描二维码
获取判断题、
单选题

一、填空题

1. 遵循＿＿＿＿＿＿＿＿＿的原则使用食品原料、食品添加剂、食品相关产品。

2. 冷冻（藏）储存食品时，不宜＿＿＿＿＿＿食品。

3. 冷藏食品表面温度与标签标识的温度要求不得超过＿＿＿，冷冻食品表面温度不宜高于＿＿＿。

二、简答题

1. 请简述烹饪原料库房管理岗位外观查验过程中的食品安全操作规范。

2. 请简述烹饪原料库房管理岗位温度查验过程中的食品安全操作规范。

3. 请简述烹饪原料库房管理岗位原料储存过程中的食品安全操作规范。

⚙️ 拓展阅读

扫描二维码
获取

第三节
餐饮食品添加剂的使用及其安全控制

案例引入

苏丹红事件：2005年3月4日，亨氏辣椒酱在北京首次被检出含有"苏丹红一号"。不到1个月，在包括肯德基等多家餐饮、食品公司的产品中相继被检出含有"苏丹红一号"。苏丹红事件席卷中国。

亚硝酸盐食物中毒事件：2016年12月，四川省巴中市巴州区一村民在家中为亲属料理丧事时，发生疑似食物中毒事件。中毒人数30余人，在医院抢救中死亡2人。经当地疾控中心对食品样品、病人呕吐物等的检测及流行病学调查，巴中市、巴州区食品药品监管部门开展事件调查，确定该事件为一起亚硝酸盐引起的食物中毒事件。

"甜味剂"馒头事件：2021年，四川省市场监管部门通过食品安全监督抽检发现，一些不良商家在馒头上做起了文章，随意加入了"甜味剂"来糊弄消费者。甜味剂分为天然甜味剂和人工合成甜味剂，人工合成甜味剂化学性质稳定，其甜度远高于蔗糖。由于人工合成甜味剂添加成本较低，馒头中违规添加的糖精钠和甜蜜素等在食品工业中十分常见。馒头在《食品安全国家标准 食品添加剂使用标准》（GB 2760—2024）中属于发酵面制品，标准中明确显示馒头生产加工中不能使用甜蜜素、糖精钠等人工合成甜味剂，任何馒头品种都不得"走捷径"。

以上案例均是典型的因在食品中添加非食用物质和滥用食品添加剂引起的食品安全问题。近年来，滥用食品添加剂和非法使用非食用物质导致餐饮业的食物安全事件越来越多，政府监管部门开展专项整治工作，严厉打击非法添加和滥用食品添加剂。

食品添加剂是现代食品工业发展的重要影响因素之一，随着国民经济的增长和人民生活水平的提高，人们对食品的要求越来越高，不仅要求营养丰富，还要求其色、香、味、形俱佳，食用方便，这就使得食品添加剂产业进入高速发展时期，涉及几乎所有的食品加工业和餐饮业。当今，世界各国许可使用的食品添加剂品种越来越多，使用范围越来越广。截至2024年，全世界批准使用的食品添加剂约15000种，亚太地区成为食品添加剂市场最大且增长最快的地区。目前我国允许使用的食品添加剂有2300多种。

非食用物质是指食品中禁止使用的物质，例如苏丹红、吊白块、三聚氰胺等，一旦将这些物质应用到食品中，即为"非法添加物"，将承担刑事责任。非食用物质涉及面很广，有相当的不确定性和未知风险。

本节着重阐述餐饮业中常用的食品添加剂及其安全控制。

一、食品添加剂

（一）食品添加剂的定义

国际食品法典委员会（CAC）定义的食品添加剂是指有意加入食品中，且在食品的生产、加工、制作、处理、包装、运输或保存过程中具有一定的功能作用，其本身或者其副产品成为食品的一部分或影响食品的特性，其本身不作为食品消费也不作为传统的食品成分的物质，无论其是否具有营养价值。

食品添加剂
的概念

我国的《食品安全国家标准 食品添加剂使用标准》（GB 2760—2024）规定：食品添加剂是指为改善食品品质和色、香、味，以及为防腐、保鲜和加工工艺的需要而加入食品中的化学合成或者天然物质。营养强化剂、食品用香料、胶基糖果中基础剂物质、食品工业用加工助剂也包括在内。

尽管世界各国对食品添加剂的定义不完全相同，但其关于食品添加剂的定义都涵盖了食品添加剂的以下几个特征：

①与食品中天然存在的一些物质相区别，食品添加剂是在食品生产加工过程中，有意添加到食品中去的；

②加入食品中的食品添加剂能够满足一定的工艺需求，如可以改善食品的色、香、味等感官特征，或者能够提高食品的质量和稳定性等；

③食品添加剂的本质是化学合成或者天然存在的物质；

④食品添加剂的定义和范畴是依据所在国家食品法律规范规定的。

（二）食品添加剂的分类

1. 按食品添加剂的功能分类

按功能的不同，我国《食品安全国家标准 食品添加剂使用标准》（GB 2760—2024）将食品添加剂分为23类，包括酸度调节剂、抗结剂、消泡剂、抗氧化剂、漂白剂、膨松剂、胶基糖果中基础剂物质、着色剂、护色剂、乳化剂、酶制剂、增味剂、面粉处理剂、被膜剂、水分保持剂、营养强化剂、防腐剂、稳定剂和凝固剂、甜味剂、增稠剂、食品用香料、食品工业用加工助剂及其他。

2. 按食品添加剂的来源分类

按来源的不同，食品添加剂可分为天然与人工合成两类。天然食品添加剂是指利用动植物或微生物的代谢产物等为原料，经提取所获得的天然物质，如色素中的辣椒红，香料中的天然香油精、薄荷，茶叶中的茶多酚，鱼、虾壳中提取的壳聚糖等。此类添加剂毒性相对要小，并且其中一部分又具有一定的营养及生理功能，符合现代食品工业发展的趋势，是食品添加剂应用研究的主流。

人工合成食品添加剂是通过化学手段使元素和化合物产生一系列化学反应而制成。目前，食品工业中所使用的添加剂大部分属于这一类添加剂。如防腐剂中的苯甲酸钠，漂白剂中的焦亚硫酸钠等。

无论是天然的食品添加剂还是人工合成的食品添加剂，在允许使用前都经过了大量的科学实验和安全性评价，然后按照相关申报规定和程序进行申报，通过全国食品添加剂标准化技术委员会审核和卫生健康委员会批准才能使用。因此，按照GB 2760—2024所规定的品种和剂量范围使用，对人体都是无害的，有些合成的食品添加剂在体内不参与代谢，很快排出体外，但有些天然的食品添加剂往往会因为原料加工时造成污染而降低安全性，因此不能绝对地说天然食品添加剂优于人工合成食品添加剂或天然食品添加剂一定比人工合成食品添加剂安全。

（三）食品添加剂在食品中的作用

在食品生产加工过程中，根据生产工艺的需要，按照《食品安全国家标准 食品添加剂使用标准》（GB 2760—2024）的规定合理使用食品添加剂，以达到如下目的。

1. 保持或提高食品本身的营养价值

日常摄入食品是为了满足机体的营养需求。但是，在食品生产加工或者保存过程中，食品中的一些营养成分容易发生改变（食品营养素被氧化、食品的腐败变质）。如果在食品生产加工过程中按照规定加入一些抗氧化剂或者防腐剂，就能够有效避免营养素的损失。另外，在食品中加入营养强化剂，可以提高食品本身的营养价值，对于防止营养不良和营养缺乏、促进营养平衡、提高人们的健康水平具有重要意义。

2. 作为特殊膳食用食品的必要配料或成分

在生活中，人们对一些特殊膳食的需求越来越多。如糖尿病患者一般不能吃含糖的食品，但是人们对于甜味有着天然的喜好，所以需要特殊的"无糖食品"。如何能够既满足这些糖尿病患者对甜味的喜好，又能够不造成糖的摄入量增加，按标准批准使用的甜味剂就能够起到这种作用。在满足人们甜味感觉的同时，提供的热量却很低。

3. 提高食品的质量和稳定性，改善其感观特征

食品添加剂在保证食品的质量和稳定性方面具有重要的作用。例如，使用乳化剂以保证一些脂肪乳化制品的水油体系的稳定性；加入抗结剂来保证易受潮结块食品的质量。另外，食品的色、香、味等感官特征是衡量食品质量的重要指标。食品添加剂中的着色剂、护色剂、漂白剂及食用香料等能够明显改善食品的感官特征，满足人们的不同需求。

4. 便于食品的生产、加工、包装、运输或贮藏

食品添加剂有利于食品加工操作适应机械化、连续化和自动化生产，推动食品工业走向现代化。如使用乳化剂能使面团中的水分均匀分布，提高面团的持水性和吸水力，有利于蒸煮；用葡萄糖酸-δ-内酯作为豆腐的凝固剂，利于其机械化、连续化生产。

二、餐饮业中常用的食品添加剂

我国是餐饮大国，餐饮业的繁荣景象是任何国家都无法匹敌的。同时，我国在餐饮业中使用食品添加剂的使用历史也非常久远，早在1800多年前的东汉时期，就开始使用点制豆腐用的盐卤，800多年前的南宋时期就将亚硝酸盐应用于腊肉的生产。

近年来，随着我国经济水平提高、工作和生活节奏加快，在外就餐人数日益增加、餐饮业出现蓬勃发展的景象，已经成为拉动我国国民经济第三产业发展的重要组成部分。特别是人们对食品的要求越来越高，不仅要求营养丰富，还要求其色、香、味、形俱佳，食用方便，这就使得现代餐饮行业所使用的食品添加剂种类越来越多。

（一）食品添加剂进入餐饮业的主要途径

食品添加剂进入餐饮业主要有三条途径。

（1）餐饮行业从市场上购买的加工原料中本身含有食品添加剂。如冷菜制作所使用的板鸭可能含有抗氧化剂、酸度调节剂、着色剂、防腐剂等多种类食品添加剂。

（2）通过食盐、糖、醋、酱类、味精、芝麻油、腐乳、豆豉、鱼露、蚝油、料酒、香辛料、复合调味料、火锅调料等调味品加入供应的产品中。

（3）餐饮业直接将购买的食品添加剂、复合食品添加剂加到供应的产品中。

（二）餐饮业常用食品添加剂

近年来，中国疾病预防控制中心通过对我国24个省、市、区的1440家餐饮企业进行食品添加剂使用现状现场调查，研究共发现食品添加剂和被餐饮企业当作食品添加剂使用的物质中，其中食品添加剂占92.1%，非食品级的添加剂占6.4%，未经国家批准或禁用的物质占1.5%。

餐饮业使用食品添加剂种类排在前5位的分别是：食用香料、调味剂、防腐剂、着色剂（色素）、膨松剂。

1. 食用香料

食用香料是添加到食品产品中以产生香味、修饰香味或提高香味的物质，也是食品添加剂中最大的一类，其中品种已达1800多种，根据来源可分为天然香料与人工合成两类。

（1）天然香料　天然香料一般成分复杂，非单一化合物，安全性较高，主要是植物香料，如八角、花椒、薄荷、桂皮、丁香等，在我国有着悠久的使用历史。但据研究某些香料也含有有毒物质，如桂皮、八角含有黄樟素，可致动物肝癌，使用时需注意。

（2）人工合成香料　人工合成香料是用合成方法制得，而且通常以数种或数十种香料单体调和而成。各种味道的香精在实际使用中是极少的，如汽水、冰棒中一般香精使用量为0.02%~0.1%。

根据《食品安全国家标准　食品添加剂使用标准》表 B.1 中"不得添加食品用香料、

香精的食品名单"，不得添加食品用香料、香精的食品包括：巴氏杀菌乳、灭菌乳和高温杀菌乳、稀奶油、植物油脂、动物油脂（包括猪油、牛油、鱼油和其他动物脂肪等）、无水黄油、无水乳脂、新鲜水果、新鲜蔬菜、冷冻蔬菜、新鲜食用菌和藻类、冷冻食用菌和藻类、原粮、大米、小麦粉、杂粮粉、食用淀粉、生鲜肉、鲜水产、鲜蛋、食糖、蜂蜜、盐及代盐制品、婴幼儿配方食品、婴幼儿辅助食品、饮用天然矿泉水、饮用纯净水、其他类饮用水、茶叶、咖啡。

2. 调味剂

调味剂是指能增加菜肴的色、香、味，促进食欲，具有调节改善食品滋味功能的食品添加剂。从狭义上讲，调味品包括咸味剂、酸味剂、甜味剂、鲜味剂和辛香剂等，像食盐、酱油、醋、味精、糖、八角、花椒、芥末等都属此类，但从广义上讲，调味品已经不再局限于传统的油、盐、酱、醋、鸡精、味精等，其中含有的酸味剂、甜味剂、鲜味剂等食品添加剂不仅局限于上述日常所见的。

现在，随着餐饮业的发展，厨师分工越来越细，全部由自己调制复合调味料效率太低，而且每个人的做法都不一样，因此成品或者半成品的复合调味料成了餐饮业大量采购的对象。食品行业中的调味品就有200多种、上千个单品。

3. 防腐剂

防腐剂是能防止由微生物引起的腐败变质、延长食品保藏期的食品添加剂。因兼有防止微生物繁殖引起食物中毒的作用，又称抗微生物剂。

食品防腐剂应具备的条件：加入食品中后在一定时期内有效，在食品中有很好的稳定性；低浓度下具有较强的抑菌作用；本身不应具有刺激气味和异味；不应阻碍消化酶的作用，不应影响肠道内有益菌的作用；价格合理，使用较方便。

目前世界各国所用的食品防腐剂有30多种。食品防腐剂在中国被划定为第17类，有28个品种。防腐剂按来源分，有化学防腐剂和天然防腐剂两大类。化学防腐剂又分为有机防腐剂与无机防腐剂。前者主要包括苯甲酸及其钠盐、山梨酸及其钠盐等，后者主要包括亚硫酸盐和亚硝酸盐等。天然防腐剂，通常是从动物、植物和微生物的代谢产物中提取。

防腐剂在餐饮业中主要是应用于干货原料的涨发、肉类制品、面包、蛋糕类食品的制作加工等。

4. 着色剂（色素）

着色剂也称食用色素，是用以使食品着色并改善食品色泽的食品添加剂。按来源可分天然食用色素及人工合成两类。

（1）天然食用色素　天然食用色素主要来自动植物组织或微生物代谢产物。天然食用色素多数比较安全，有些还有一定的营养价值，但个别的也具有毒性，如藤黄有剧毒不能用于食品。餐饮业中常用的天然食用色素，主要有红曲、叶绿素、糖色、姜黄素等，见表5-28。

表5-28　餐饮业中常用的天然食用色素

天然食用色素	主要来源、性质	餐饮业应用
红曲	又名红曲米，是将一种霉菌接种在米上培养而成。红曲色素，性质无毒，对蛋白质有很强的着色力	红曲是红豆腐乳、卤肉、卤鸡等肉类食品常用的天然食用色素。红色鲜艳惹人喜爱。有些地方在用红曲卤过的食品上还加番茄酱，色更鲜艳味更美
叶绿素	用菠菜或青菜叶等绿色植物原料捣烂挤出汁，此汁水即含叶绿素。有时还在这绿色的汁中滴一点碱，以保持绿色的稳定性	饮食业常用叶绿素做翡翠色菜肴，如彩色鱼丸、彩面等
糖色	又名酱色、焦色，烹调常用白糖炒成酱色做红烧菜的色素	常用于制酱、酱油、醋等食品中
姜黄素	用生姜黄的茎经加工制成的色素	常用于配制酒桂圆等的着色

（2）人工合成食用色素　人工合成食用色素突出特点是着色力强，色泽鲜艳，成本较低。但人工合成食用色素是从煤焦油中制取或以苯、甲苯、萘等芳香烃化合物为原料合成的，这类食用色素多属偶氮化合物，在体内进行生物转化可形成芳香胺，有致癌性。我国目前允许使用的合成色素有6种：苋菜红、胭脂红、柠檬黄、日落黄、亮蓝、靛蓝。一般用于各种饮料、配制酒、糖果、罐头等食品。这些合成色素应严格按照《食品安全国家标准 食品添加剂使用标准》（GB 2760—2024），在规定范围和规定用量内使用。

5. 膨松剂

膨松剂指食品加工中添加于生产焙烤食品的主要原料小麦粉中，并在加工过程中受热分解，产生气体，使面坯起发，形成致密多孔组织，从而使制品具有膨松、柔软或酥脆的一类物质。

膨松剂按来源可分为两种类型：生物膨松剂、化学膨松剂。

（1）生物膨松剂　以各种形态存在的品质优良的酵母为主。在自然界广泛存在，使用历史悠久、无毒害、培养方便、廉价易得、使用特性好。

（2）化学膨松剂　也称合成膨胀剂，一般是碳酸盐、磷酸盐、铵盐和矾类及其复合物。都能产生气体，在溶液中有一定的酸碱性。使用化学膨胀剂，不需要发酵时间。化学膨松剂分为碱性膨松剂和复合膨松剂两类。碱性膨松剂包括碳酸氢钠、碳酸氢铵、碳酸铵、碳酸钙、碳酸镁等。复合膨松剂通常由3种成分构成，即碳酸盐、酸性物质和淀粉等。

三、餐饮业食品添加剂的安全控制

餐饮业处于整个食物链的末端，作为食品安全的最后一道关口，餐饮服务业应做好食品安全的"守门员"，由于大多数食品添加剂毕竟不

餐饮业食品添加剂的安全控制

是食物的天然成分，少量长期摄入可能存在对机体的潜在危害，食品添加剂的滥用或误用，更可能对人体健康带来严重危害，所以餐饮业应该加强常用食品添加剂的安全控制。

（一）餐饮业食品添加剂使用存在的问题

目前，关于食品添加剂的食品安全国家标准中，更多的是针对食品生产企业，要求在预包装食品的外包装上标注、明示食品添加剂成分，而餐饮店、街头现做现卖食品使用添加剂的情况则被关注得比较少，因此餐饮业食品添加剂使用情况更加令人担忧。

目前餐饮业食品添加剂使用存在的主要问题如下。

1. 滥用非食用物质作为食品添加剂

我国对食品添加剂实行允许名单制度，只有列入目录中的物质才可以作为食品添加剂使用。但是，违法者无视法律法规的规定，将不允许使用的物质作为食品添加剂添加到食品中去。国家卫生健康委自2008年以来陆续发布了48种食品中可能违法添加的非食用物质名单，涉及米面制品、调味品、豆制品、肉禽、水产品等各类食品。表5-29中列出了部分非食用物质可能添加的食品类别及其可能产生的危害。

表5-29　部分非法添加的非食用物质

名称	可能添加的食品品种	主要作用	主要危害
吊白块	腐竹、粉丝、面粉、竹笋	常用于工业漂白剂，还原剂等。不法分子用于食品增白	吊白块的毒性与其分解时产生的甲醛有关。人长期接触低浓度甲醛蒸气可出现头晕、头痛、乏力、视力下降等。长期接触甲醛者鼻腔或鼻咽部发生肿瘤增多
苏丹红	辣椒粉、含辣椒类的食品（辣椒酱、辣味调味品）	苏丹红是人工合成的红色工业染料，一些企业常将苏丹红添加于辣椒产品加工当中	有致癌性，对人体的肝、肾器官具有明显的毒性作用
蛋白精、三聚氰胺	乳及乳制品	三聚氰胺含氮量很高（66%），估算在植物蛋白粉和饲料中使蛋白质增加一个百分点	降低了饲料中真蛋白质的含量，影响动物生长性能，甚至可能对动物产生危害。长期或反复大量摄入三聚氰胺可能对肾与膀胱产生影响，产生结石
硼酸与硼砂	腐竹、肉丸、凉粉、凉皮、面条、饺子皮	用于玻璃、医药、化妆品等工业，并用作食物防腐剂和消毒剂等。外用杀菌剂、消毒剂、收敛剂和防腐剂	硼酸对人体有毒，内服影响神经中枢

续表

名称	可能添加的食品品种	主要作用	主要危害
工业用甲醛	海参、鱿鱼等干水产品、血豆腐	甲醛主要用于工农业，利用甲醛的防腐性能，加入水产品等不易储存的食品中。甲醛溶液浸泡过的水产品外观比较好，但不能食用	导致头痛、乏力、恶心、呕吐及神经紊乱等；孕妇长期吸入可能导致胎儿畸形，甚至死亡，男子长期吸入可导致男子精子畸形、死亡等
工业用火碱	海参、鱿鱼等干水产品、生鲜乳	工业用氢氧化钠用于化学药品的制造及造纸、炼铝等。食用氢氧化钠应符合国家标准 GB 1886.20—2016。不法商人常使用工业级于食品中	本品有强烈刺激和腐蚀性。粉尘或烟雾会刺激眼和呼吸道，可造成消化道灼伤，黏膜糜烂、出血和休克
罂粟壳	火锅底料及小吃类	罂粟壳中的生物碱虽然含量较少，但仍可使人产生依赖性进而成瘾	罂粟壳属于毒品，即使是"灭活"后的罂粟籽，仍含有微量吗啡、可卡因等对身体有害的成分。长期食用，照样可能让食客中毒上瘾，严重者可变成"瘾君子"
废弃食用油脂	食用油脂	餐饮业废弃油脂、含油脂废水经油水分离器或者隔油池分离后产生的不可再食用的油脂	废弃食用油脂经过多次反复油炸、烹炒后，含有大量的致癌物质，如苯并芘等，长期食用会导致慢性中毒，容易患上肝癌、胃癌、肠癌等疾病
瘦肉精（盐酸克伦特罗，莱克多巴胺等）	猪肉、牛羊肉及肝脏等	瘦肉精是一类动物用药，添加于饲料中，可以增加动物的瘦肉量、减少饲料使用、使肉品提早上市、降低成本	瘦肉精中毒有心悸，面颈、四肢肌肉颤动，手抖甚至不能站立，头晕，乏力等症状
酸性橙Ⅱ	黄鱼、鲍汁、腌卤肉制品、红壳瓜子、辣椒面和豆瓣酱	主要用于皮革、纸张、织物的染色及印花，具有色泽鲜艳、着色稳定和价格低廉的特点，一些不法商贩在食品中违规添加酸性橙Ⅱ	有强致癌性，严重危害了消费者身体健康，禁止作为食品添加剂使用

2. 擅自超范围和超量使用食品添加剂

不少餐饮企业为了提高产品的口感，改善产品的外观，擅自超范围和超量使用食品添加剂的事件时有发生。超范围使用的品种主要是合成色素、防腐剂和甜味剂等品种。如肉制品中的苯甲酸防腐剂、合成色素；乳制品中的山梨酸防腐剂、二氧化钛白色素；葡萄酒中的合成色素、甜蜜素；面粉中的过氧化苯甲酰，溴酸钾；蜜饯类产品中的甜味剂、防腐剂、色素；乳饮料中的甜味剂、防腐剂；冷饮、果冻中的甜蜜素；酱菜中的苯甲酸。餐饮业中存在超范围、超量使用的情况如表5-30。

表 5-30 餐饮业食品添加剂的超范围、超量使用

餐饮菜品类型	具体菜品	超范围、超量使用食品添加剂情况
粮食及粮食制品	面点	过量使用膨松剂（硫酸铝钾、硫酸铝铵等），造成铝的残留量超标准；超量使用水分保持剂磷酸盐类（磷酸钙、焦磷酸二氢二钠等）；超量使用增稠剂（黄原胶、黄蜀葵胶等）；超量使用甜味剂（糖精钠、甜蜜素等）
	饺子皮	超量使用水分保持剂磷酸盐类（乳酸钠等）；超量使用增稠剂（皂荚糖胶、沙蒿胶、黄原胶等）；烧卖皮超量使用着色剂（栀子黄）或超范围使用
蔬菜水果类	凉拌蔬菜/水果	着色剂（胭脂红、柠檬黄等）超量或超范围使用（诱惑红、日落黄等）
调味料及汤锅料类	调味汤锅类	肉骨头砂锅增加香味，凭感觉添加骨香粉、猪肉香精等。在火锅底料中加入火锅飘香剂、火锅增香膏等 做鱼头浓汤超量使用增稠剂（羟丙基淀粉醚等），则立即变为又白又浓
饮料类及酒类	鲜榨果蔬汁	超量使用（D-异抗坏血酸、植酸等）；违规使用甜味剂、着色剂
	现调酒类	超量或超范围使用漂白剂、甜味剂、着色剂
肉及肉制品类	烹调肉类	在煎炸、烧烤、炖煨、氽煮、熘炒过程中广泛地超量使用水分保持剂磷酸盐类（磷酸三钠、焦磷酸钠等）；其使用复合磷酸盐类还有增重作用
	酱、卤肉制品	超量或超范围使用着色剂（焦糖色）以及化工原料（酸性橙）。使用防腐剂、发色剂（亚硝酸钠等）处理肉类

3. 使用不符合质量规格标准的食品添加剂

食品添加剂的使用中，对所使用的食品添加剂的质量规格标准也作出了规定，达到质量规格要求的物质才能作为食品添加剂。在餐饮行业中常常发现有的商家在食品加工过程中使用工业用白油、双氧水替代食用级白油、双氧水作为食品添加剂使用；再如甜蜜素是我国允许使用的食品添加剂，但并不是所有名称叫作甜蜜素的物质都可以作为食品添加剂使用，而只有达到《食品添加剂 环己基氨基磺酸钠（又名甜蜜素）》（GB 1886.37—2015）要求的甜蜜素，才可以作为食品添加剂用于食品生产中。

4. 违反食品添加剂的使用原则使用食品添加剂

在食品添加剂使用过程中，经常有违反食品添加剂使用原则的事情发生。我国食品添加剂的使用原则中规定，不应掩盖食品本身或加工过程中的质量缺陷或以掺杂、掺假或以伪造为目的而使用食品添加剂。例如，实际生产过程中，一些不法人员在植物油中添加味道类似于香油的香精生产"香油"，这就违反了食品添加剂的使用原则。

5. 违反食品添加剂的标识规定，欺骗和误导消费者

食品添加剂的标识包括食品添加剂产品的标识和添加了食品添加剂的食品的标识两个方面内容，在《食品安全法》《食品添加剂卫生管理办法》《食品安全国家标准 预包

装食品标签通则》等都有明确的规定。在实际食品添加剂和食品的生产经营过程中一些生产者无视法律法规的要求，不正确地或者不真实地标识食品添加剂，一些商家为了吸引消费者，将其食品定为"纯天然食品"，绝不添加食品添加剂等虚假宣传，均是误导和欺骗消费者的行为。

（二）餐饮业食品添加剂的安全控制

1. 餐饮业食品添加剂的使用原则

餐饮业中使用食品添加剂应遵循如下原则：不应对人体产生任何健康危害；不应掩盖食品腐败变质；不应掩盖食品本身或加工过程中的质量缺陷或以掺杂、掺假、伪造为目的而使用食品添加剂；不应降低食品本身的营养价值；在达到预期效果的前提下尽可能降低在食品中的使用量。

2. 餐饮业食品添加剂的选购要求

（1）使用品种　必须是列入《食品安全国家标准 食品添加剂使用标准》（GB 2760—2024）的品种。

（2）使用范围　必须按照《食品安全国家标准 食品添加剂使用标准》（GB 2760—2024）中的使用范围和使用量使用，如柠檬黄只能用于糕点裱花，而不能用于糕点制作。复合食品添加剂中的单项添加剂成分也应在《食品安全国家标准 食品添加剂使用标准》（GB 2760—2024）范围内。尤其注意火锅底料、自制饮料、自制调味料配制时食品添加剂的使用。

（3）索证要求　须向食品添加剂的供货商索取卫生许可证复印件，应注意许可项目和发证日期，发证机关必须是省级行政部门。如果使用的是复合添加剂，在许可证上必须有标明。购入食品添加剂时需填写"食品添加剂索证索票与进货查验记录"。

（4）包装标识　食品添加剂必须有包装标识和产品说明书，标识内容包括：品名、产地、厂名、卫生许可证号、规格、配方或者主要成分、生产日期、批号或者代号、保质期限、使用范围与使用量、使用方法等，并在标识上明确标示"食品添加剂"字样。复合食品添加剂还应当同时标识单一品种名，并按含量由多到少排列；各单一品种必须使用与《食品安全国家标准 食品添加剂使用标准》（GB 2760—2024）相一致的名称。

3. 餐饮业食品添加剂的使用要求

餐饮业使用食品添加剂必须谨慎小心，严格按照产品说明书使用，做到"五专"：专店采购、专柜存放、专人负责、专用工具、专用台账。

（1）专店采购　即必须到有资质的专卖店进行食品添加剂采购，索取相应票证备查。

（2）专柜存放　即必须将食品添加剂放在指定区域的专柜保存。

（3）专人负责　即必须有两名经过培训的职业厨师共同领取、使用、配制。

（4）专用工具　即必须使用经过验证的计量器具进行计量重量。

（5）专用台账　即必须使用市场监督管理部门印制的台账，每次使用按照要求逐项登记。台账记录见表5-31。

表5-31 餐饮业食品添加剂使用登记表

使用日期	食品添加剂名称	生产者	生产日期	使用量/g	功能（用途）	制作食品名称	制作食品量	使用人	备注

💬 课后习题

一、填空题

1. 按照《食品安全国家标准 食品添加剂使用标准》规定的食品添加剂品种、使用范围、使用量使用食品添加剂。餐饮服务单位不得采购、储存、使用_____。

2. 人工合成色素除用于部分饮品加工和糕点表面的修饰外，严禁_____在食品加工制作中使用。

3. 即食食品加工中禁止使用_____。

扫描二维码获取判断题、单选题

二、简答题

1. 请简述食品添加剂的概念及分类。
2. 请简述餐饮服务环节中食品添加剂的使用要求。

⚙ 拓展阅读

扫描二维码获取

第六章

餐饮食品加工过程的
安全控制

学习目标

1. 掌握各类原料粗加工的安全控制措施。
2. 掌握热制菜肴的食品安全控制措施。
3. 掌握影响冷制菜肴食品安全的关键控制点和控制措施。

学习导览

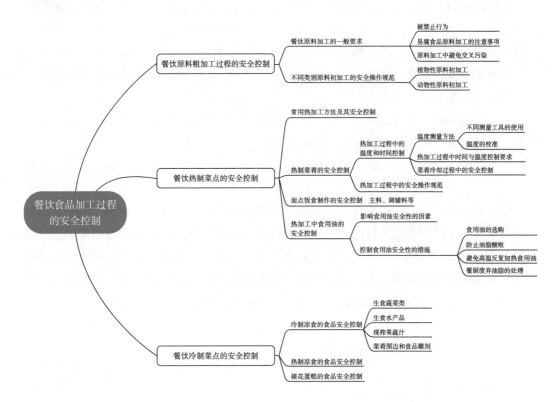

第一节 餐饮原料粗加工过程的安全控制

案例引入

在某市一家西餐厅内，有27人因食用该餐厅被污染的凉拌卷心菜而感染肠出血性大肠埃希菌。当地食品安全监管部门报告，该餐厅用一批软化、叶子腐烂、重度污染的甘蓝加工了4kg凉拌卷心菜。按餐厅的正确加工程序，应先去除甘蓝上腐烂的叶子，然后再用水冲洗。但据调查发现，这批用来制作凉拌卷心菜的甘蓝并没有事先用水清洗，而是直接切碎后与其他原料、调料一起放进消毒过的塑料桶里搅拌均匀，在午餐自助柜上出售。

该案例说明，在菜点初加工过程中，如果没有采取正确的择菜、清洗、切配等程序，仍然有可能导致食品安全危害的产生。

烹饪原料来源广泛，种类繁多，但这些原料购进时大多带有泥土杂物、微生物、虫卵和农兽药等，不能直接进行烹调，必须根据原料种类、菜点要求进行粗加工。原料粗加工分为初加工和细加工，即对烹饪原料进行挑拣、整理、解冻、清洗、剔除不可食用部分、切配等的加工制作。这样有助于最大限度减少各种危害物，满足烹调要求，保持原料的营养成分，充分合理利用原料，减少原料浪费，提高企业经济效益。

一、餐饮原料加工的一般要求

餐饮服务加工过程的食品安全控制要求主要包括不应有法律法规禁止的加工行为和食品原料，加工前对加工食品进行感官检查，采取措施避免食品在加工过程中受到污染，不应在餐饮服务场所内饲养、暂养和宰杀畜禽。

加工制作

（一）加工制作食品过程中不得存在的行为

（1）使用非食品原料加工制作食品。

（2）在食品中添加食品添加剂以外的化学物质和其他可能危害人体健康的物质。

（3）使用回收食品作为原料，再次加工制作食品。

（4）使用超过保质期的食品、食品添加剂。

（5）超范围、超限量使用食品添加剂。

（6）使用腐败变质、油脂酸败、霉变生虫、污秽不洁、混有异物、掺假掺杂或者感官性状异常的食品、食品添加剂。

（7）使用被包装材料、容器、运输工具等污染的食品、食品添加剂。

（8）使用无标签的预包装食品、食品添加剂。

（9）使用国家为防病等特殊需要明令禁止经营的食品（如织纹螺等）。

（10）在食品中添加药品（按照传统既是食品又是中药材的物质除外）。

（11）法律法规禁止的其他加工制作行为。

对国家法律法规明令禁止的食品及原料，应拒绝加工制作。

（二）易腐食品原料加工中需及时保持冷藏

高危易腐食品指蛋白质或碳水化合物含量较高［通常酸碱度（pH）大于4.6且水分活度（Aw）大于0.85］，常温下容易腐败变质的食品。比如畜禽肉、蛋类、水产、乳类、煮熟的米饭、面食、豆类、蔬菜、豆腐、切开的弱酸类水果和瓜类等。易腐食品每批从冰箱或冷库中取出加工的数量，尽量缩短易腐食品在常温下的存放时间（一般半小时内），表面温度不宜超过8℃，加工后应马上使用或冷藏。

8~60℃是高危易腐食品存储的危险温度带，容易滋生微生物，所以应尽快使用或冷藏（或冷冻）。热制冷食类，在冷却时，可采用将食品切成小块、搅拌、冷水浴等措施或者使用专用速冷设备，使食品的中心温度在2h内从60℃降至21℃，再经2h或更短时间降至8℃。再加热时，食品的中心温度应达到70℃以上。

（三）原料加工中避免交叉污染

（1）用于食品原料、半成品、成品的工用具和容器以材质、形状或标识（如颜色、文字）进行区分，分开存放。

（2）切配好的半成品应避免受到污染，与原料分开存放，并应根据性质分类存放。

（3）切配好的半成品应按照加工操作规程，在规定时间内使用。

（4）所有用于盛装食品的容器均不得直接放置于地面，以防止食品受到污染。

（5）生熟食品的加工工具及容器应分开使用并有明显标识。

（6）加工的抹布在使用过程中应经常清洗，用后应及时洗净晾干，可将各区域使用的抹布采用不同颜色区分，分开存放、消毒备用。

（7）每天定期清理垃圾，防止苍蝇等四害滋生，保持加工间（区域）及周边环境清洁卫生。

二、不同类别原料初加工的安全操作规范

（一）植物性原料初加工的安全操作规范

1. 新鲜果蔬原料初加工的安全操作规范

新鲜果蔬在烹饪中应用广泛，既能做主料又能做辅料，在一般菜肴和高档筵席中都

有使用。果蔬富含维生素、无机盐和纤维素，是餐饮业中不可缺少的烹饪原料。

（1）初加工流程　果蔬品种很多，在各类菜点制作中，初加工流程一般是先进行挑拣，去除粗老组织，之后浸泡清洗，提倡使用蔬菜清洗机械，如臭氧蔬菜清洗机，可以更好地去除表面的微生物和残留农药。

（2）安全控制措施　水果、蔬菜属于鲜活农产品，具有易碰伤、含水量高、营养丰富等特点，容易遭受各种有害生物的侵袭和污染，从而造成腐烂变质。另外，果蔬在生长、贮运和加工过程中通常会使用一些化学物质，或受到工业污水的污染，这些化学危害通常残留于果蔬原料中。在采购验收合格的烹饪原料的基础上，通过初加工环节，采取有效的安全控制措施，可以在一定程度上降低或减少蔬菜原料中的各种危害。对于部分即时食用的果蔬原料，还可采用盐腌、糖渍、酸渍等方法进行杀菌，并延长保存期。

①去皮。果蔬削去表皮或用丝球将外皮擦去，可以去除残留在表皮上的农药，尤其对于生食的果蔬原料，去皮更是有效减少有害物质的方法。例如黄瓜表皮凹凸不平，难以彻底清洗，通过去除表皮，能够尽量减少残留有害物。

②浸泡清洗。果蔬残留的农药主要为有机磷杀虫剂，有时还可能残存果实膨大剂、保鲜剂等，所以用清水将水果、蔬菜的表面彻底洗净，再在清水或加有少量果蔬专用洗涤液的水中浸泡10~15min，可有效除去果蔬表面及浅表层的农药残留。用果蔬洗涤液浸泡过的果蔬，应注意再用清水漂洗干净，避免引入新的化学物质。

对于生食果蔬原料，在确保原料新鲜的前提下，应注意防止交叉污染，使用符合饮用标准的净水清洗或进行消毒处理，或使用紫外灯照射生食果蔬，有利于提高产品的安全性。

对于寄生虫卵较多的蔬菜，将原料放入浓度为2%的食盐水中浸泡5min，由于渗透作用，使寄生虫卵脱落，然后再用清水洗净备用。

③洗净装筐。洗净后的原料应放入可沥水的容器内，排列整齐，利于切配，盛放果蔬原料的容器应与动物性原料的容器区分开，防止交叉污染。盛放干净原料的容器不能直接放在地面，应放在离地架上。

④切配备用。果蔬原料必须先洗后切，不仅防止营养素的损失，而且可以避免污水中的危害物从组织切面重新又渗透回果蔬组织中。切配好的原料应按照加工操作规程，在规定时间内使用。

⑤盐腌、糖渍和醋渍。蔬菜腌制时，由于还原菌的作用可将蔬菜中的硝酸盐转变为亚硝酸盐，其生成量与食盐浓度和气温有关。在一般情况下，5%食盐浓度在温度较高时亚硝酸盐生成量最多；10%食盐浓度时次之；15%食盐浓度时温度已无明显影响，生成量最少。腌制一周以后，亚硝酸盐含量增加，在半个月时达到高峰，半个月后逐渐下降。亚硝酸盐是致癌物N-亚硝基化合物的前体物，不当的腌制方法增加了有害化合物产生的风险。

糖渍主要是利用糖粉或蔗糖对果蔬原料进行腌制，比如果脯的加工等。当单独使用蔗糖来抑制微生物的生长繁殖时，应使糖液浓度达到60%~65%才能发挥作用。

当食品pH在4.5以下时，多数微生物可被抑制或杀灭。烹调中的醋渍法是向食品中加入醋酸，如醋酸浓度为1.7%～2.0%时，pH相当于2.3～2.5，可抑制或杀灭绝大部分腐败菌；浓度为5%～6%，可使大部分芽孢灭亡。也可利用乳酸菌发酵产酸，来抑制微生物的生长，比如酸菜加工。

2. 植物性干货原料的涨发

干货原料是新鲜的烹饪原料经过加工干制而成，与鲜活原料相比，具有干、硬、韧、老等特点。植物性干货原料主要有菌类、笋类、海带等，通过干货涨发，使原料重新吸收水分，最大限度恢复原有的鲜嫩、松软的状态，有助于切配烹调，改善口感，有利于消化吸收。

植物性干货原料涨发大多使用水发，采用饮用水涨发即可，不同原料按照烹饪工艺要求，使用不同温度的水发制。例如木耳、海带多用冷水涨发，香菇、笋类多用温水涨发，注意涨发时间并定时换水。

（二）动物性原料初加工的安全操作规范

餐饮业中利用的动物性原料主要包括畜禽肉类、水产品等，特别是以畜禽胴体为主的肉、肉类制品及脏器等副产品，大多是生鲜原料。动物性原料富含蛋白质、脂肪、水分等营养成分，极容易被微生物利用，在初加工环节就应该加强食品安全控制。

1. 动物性冻结原料的初加工

（1）初加工流程　冷冻食品出库后，应及时加工制作。一般先进行解冻，解冻时做好合理防护，避免受到污染。之后再清洗、去骨、切配，并进行装盘备用。

（2）安全控制措施。

①解冻。动物性鲜活原料消费主要有两种形式：鲜货和冻结原料。由于在冷冻条件下，动物性原料使用方便，保质期长，因此企业大宗原料通常采用冻结方式保存。解冻原料由于组织细胞破坏，汁液流失，微生物生长迅速，很容易腐败变质。采用合理的解冻方法，可以减少微生物污染，确保解冻后原料的安全。常见烹饪原料的解冻方法见表6-1。

表6-1　常见烹饪原料的解冻方法

解冻方法	解冻原理	特点	对食品安全的影响
空气解冻	以空气作为传热介质，可分为室温下解冻和冷藏条件下（1～5℃）解冻两种方式	空气导热性差，解冻慢，有利于解冻后汁液回到细胞内，减少营养素损失	室温下解冻，易导致微生物大量增殖，影响食品安全；采用冷藏条件下（0～5℃）解冻，影响小，不超过48h
水解冻	以水作为传热介质，可分为浸泡解冻和流动水解冻	水的导热性好，解冻快，风味物质流失严重，原料色泽变淡，且吸水溶胀	浸泡水应定时更换，保证水的卫生；流动水（一般20℃左右）解冻，不超过2h，耗水量大，可除去原料表面部分微生物

续表

解冻方法	解冻原理	特点	对食品安全的影响
微波解冻	原料分子在微波电磁场中高频振动，与分子固有运动间产生类似摩擦效应而被加入	加热均匀，热能利用率高，解冻速度快，原料性质保存好，但耗电量大，费用高	不会引起微生物增殖，可保证原料食品安全，适用于立即加工的小块食品

解冻的目的是使原料恢复冷冻前的状态，餐饮业推荐使用冷藏解冻或流水解冻的方法，这样细胞能较好恢复到初始状态，水分及水溶性营养素不至于大量流失导致口感变差。冷冻原料不宜反复解冻、冷冻，否则会加大食品安全风险，还会降低原料的适口性和营养价值。

②清洗。解冻后的动物性原料应除去残毛、污物、结缔组织、淋巴结、血污肉、肉隔膜等异物，并保持清洁、无污秽、无油腻、无腥臭气味。动物性原料的清洗池应与植物性原料的清洗池分开设置。

③去骨、切配。可按需要去骨分段，切成烹调需要的丁、条、丝、片等形状，发现异常部位应废弃。

④装盆备用。初加工完毕的半成品应盛放在动物性原料的专用容器内，在烹调前冷藏备用。

2. 动物性干货原料的涨发

动物性干货原料主要有海产品、山珍等，这些原料具有干、硬、韧、老等特点，而且还带有原料本身的腥臊气味和杂质，通过涨发，可以大大改善干货原料的可食性。

动物性干货原料的涨发方法较多，由于动物性原料自身的特点，使不同的涨发方法对原料的食品安全产生不同影响。已经涨发的原料，其品质一般低于新鲜食品，食品安全风险增大。因为涨发后，微生物和酶恢复活性，同时外环境中微生物的污染，使涨发后的原料容易腐败，不能长期保存。原料涨发后若出现变色、变味、腐烂、有霉斑等现象，则大多是原料在干制前或干制过程中已发生变质。常见干货原料的涨发见表6-2。

表6-2　常见干货原料的涨发

涨发方法		涨发原理	特点	对食品安全的影响
水渗透涨发	水发	使水沿着原来水分蒸发而出的通道进入干货内，在水的渗透作用下，使干货原料膨胀而软韧	水发根据水温的不同有冷水发、热水发、焖发、蒸发等多种；如水发海带、木耳等	可除去原料中的水溶性污染物；若中温长时间涨发，可使微生物活跃加速变质；高温水发有助于杀灭微生物
	碱发	由于蛋白质具有亲水基团，肌肉类干制品在稀碱溶液中吸水性增强	碱发是利用1%～10%的Na_2CO_3或0.4%的$NaOH$来涨发；比水发时间短。如碱发鱿鱼	碱性溶液对微生物有抑制作用，碱发后用清水将碱液充分漂洗干净，禁止添加硼砂

续表

涨发方法		涨发原理	特点	对食品安全的影响
热膨胀涨发	油发	利用油作为导热介质，使干货原料受热体积膨胀	油温缓慢升高，火力不宜过旺，防止原料外焦里不透；油发后用温水或碱水浸泡回软。如油发蹄筋	不能使用高温或反复加热过的油脂，防止油脂分解产物污染原料
	盐发	利用盐作为传热介质缓慢升温，使干货原料膨大松脆，也有用砂发，原理相同	大火将盐炒至水干，投入干货原料，中火不停翻炒，边炒边用盐焖，直至发透涨大；盐发后用温碱水浸泡和清水漂洗。如盐发鱼肚、蹄筋等	食盐高温炒制，有助于除去原料表面的杂质和微生物

3. 动物性原料的腌制

在烹调中常用盐、醋、酒等调味品进行动物性食物的腌制。利用提高渗透压、氢离子浓度和乙醇浓度的原理，达到抑菌和杀菌的目的。腌制可使食品中的微生物生长受到抑制，同时也可改善食品的质地、色泽和风味，延长食物的保存期。因此，一些烟熏、烤制的肉鱼类原料的预处理，包括即时食用的蔬菜类原料，常常利用腌制法。

（1）盐腌　各种微生物对食盐浓度的耐受能力存在差异。一般情况下，细菌只有极少数是耐盐菌，球菌耐盐能力高于杆菌，非致病菌高于致病菌。霉菌和酵母菌的耐盐能力比细菌强得多，霉菌、酵母菌和嗜盐菌经常是腌制食品的主要污染菌。一般认为，单纯利用食盐抑菌，食盐浓度应达到18%～25%，才可以实现阻止微生物生长的目的。

某些肉鱼制品腌制时会使用亚硝酸盐作为发色剂和防腐剂，肉类腌制剂中硝酸盐和亚硝酸盐的使用量应严格遵守国家食品安全标准，硝酸盐的使用量不得超过0.5g/kg，亚硝酸盐的使用量不得超过0.15g/kg。肉鱼类原料中含丰富的胺类，原料新鲜度越低，胺类物质含量越高，与亚硝酸盐反应生成的亚硝基化合物就越多。同时，腌肉料中含有的黑胡椒、辣椒粉和其他成分之间可形成亚硝基化合物，因此，在肉鱼类原料腌制前，禁止将各类腌制调料事先混合。

（2）醉制　蟹、蚶、螺等水产品，洗净后可以用醉制法加工后食用或保存。这种方法是利用了酒中乙醇的杀菌作用，但需注意酒（黄酒）的用量应高于原料重量的50%，并加入适量的食盐，通过乙醇和食盐的联合作用，起到杀灭致病菌的效果。

4. 禽蛋类初加工的安全控制

使用禽蛋类前，应清洗禽蛋类的外壳，必要时消毒外壳。蛋壳破后应单独存放在暂存容器内，确认禽蛋类未变质后再合并存放。禽蛋类表面微生物数量很多，尤其是沙门菌，所以使用之前应清洗外壳。

课后习题

一、填空题

1. 原料反复冷冻、解冻，不仅加大了_____，而且原料的营养价值和口感都会降低。

2. _____℃是高危易腐食品存储的危险温度带，容易滋生微生物。

扫描二维码
获取判断题、
单选题

二、简答题

1. 冷冻食品解冻时需要注意什么？
2. 简述如何减少初加工环节的交叉污染。

拓展阅读

扫描二维码
获取

第二节
餐饮热制菜点的安全控制

案例引入

　　某厂职工食堂于国庆前夕，从沿海购回冻带鱼数百公斤，贮藏于保管室，当日气温26℃左右。该食堂第二天午饭主要菜肴除清蒸带鱼外，还有蒸肉和两种炒肉菜。烹调时因时间紧张，仅蒸上汽就立即取出。盛放生鱼的大搪瓷盆未清洗消毒又继续盛放蒸过的熟鱼。

　　午饭后有201人中毒发病，均食用过清蒸带鱼，食用蒸肉或炒肉的未见发病。患者主要临床表现为上腹部和脐周阵发性绞痛，严重腹泻，多为水样便。大多有发烧、恶心、呕吐等症状。经补液和抗生素治疗后痊愈。病程2～4d。

　　经食品安全监管部门调查，带鱼中污染了副溶血性弧菌，发生食物中毒的原因来自两个方面：一是因为带鱼蒸制时间太短，没有彻底杀灭致病菌；另一个原因就是盛放生鱼的大搪瓷盆又用来盛放蒸过的熟鱼，导致生熟交叉污染。

　　烹饪原料经初加工后，尚不能完全消除病毒、细菌和真菌及其毒素、寄生虫卵等生物性危害，同时由于原料切配、辅料的添加，以及物料与食用器具、空气等的接触和操作过程中再次发生污染。不合理的热加工方法不仅可能使菜点中存在生物性危害，还可能难以灭活原料中存在的有毒有害物质，甚至可能使菜点中产生新的化学危害。因此，合理选择热加工方法，对于保证菜点的食品安全具有重要意义。

一、常用热加工方法及其安全控制

在菜点制作中采用适当的加工工艺，如煎炸、烘烤、熏蒸等方法，可以制作出适口怡人、丰富多彩的食品，提高菜点中营养素的吸收利用程度，减少有害物质的产生。但是，若加工方法不当，则可能导致生物性危害不能降低或消除，产生多环芳烃、油脂热聚物、油脂高温加热产生过氧化物、杂环胺等化学污染物。按照加热介质的不同，总结常用热加工方法及其特点，分析各种方法可能存在的食品安全问题，采取有效的食品安全控制措施，如表6-3所示。

表6-3　常用热加工方法及食品安全控制

加热介质		工艺特点	食品安全问题	食品安全控制措施	典型应用
水		常压下加热温度不超过100℃，方法多样，加工时间可长可短，如焯水、烧、烩、煮等	短时间加热（如焯水）不彻底，生物性危害不能消除；天然有毒物质没有灭活	确保加热时间足够，断生熟透	用于热制凉食类菜肴制作（如凉拌菠菜）；原料的预处理；面点、饭食的制作等
蒸汽		封闭状态下利用水蒸气进行蒸制，不宜翻动，可保持原料的营养素和原汁原味	蒸制不彻底，不能消除生物性危害	掌握食物的性状、蒸制火候、时间、原料摆放等的控制	用于姜汁肘子、八宝鸡等菜肴半成品处理，或芙蓉嫩蛋等熟处理及面点蒸制
油	过油（半成品加工）	将加工成形原料拌上不同性质的糊浆，采用中或大油量、不同油温加热，获得不同质感的半成品	用油量大，通常为原料的4~5倍以上，200℃以上高温过油，油脂反复加热利用产生化学危害	控制油温，把握投料数量和油量比例，充分过滤用过油脂，减少反复使用的次数	使用范围广泛，畜禽肉类、鱼虾、豆制品等原料经过油后再烹调成菜
	炒、爆、熘等	原料多以小块为主，油量中或少，油温高，快速烹制成菜	加热不彻底，难以消除生物性危害	控制食物原料性状、数量及加热油温和时间	各类荤素炒菜（如宫保鸡丁、干煸牛肉丝等）
	炸	油量大，完全淹没原料，油温高，可达230℃左右	重复用油或过高温度油炸，产生化学性危害；原料未炸透，存在生物性危害	控制食物原料性状、油量、油炸温度和时间	应用广泛，如油炸鸡腿、脆炸茄饼、油炸面点等

续表

加热介质		工艺特点	食品安全问题	食品安全控制措施	典型应用
油	煎、贴等	油量少，成菜时间短，原料多呈饼状或挂糊的片状	原料受热不均匀，出现焦煳，导致化学性危害产生；加热不彻底，生物性危害没有消除	控制原料性状规格，确保加热熟透，防止焦煳	水晶虾饼、椒盐鱼饼、锅贴鸡片等
不同热源	暗炉烤	以煤、木炭、煤气、电作为热源，将原料放于封闭的烤炉内烘烤至熟	烘烤温度过高，有机物分解形成化学有害物；大块原料加热不彻底或焦煳，存在生物性危害或化学性危害	控制烘烤温度和时间；把握大块原料的成熟度；尽量使用电热烘烤	如北京烤鸭、面包、蛋糕等
	明火烤	将原料放于敞口的火炉或火盆上，反复烤至熟透	食物与燃料燃烧烟雾直接接触，导致有害化合物的污染；食物原料直接接触火焰或油脂滴落在火焰上，产生有害化合物	选择电炉或无烟燃料，改良食品烟熏剂，不使食物与炭火直接接触	如烤乳猪、各类烤肉、烤鱼等

二、热制菜肴的安全控制

（一）热加工过程中的温度和时间控制

如前所述，热制菜点无论采用何种热加工方法，要达到消除或减少菜点中生物性危害和化学性危害的目的，控制食物加热的温度和时间是确保食品安全的关键措施。

当食物处于8～60℃时，有害微生物能在食品中大量生长。同时，只有当食物中心温度（或最冷点温度）达到70℃以上时，才能将致病微生物杀灭。因此，各类食物原料中存在的有害微生物，加工过程中可能污染的生物性危害，都需要采用正确的加热烹调、贮藏和再加热方法，使食物达到安全温度或避开危险温度带，从而减少或杀灭有害微生物。

1. 温度测量方法

（1）食物温度测量仪的选择 菜品从原料的初加工到成菜，每个环节都有自己特定的温度要求，生产者所控制的温度从冷冻-18℃到油炸270℃，如何把握这近300℃的温度差异呢？

在传统餐饮业生产过程中，油温九成热、沸水下锅、旺火爆炒、待水微沸浸煮3h等烹饪工艺表述经常出现，但从来没有一个数字化的标准，烹调全靠个人的经验和感官判断，这不仅造成了食物的烹调差异，影响菜品的色、香、味、形、口感，而且使食物的营养价值和食品安全受到影响。使菜品保持在安全温度内是食品安全控制中基本而有效的方法，为防止不当的温度，就必须掌握正确测量食物温度的方法。

表6-4显示了不同种类的温度计及使用特点，可用于食品中心温度或表面温度的测量。

表 6-4　常用温度计及其使用特点

温度计	使用特点
红外线测温仪	可用于非接触式环境和表面温度测量，适合用于食品生产车间、餐饮服务企业、商场超市、宾馆酒店、食品储存和运输等，不能准确地量度金属表面和反射箔纸的温度 ●可测试不同食品而不会发生交叉污染 ●需要经常校验准确度 ●从一个热的温度到一个冷的温度，需要20min的适应时间
双金属温度计	适合用于食品生产车间、餐饮服务企业、商场超市、宾馆酒店、食品储存和运输每个阶段食品的中心温度测定，带刻度盘面的双金属型温度计是成本低、操作最简单的一种中心温度计，适合测量厚大食品的温度 ●温度测量范围是-18℃~104℃，温度误差范围±3℃ ●为保证测试准确性，双金属型温度计的探头必须插入被测食品内至少5cm的深度 ●可以现场校准
数字型温度计	适用场所同上 数字型温度计与双金属型温度计相比，测试速度更快（每秒测量2次），测量范围更宽（-50℃到230℃），测量精确度更高（±1℃或±0.5℃），无论薄小或厚大食品均可测量
一次性温度标贴	广泛使用在货物的仓储、运输过程中，能反映出被测物体的温度是否超标及超标的大致时间 ●根据颜色变化的小圆圈判断温度超标时间，当温度超标时，温度标贴的小圆圈颜色就会慢慢变红，并根据小圆圈的颜色变化可以得知温度超标的时间 ●使用方便简易，将温度标贴贴到需要测量的物体上或者产品的外包装箱上，撕掉标贴上的塑料薄膜即可
温度计使用指南	●餐饮服务企业不能使用水银或玻璃温度计，温度计存放在清洁卫生环境中 ●正确地清洁和消毒温度计以免污染被测试的食品，尤其是测试完原料后接着测试即食食品时非常重要。清洁和消毒温度计时，要擦去所有食物残渣，将温度计的柄或探头部位浸入消毒液中至少5s，最后在空气中晾干 ●若仅检测食品原料或烹调后保持在60℃条件下的食物时，在每次测试之间用酒精棉球擦拭温度计的柄部

（2）测量食品温度的步骤。

①温度计校准。使用食物温度计前，须先阅读使用说明书，食物温度计须定期检查/

校准，以确保读数准确可靠。通常只有双金属型温度计可以自行校准，其他类型温度计大都需要每年至少一次安排温度计制造商或分销商校准食物温度计。双金属型温度计校准的方法主要是沸点或冰点法，至少每三个月一次自行检查食物温度计的准确度。

②食品温度测量。使用温度计测量食品温度时，应了解温度探头插进食物多深，只有把温度计的感应部分插入食物足够的深度，才能测得准确的温度。

双金属型温度计的感应部分从温度计的尖端延伸到温度计杆部的凹痕处，测量时应将整个感应区置于食物的中心部位，把指针端插入食品至少5cm的长度。而数字型温度计的感应部分则在温度计的尖端处，即使薄小食物也可以进行测量。测量食物温度时，应把温度探针插入食品中心或密度大的部分，避开骨骼、脂肪和软骨处。测量酱或汤汁的温度前，最好先搅拌食品使得温度均匀。每次测量热或冷的食物温度后，应等待温度计的读数回复室温，才可再次使用。

测量预先包装或冷藏食物的表面温度时，须把食物温度计的探头放进两包预先包装/冷藏食物的包装之间，让食品袋与其充分接触，并避免损坏预包装食物的包装。

2. 热加工过程中时间与温度控制要求

食品温度和时间是影响食物中微生物生长的最关键因素。对餐饮服务经营者而言，高度关注细菌生长所需要的温度和时间是控制致病菌和腐败菌生长的最有效途径。表6-5列出了菜点生产加工过程中的安全温度控制原则。

表6-5 食品温度和时间的控制

菜点加工过程	食物安全温度和时间	控制温度和时间的作用
菜点热加工	不同食品根据不同的热加工方法需要不同的加热终点安全温度，一般要求达到食品中心温度70℃，并在2h内达到最终烹调温度	正确的烹调热加工方法能杀灭食品中的生物性危害；保持食品在8～60℃不超过4h，可抑制有害微生物的生长数量
食物冷却	食物中心温度应在2h内从60℃降至21℃，再经2h或更低温度降至8℃	正确的冷却方法可防止致病菌芽孢向繁殖细胞转变，防止细胞增殖
再加热	食物处于危险温度带（8～60℃）存放2h以上且未发生感官性状变化的，食用前应再加热，至中心温度70℃以上	正确的再加热方法能杀灭可能出现在食品里的有害细菌
热保藏（保温）食品	烧熟后2h的食品中心温度保持在60℃以上的，其保质期为烧熟后4h	正确保温食物能防止有害细菌生长
冷保持（冷藏）食品	烧熟后2h的食品中心温度保持在8℃以下的，其保质期为烧熟后24h，食用前应重热	正确冷藏食物能防止或减缓有害微生物生长繁殖

3. 菜肴冷却过程中的安全控制

错误的冷却方法，是导致食源性疾病的重要因素之一，因为无法避免食品在冷却过程中处于危险温度带内。按照《餐饮服务食品安全操作规范》的要求，食物在8～60℃

这个危险温度带内存放时间，应不超过4h，食物应在最短时间内通过危险温度带。

大量的食品和块大且厚的食品通常需要较长的冷却时间。例如，一锅（19L）蒸米饭，从蒸柜取出放进冷柜冷却，至少需要72h米饭的中心温度才能降到5℃。

食物快速冷却的方法有：

（1）使用冰水浴浸泡，当冰块体积大于水时，其冷却的速率比完全是水的效率高70%。

（2）使用浅盘，高度应在8cm以下，豆类、米饭食品等或糊状食品容器深度小于5cm。铝热传导最快，其次是不锈钢，不可用塑胶容器。

（3）食品尽可能平铺，体积尽可能小（将大量热食品分批成许多小分量）。

（4）搅拌加速冷却。

（二）热加工过程中的安全操作规范

1. 热加工过程中通用食品安全操作规范

烹饪前应认真检查待加工食品，发现有腐败变质或者其他感官性状异常的，或是国家法律法规明令禁止的食品及原料，应拒绝加工制作。

不得将回收后的食品经加工后再次销售。

需要熟制加工的食品应烧熟煮透，其加工时食品中心温度应不低于70℃，保持时间15s以上。对特殊加工制作工艺，中心温度低于70℃的食品，餐饮服务提供者应严格控制原料质量安全状态，确保经过特殊加工制作工艺所制作成品的食品安全。

不同类型的食品原料、不同存在形式的食品（原料、半成品、成品）分开存放，其盛放容器和加工制作工具分类管理、分开使用，定位存放。

需要冷冻（藏）的熟制半成品或成品，应在清洁操作区内制熟后立即冷却，并在盛放容器上标注加工制作时间等。冷却时，可采用将食品切成小块、搅拌、冷水浴等措施或者使用专用速冷设备，使食品的中心温度在2h内从60℃降至21℃再经2h或更短时间降至冷藏温度。

高危易腐食品制熟后，在冷藏温度至60℃条件下存放2h以上且未发生感官性状变化的，食用前应进行再加热。再加热时食品的中心温度应达到70℃以上。

盛放调味料的容器应保持清洁，使用后加盖存放，宜注明预包装调味料标签上标注的生产日期、保质期等内容及开封日期。接触食品的容器和工具不得直接放置在地面上或者接触不洁物。

菜品用的围边、盘花应保证清洁、新鲜、无腐败变质，不得回收后再使用。

食品处理区内不得从事可能污染食品的活动。不得在辅助区（如卫生间、更衣区等）内加工制作食品、清洗或消毒餐饮具。

餐饮服务场所内不得饲养和宰杀禽、畜等动物。

2. 特殊加工环节的食品安全操作规范

（1）油炸　选择热稳定性好、适合油炸的食用油脂。与油脂直接接触的设备、工具内表面应为耐腐蚀、耐高温的材质（如不锈钢等），易清洁维护。

油炸食品前，应尽可能减少食品表面的多余水分。油炸食品时，油温不宜超过190℃。油不足时，应及时添加新油。定期过滤油脂，去除食物残渣。鼓励使用快速检测方法定时测试油脂酸价、极性组分等指标。定期拆卸油炸设备，进行清洁维护。

（2）烧烤　烧烤场所应具有良好的排烟系统。烤制食品的温度和时间应能使食品被烤熟。烤制食品时，应避免食品直接接触火焰或烤制温度过高，减少有害物质产生。

（3）火锅　不得重复使用火锅底料。使用醇基燃料（如酒精等）时，应在没有明火的情况下添加燃料。使用炭火或煤气时，应通风良好，防止一氧化碳中毒。

三、面点饭食制作的安全控制

餐饮业除经营菜品外，中西式面点也是经营食品的重要组成部分。面点是指以面粉、米粉、杂粮粉甚至富含淀粉的果蔬类原料粉为主料，以水、糖、油和蛋为调辅料，有的品种还以菜肴原料为馅心制得的各种食品。由于中国地域广阔，人口和民族众多，各地口味和风俗各异，使面点制品种类成千上万。归纳起来，各种类型的面点制作过程主要包括原料选择、加工制作和成品贮存几个环节。

（一）原料的安全控制

制作面点的原料主要是面粉、食用油、食糖、蛋类、肉类、乳类及蜜饯、果仁等，这些原料易发生霉变、生虫及酸败等，使用前应对原料进行检查、挑拣，采取第五章所述原料安全控制方法。

（二）制作过程的安全控制

各类面点饭食的制作过程大致包括面团调制、馅料制作、熟制等过程。

1. 面团调制

面团调制是制作面点的基本步骤，由于面点种类不同，面团调制方法各不相同。这里着重介绍面团发酵和调辅料的安全控制。

（1）面团发酵　面粉中的碳水化合物大部分是以淀粉的形式存在的。淀粉中所含的淀粉酶在适宜的条件下，能将淀粉转化为麦芽糖，进而继续转化为葡萄糖供给酵母发酵所需要的能量。面粉发酵是淀粉转化为糖而酵母菌利用糖分发酵，产生二氧化碳和醇类。当二氧化碳受热膨胀后，就在面点制品中形成大量气泡，加之有0.5%～1.4%的酒精在面团中生成，所以熟制后制品既疏松、柔软又具有香味。

发酵的方法有两种：老面发酵和酵母发酵。老面发酵通常是用留下的面肥（老面）接种，进行揉和，以20～28℃进行。但由于老面长期使用已不是纯酵母菌，而夹杂大量乳酸菌、醋酸菌。因此，发酵后面团必须加碱，应掌握好加碱量，防止面团过酸或过碱，影响成品色泽风味和导致对营养素的破坏。

酵母发酵是利用纯酵母菌进行发酵，一般在30℃以下，发酵时间不超过1h，面团不会产酸，也不必加碱中和，同时免去有害微生物的侵袭，有利于营养素的吸收和保存。

此外，还有用碳酸氢钠（小苏打）发酵粉发面，由于发酵粉是碱性物质，用量不当，易使制品发黄，产生碱味，破坏营养素。可使用无铝发酵粉如磷酸二氢钙代替明矾，减少铝的残留。

（2）调辅料　各类面点中使用的调辅料包括盐、糖、油脂、蛋类、乳类和各种食品添加剂。这些调辅料和食品添加剂不仅赋予面点制品的良好口感、丰富的营养价值，还可使制品色彩鲜艳。蛋类原料最好选择鸡蛋，水禽蛋沙门菌带菌率较高。所用食品添加剂，如色素、甜味剂、酸味剂等，必须符合国家食品安全标准，按规定的种类、用量和使用范围使用。

2. 馅料制作

面点馅料种类繁多，可以使用肉类、蔬菜等各种原料，制作馅料时应确保原料的卫生，再拌和馅料。盛用容器与工具注意清洁卫生，防止微生物污染。馅料制作数量应按需要进行准备，最好随用随做，未用完的馅料应进行冷藏，并在规定存放期限内使用。

3. 大米淘洗

加工前应认真检查大米等原料，确认没有腐败变质或感官性状的异常，发黄霉变或陈化大米等不能用于饭食的加工。大米不宜多次淘洗，因米中含有一些溶于水的维生素和无机盐，而且大都存在于米粒的外层。在淘洗时，硫胺素损失可达40%～60%，核黄素和烟酸损失可达23%～25%，蛋白质、脂肪和糖等也有不同程度的损失。所以淘米时应用凉水，不用流水和热水淘洗；用水量、淘洗次数要尽量减少，以去除泥沙为度。

4. 熟制环节

面点饭食熟制工艺主要有蒸制、烤制、油炸和油煎。蒸制对制品的食品安全影响较小，只是注意蒸熟、蒸透。烤制可使面点坯料表面温度达180～200℃，而中心温度不超过100℃。随着温度升高，面点表皮逐渐焦化可产生苯并芘等有害化合物，应注意控制。油炸和油煎则应防止焦煳和过度褐变，产生丙烯酰胺等有害化合物。

5. 制品存放

对于水分含量较高的含乳、蛋的点心应当在8℃以下或60℃以上的温度条件下储存。蛋糕坯应在专用冰箱中储存，储存温度8℃以下。裱花蛋糕储存温度不能超过20℃。

四、热加工中食用油的安全控制

在各类菜点加工中，热加工方法中以油脂作为加热介质占大多数，油脂可以赋予食物更加丰富的口感、色泽和香味。据统计，我国居民通过膳食摄入的脂肪，只有一半来自食物本身，而另一半则来自食用油。食用油作为膳食的重要组成部分，是人体生长发育不可或缺的物质，是人体重要的能量来源，直接影响着消费者的身体健康和生命安全。对餐饮服务企业而言，食用油脂的合理使用不仅影响着食物的加工工艺和品质，而且也影响着企业的生产成本和利润，在保障消费者身体健康的前提下，不仅要考虑提高食用油的利用率，而且更应该高度重视食用油的安全性。

（一）影响食用油安全性的因素

近年来，随着人们生活水平的提高，在食物加工过程中食用油的使用量也在增多，丰富的油脂可以赋予食物金黄的色泽、松脆的口感，但同时也可能对人们的健康造成损害。

1. 食用油的加工方法

食用油脂的制取一般有两种方法：压榨法和浸出法。压榨法是用物理压榨方式，直接从油料中榨取油脂；浸出法是用食用级溶剂从油料中抽提出油脂的一种方法。压榨油和浸出油都须经过碱炼、脱色、脱臭等化学精炼过程，去除油脂中的杂质，才能成为符合国家标准、可食用的油脂。

只经过压榨或浸出加工得到的油叫毛油，是从植物油料中分离出的初级产品，主要是一些不具备除杂和精炼设备的作坊式榨油坊生产，常在一些农贸市场销售，以低廉的价格吸引消费者和餐馆购买。毛油中含大量杂质、水分、磷脂等物质，过多杂质和水分导致油脂色泽加深，容易酸败；磷脂的存在，使油脂受热泛起大量泡沫，不利于食物的加工，导致油脂存放时间缩短。

未精炼的菜籽油硫化物含量较高，对人体产生不良影响，如刺激黏膜、致甲状腺肿大、降低生长速度等。硫化物还具有刺激、辛辣气味，这是影响菜籽油的气味和滋味的主要原因。

由于霉变油料作物的存在，导致毛油中霉菌毒素的含量大大超标，如花生易被黄曲霉污染，导致花生毛油中含有强致癌物质——黄曲霉毒素，经过精炼的花生油可以大大降低黄曲霉毒素的含量。

未精炼的棉籽油含有的游离棉酚，会导致心、肝、肾等的实质细胞受损，生殖系统的损坏，甚至急性中毒致猝死，对人体危害极大。经过精炼的棉籽油，就能去除大部分所含毒素。

2. 食用油的来源

食用油脂作为餐饮业大宗采购原材料，历来是政府监管部门的监管重点。尤其是近年来出现的"地沟油""潲水油"等事件，督促政府监管部门强化对餐饮企业食用油来源的监管。监管部门要求餐饮经营者必须使用来源可靠、标识清楚的食用油脂，最好使用正规企业生产的桶装油，适量购买，在保质期内使用，并严格执行餐饮业原材料采购索证制度。

3. 食用油的贮存与使用

（1）食用油的酸败　动植物油脂贮存时间过长或贮存方法不当，发生一系列化学变化，引起感官性状的改变就是油脂酸败。油脂酸败的原因有两个方面：一方面是由生物性因素引起的酶解过程，来自动植物组织残渣和食品中微生物的酯解酶等催化剂使甘油三酯水解成甘油和脂肪酸，随后高级脂肪酸碳链进一步氧化断裂生成低级酮酸、甲醛和酮等。另一方面是化学性因素引起的水解和自动氧化过程，在空气、阳光、水、金属离子（如铜、铁、锰等）等因素作用下，主要是不饱和脂肪酸，特别是多不饱和脂肪酸双键打开形成过氧化物，再继续分解为醛、酮、低级脂肪酸等物质，造成油脂感官性质的改变，在油脂酸败过程中油脂的自动氧化占主导地位。

油脂酸败直接影响产品质量，使感官性状发生变化，出现特殊臭味，也就是俗称的"哈喇味"。酸败过程中不饱和脂肪酸的氧化破坏，产生短链的游离脂肪酸，它不仅能使油脂风味变差，长期食用还会使动物脱毛，使体内多种酶失去活性、减重直至死亡，并破坏油脂中的维生素A、维生素D、维生素E，使其失去活性。同时，油脂酸败过程中产生的过氧化物，可以破坏细胞膜结构，长期食用酸败油脂对心血管病、肿瘤等疾病有促进作用。

（2）食用油高温下反复加热　在菜点加工中，食用油高温下反复加热的情况有两种：一种是油炸工艺，如炸鸡腿、炸油饼等，油温可能超过200℃，炸制时油脂必须将食物淹没，油脂用量大，容易高温下反复使用；另一种情况是半成品的预处理，如动物性原料加工前的滑炒、过油等操作，尽管加热温度中等，但仍需油脂淹没原料，且一锅油需要处理多种原料，同样存在烹调用油的反复加热使用的情况。

高温下反复加热油脂可使油脂中的维生素A、胡萝卜素、维生素E等被破坏，同时，在高温下与空气接触，可使必需脂肪酸氧化酸败的速度加快。高温处理过的油脂热能供给量只有生油脂的1/3左右，因而在体内氧化时不能产生同等的热能。根据动物实验的结果，高温加热油脂不但不易被机体吸收，而且妨碍同时进食的其他食物的吸收。

油脂在高温下反复加热会发生聚合和热氧化聚合，生成环聚合物和多环芳烃化合物，高温下油脂还能发生部分水解，低级羰基化合物还能聚合，形成黏稠的胶状聚合物，影响油脂的感官性状和消化吸收。这些生成物质不仅可使动物生长停滞，肝脏肿大，生殖功能和肝功能发生障碍，甚至可能有致癌作用。

高温下煎炸油会部分水解生成甘油和脂肪酸，甘油在高温下失去水分生成丙烯醛，丙烯醛对鼻、眼黏膜有较强的刺激作用，操作人员长期吸入会损害呼吸系统，根据相关报道，长期进行煎炸操作并缺乏相应保护措施的操作人员，患呼吸系统疾病的概率是正常人的2～3倍。同时，丙烯醛可以氧化产生丙烯酸，并最终生成丙烯酰胺。2005年3月2日世界卫生组织（WHO）和联合国粮农组织（FAO）发布了一个简要报告，明确丙烯酰胺是已知的人类可能致癌物，其对人体健康存在着潜在危害，提醒消费者注意油炸食品的摄入量，以防止丙烯酰胺可能引起的健康危害。我国台湾省新北市公布的快餐业油炸油检测结果显示，知名快餐企业使用的油炸用油全部被检测出致癌物质丙烯酰胺。

（3）餐饮用油中存在的反式脂肪酸　以双键结合的不饱和脂肪酸中，其分子结构上可能会出现不同的几何异构体，若脂肪酸均在双键的一侧为顺式，而在双键的不同位置为反式。由于不同油脂中脂肪酸的立体结构不同，二者的物理性质也有所不同，通常，天然植物油脂（如大豆油、菜籽油等），均由不饱和脂肪酸构成，不含反式脂肪酸。然而，许多食用加工油脂产品，为了改善油脂的物理性质，例如熔点、质地、加工性及稳定性，常常将植物油脂或动物油脂及鱼油予以部分氢化加工，则会产生反式脂肪酸（约

10% ~ 12%），这样油脂变为固态或半固态，熔点上升，以供制造人造奶油、起酥油及煎炸用油。此外，油脂在反复加热使用中，由于高温及长时间的加热操作，也有可能产生一定量的反式脂肪酸。

反式脂肪酸是对人体有害的脂肪酸。研究表明，反式脂肪酸能增加低密度脂蛋白胆固醇，降低对人体有益的高密度脂蛋白胆固醇含量，增加心脏病和肥胖症的发生概率；反式脂肪酸可能导致肿瘤（乳腺癌等）；反式脂肪酸能经胎盘转运给胎儿，通过干扰必需脂肪酸的代谢、抑制必需脂肪酸的功能等而干扰婴儿的生长发育。

（二）控制食用油安全性的措施

1. 食用油的选购

（1）采购索证　遵照《食品安全法》的要求，餐饮企业应当查验食用油的供货者许可证和质量合格证明文件。本书第五章介绍了餐饮业原料采购索证制度，为确保餐饮食用油的食品安全，要求餐饮经营者主要从几个方面控制油脂来源的安全：采购食用油渠道是否合法，有无采购来历不明的食用油原料或食用油现象；采购食用油原料或成品时是否按

油脂的氧化
酸败及预防

要求索证索票（生产许可证、产品检验合格证、销售发票），证、票、货是否相符；是否建立食用油采购登记台账，是否执行进货验收制度；定型包装的食用油外包装是否按要求清晰标注相关信息，散装食用油是否在容器的显著位置标注配料表、生产厂家、生产地址、生产日期、保质期等信息。

（2）感官检查　餐饮服务企业由于用油量大，预包装食用油往往不便于操作，故常使用散装食用油。由于受到检测设备和人员的限制，选购食用油时，可从以下几方面来控制油脂的安全性。

①颜色。观察食用油的颜色应在散射自然光线下进行，避免阳光直射。一般高品质食用油颜色浅，各种植物油都会有一种特有的颜色，主要来自原料种子的色素，油的色泽深浅因品种不同而存在差异，但劣质油比合格食用油颜色深。动物油脂应为白色或微黄色，组织细腻，呈软膏状，融化后呈微黄色，有固有香味，而变质油脂有酸味或哈喇味。

②透明度。油脂的透明度可以说明油脂的精炼程度，磷脂、水分和杂质的多少，以及有无掺杂使假等。一般高品质的食用油透明度好，无浑浊，当食用油脂中的磷脂、蜡质、水分等含量多时，会影响油的透明度，出现浑浊、分层，甚至有云雾状的悬浮物，并容易发生酸败变质。

③气味。取一两滴油放在手心，双手摩擦发热后，用鼻子闻有无异味。不同品种的食用油有其独特的气味，但都无异味。油料发芽、发霉或炒焦后制成的油，会带有霉味、焦味等异味，油脂酸败后会产生哈喇味等刺激性气味。

2. 防止油脂酸败

（1）提高油脂的纯度　在毛油精炼过程中要保证油脂的纯度，避免混入动植物组织残渣和微生物，抑制或破坏脂肪酶的活性。同时应控制油脂中水分含量，我国规定油脂

水分含量不得超过0.2%。

（2）食用油的贮存　烹调用油应贮存在低温环境中，密封、避光，使用的贮油容器不应含有铜、铁、锰等金属离子。新鲜奶油或人造黄油，都需要冷藏存放。当温度达到18～20℃，就开始融化。因此，必须存放在-5～5℃的冷藏柜中。

（3）使用天然抗氧化剂　为防止或延缓油脂的氧化酸败，也可使用天然抗氧化剂。

①维生素E。维生素E不仅是人体必需的营养素，也是一种很好的天然抗氧化剂。通常植物油中的维生素E含量为50～300mg/L，而动物性油脂中的含量仅为植物性油脂的几百分之一至几十分之一，故动物性油脂更容易发生氧化酸败。有资料显示，如果在动物性油脂中添加0.01%～0.03%的维生素E（每250g食用油中放一粒维生素E胶囊，放入前用针刺破胶皮），可使油脂的保存期延长一倍。

②烹调常用香辛料。在烹调常用的丁香、花椒、茴香、生姜、桂皮等香辛料中，一般都含有抗氧化性能的成分。将它们与油脂一同熬炼后，可延长油脂的贮存期。如果在1000g猪油中加入2g的丁香或2g的生姜一同熬炼，会收到较好的抗氧化效果。

3. 避免高温反复加热食用油

在菜点生产加工中，反复使用烹调用油是普遍存在的现象，政府监督部门目前还没有明确的相关规定标准。但国内外的各项研究均显示，高温反复加热油脂对人体健康的确存在很大危害，我国《食品安全法》要求食品生产经营企业应当以保障消费者身体健康为宗旨，组织食品的生产。为降低高温反复加热油脂带来的危害，兼顾餐饮经营者的实际情况，可从以下几个方面采取控制措施。

（1）控制油温　油温越高，油脂氧化和热聚合的速度会越快。油温达到200℃以上时，油脂的热聚合物、多环芳烃和丙烯酰胺都会大量产生。油炸薯条时当加热温度低于120℃时，丙烯酰胺产生量很少，当加热温度高于140℃时，产生速度明显加快，温度达到175℃时，含量最高。

油温可以利用温度测量仪进行准确测量，也可选择有温度显示的加工设备，或者有经验的厨师可通过油表面的状态大致判断出油温。油温在50～90℃，会产生少量气泡，油面平静；油温在90～120℃，气泡消失，油面平静；油温在120～170℃，油温急剧上升，油面平静；油温在170～210℃，有少量青烟，油表面有少许小波纹；油温在210～250℃，有大量青烟产生。

（2）避免过度与空气接触　油脂与空气接触面积越大，油脂氧化越激烈。应尽量选择口小的深形炸锅，并加盖隔氧。油炸时避免过度搅动，溅起油花，减少油脂和空气接触的机会。用后的油脂应及时倒入容器，密封存放，贮藏在阴凉干燥处。

（3）充分过滤烹调用油　鉴于目前政府监管部门没有对餐饮业中使用一锅油炸制食品的次数、烹调用油的更换频率等制定明确标准，只是通过对烹调用油取样，检测酸价、过氧化物值等指标来判断食用油脂的安全性，因此，企业大都通过过滤使用后的烹调用油，去除高温加热油脂后产生的过氧化物、热聚合物等有害物质，延长烹调用油的使用时间。目前主要采用两种方法过滤：一种是使用煎炸油过滤机进行吸附过滤；另一种是使用滤油粉过滤。其中的滤油粉过滤一直存在争议。不管哪种方法过滤，都需要注意当酸价和过氧化物值超过国家标准时，就必须废弃油脂，不能再作为烹调用油。

（4）使用新型油炸设备　近年来已投入使用的水油混合式油炸锅，改变过去将加热管设置在油炸锅底部的结构形式，采用中间加热式，即在油层的中间设置加热管。同时，油温分成两个区域，加热管上层的油区为高温区，下层为低温区，油炸锅下半部分是冷却水，用于降低油温和排除油炸过程中的食物残渣。这种油炸锅彻底改变传统油炸锅每油炸一次食物，必须将锅内所有的油全部加热的特点，避免了油炸残渣在高温中的反复加热。如果安装密封装置，隔绝空气，可以进一步延长油脂使用时间。

4. 餐厨废弃油脂的处理

餐厨废弃油脂包括地沟油、潲水油（泔水油）和老油。所谓地沟油就是炒菜的油底和随锅水排进下水道里的油；潲水油是潲水中随剩菜倒掉的油；老油是多次加工煎炸食品或预处理食品后淘汰的油。

食用油脂经高温煎炸，反复使用导致高温氧化，同时，食品中水分使油脂发生水解，油的颜色变深、黏度增加、持续起泡，发生煎炸油劣变。这类油的营养价值明显降低，油脂中的脂溶性维生素和必需脂肪酸基本全部破坏，而且还会产生致癌物质，高温作用产生大量对人体有害的丙烯醛、苯类等有毒物质，这类油脂不能食用，只能用于非食品工业生产。

废弃油脂存在许多有害物质，微生物超标十分严重，只能用于生产化工制品，如肥皂等，不能作为食用油脂。近年来，不法商贩将废弃油加工后低价卖给餐厅或食品摊贩，牟取暴利，政府监管部门已采取措施严厉打击。

餐饮菜点加工中，尤其是油炸加工和半成品预处理等环节，消耗大量食用油，也能产生大量废弃油脂。为了严防废弃油脂流入食用市场，损害人体健康，国务院办公厅下发《关于加强地沟油整治和餐厨废弃物管理的意见》（国办发〔2010〕36号），要求：①规范餐厨废弃物处置。各地要制定餐厨废弃物管理办法，要求餐厨废弃物产生单位建立餐厨废弃物处置管理制度，将餐厨废弃物分类放置，做到日产日清；以集体食堂和大中型餐饮单位为重点，推行安装油水隔离池、油水分离器等设施；严禁乱倒乱堆餐厨废弃物，禁止将餐厨废弃物直接排入公共水域或倒入公共厕所和生活垃圾收集设施；禁止将餐厨废弃物交给未经相关部门许可或备案的餐厨废弃物收运、处置单位或个人处理。不得用未经无害化处理的餐厨废弃物喂养畜禽。②加强餐厨废弃物收运管理。餐厨废弃物收运单位应当具备相应资格并获得相关许可或备案。餐厨废弃物应当实行密闭化运输，运输设备和容器应当具有餐厨废弃物标识，整洁完好，运输中不得泄漏、撒落。③建立餐厨废弃物管理台账制度。餐厨废弃物产生、收运、处置单位要建立台账，详细记录餐厨废弃物的种类、数量、去向、用途等情况，定期向监管部门报告。各地要创造条件建立餐厨废弃物产生、收运、处置通用的信息平台，对餐厨废弃物管理各环节进行有效监控。④严肃查处有关违法违规行为。加大查处和收缴非法收运餐厨废弃物运输工具的力度，严厉打击非法收运餐厨废弃物的行为；对违法销售或处置餐厨废弃物的餐饮服务单位要依法予以处罚；对机关和企事业单位、学校、医院等内部集体食堂（餐厅）不按照规定处置餐厨废弃物的，除进行处罚外，还要追究食堂（餐厅）所属单位负责人的责任。

《餐饮服务食品安全操作规范》中对于废弃物的管理规定包括：①废弃物存放容器与设施。食品处理区内可能产生废弃物的区域，应设置废弃物存放容器。废弃物存放容器与食品加工制作容器应有明显的区分标识。废弃物存放容器应配有盖子，防止有害生物侵入、不良气味或污水溢出，防止污染食品、水源、地面、食品接触面（包括接触食品的工作台面、工具、容器、包装材料等）。废弃物存放容器的内壁光滑，易于清洁。在餐饮服务场所外适宜地点，宜设置结构密闭的废弃物临时集中存放设施。②废弃物处置。餐厨废弃物应分类放置、及时清理，不得溢出存放容器。餐厨废弃物的存放容器应及时清洁，必要时进行消毒。应索取并留存餐厨废弃物收运者的资质证明复印件（需加盖收运者公章或由收运者签字），并与其签订收运合同，明确各自的食品安全责任和义务。③应建立餐厨废弃物处置台账，详细记录餐厨废弃物的处置时间、种类、数量、收运者等信息。餐厨废弃物处置记录表格见表6-6。

表 6-6 餐厨废弃物处置记录

日期	废弃物种类	数量 / kg	处理时间	处理单位	处理人及联系方式	记录人	备注

课后习题

一、填空题

1. 高危易腐食品熟制后，在冷藏温度至60℃条件下存放2h以上且未发生感官性状变化的，食用前应_____。
2. 熟制加工应烧熟煮透，其加工食品中心温度应不低于____℃。

二、简答题

1. 简述在餐饮加工场所如何延长油脂的保藏期。
2. 简述在热菜生产加工过程中的安全温度控制原则。

扫描二维码
获取判断题、
单选题

拓展阅读

扫描二维码
获取

第三节
餐饮冷制菜点的安全控制

案例引入

俞女士一家一日晚上在某大酒店请亲戚吃饭，一共两桌20人，参加聚餐的人餐后几乎全部出现腹痛、恶心、腹泻症状，进了医院。大酒店老总表示，事情发生后饭店方面很重视，除了领导和员工前来慰问病人之外，他们还为有需要的病人安排了陪护。经有关部门的化验结果，初步断定是沙门菌引起的食物中毒。酒店方面对当日各桌的菜单进行对比分析后发现，出现食物中毒的几桌客人都点了一道叫"素三"的冷菜。这道菜由豆腐卷和一种菇类制作而成，这道菜产生沙门菌污染的可能性最大。

这是一个由冷制菜点导致食物中毒发生的典型案例。根据近几年卫生主管部门发布的全国食物中毒报告情况的通报来看，发生在餐饮业的食物中毒事件中，导致食物中毒的主要原因之一是微生物污染，而各类冷制菜肴又是易被微生物污染的高风险品种。

冷食的广泛定义为不需要加热即可食用的或者已经加热但经过冷却且没有热度的食物。如餐饮行业售卖的冷菜、冷荤、熟食、卤味等都属于冷食类。冷制菜肴具有用料广泛，菜品丰富，味型多样，色泽鲜艳，造型美观等特点，在筵席和便餐中都占有极其重要的地位。因为冷食制作过程中不经过加热或加热后又经过冷却，容易造成微生物污染而引起食物中毒。因此，餐饮行业对冷制菜肴的安全操作规范要求更高。

各类冷制菜肴制作过程中，需共同遵守的卫生要求是"五专"，具体而言：

专人——专人加工制作，非操作人员不得擅自进入专间。不得在专间内从事与冷菜加工无关的活动。

专室——制作间都应为独立隔间，具体要求参见第四章第二节。

专用具——专间内应使用专用的工具、容器，用前应消毒，用后应洗净并保持清洁。

专冷藏——制作间应设有专用冷藏设施。制作好的冷菜应尽量当餐用完。剩余尚需使用的应存放于专用冰箱内冷藏或冷冻。食用前需要加热时中心温度不低于70℃。

专消毒——应设有专用工具清洗消毒设施和空气消毒设施。具体要求参见第四章第二节。

按照冷食的定义可以将冷食分为两类：冷制凉食和热制凉食。下面就按照两种不同类型的冷制菜肴的加工过程，分别介绍各自的食品安全控制方法。

一、冷制凉食的食品安全控制

冷制凉食常以生冷原料用拌、腌等工艺制作或用味碟蘸食，通常以蔬菜等植物性原料居多，如黄瓜、莴苣、折耳根、萝卜、生菜等，目前餐饮业常制作的现榨果蔬饮料，也可属于该类加工过程；利用动物性原料如三文鱼、象拔蚌、海胆、蚝、蚶等加工的刺身等生食海产品，也可归类为冷制凉食类菜肴。该类菜肴由于没有热加工过程，直接利用生冷原料，往往成为导致各类食品安全事件的高风险食品，在菜点加工中，应高度关注这类菜肴的食品安全控制措施。所以在中小学、幼儿园食堂不得制售冷荤类食品、生食类食品、裱花蛋糕。在此根据加工原料的性质不同，分别针对生食蔬菜类、生食水产品和现榨果蔬汁的加工过程，讨论各自的食品安全控制措施，至于涉及人员卫生操作和环境设施的卫生要求等内容在第四章中已进行介绍。

（一）生食蔬菜类

生食蔬菜类菜肴主要对蔬菜等植物性原料进行拌、腌制或蘸碟后食用，具有清香脆嫩、本味鲜美的特点。适用于黄瓜、莴苣、萝卜等原料。一般加工过程包括清洗、消毒、切配、调味、装盘等。

1. 原料清洗

由于原料不经加热处理，选择新鲜、安全的原料是基本前提，而确保蔬菜原料彻底清洗干净是保证食品安全的重要环节。首先用流动水充分清洗蔬菜上的泥土、污物，减少蔬菜表面的寄生虫、虫卵和细菌，降低蔬菜中的农药残留；然后，用果蔬消毒剂消毒后，用净水进一步清洗，注意消毒剂的浓度和作用时间。一般蔬菜用100～200mg/L漂白粉溶液，浸泡3min，瓜果消毒时间可长一些。还可采用0.5%～1.0%盐酸溶液浸泡，可清除果蔬表面的砷、铅，有效率可达89%～99%。稀盐酸溶液对果蔬组织没有影响，洗涤后残留溶液容易挥发，不需做中和处理，用清水漂洗干净即可。

2. 刀工切配

生食蔬菜类一般在调味前经刀工处理，主要加工成丝、片、丁、块等规格。使用的刀具、砧板、器皿等应清洗消毒，避免与其他用具混用，防止交叉污染。

3. 调味

（1）同一蔬菜不同味型的杀菌作用　生食蔬菜味型较多，常用的有咸鲜味、糖醋味、酸辣味、麻辣味、椒麻味、麻酱味等。有资料显示，对萝卜生食类菜肴，不同味型杀菌率大小依次为：糖醋味＞酸辣味＞麻辣味＞咸鲜味。前两种味型杀菌率较高的原因是配方中含有较多的食醋。对于麻辣味和咸鲜味而言，主要依靠生姜和大蒜杀菌。由于生姜本身带有较多的泥土污物，初始菌数较高，最好做烫洗处理，切成姜末的效果比姜丝的效果好。

（2）不同蔬菜同一味型的杀菌作用　由于原料质地不同，食醋的渗透程度不一样。叶菜类杀菌率高于果菜。而在食醋等调味品用量基本一致的情况下，杀菌率主要取决于原料的初始菌数。常见蔬菜中，原料的初始菌数为萝卜＞莴苣＞黄瓜＞卷心菜，与这些原料的种类、外部结构、初加工方法和质地等有关。

随着主要调味料中食醋浓度的增加，菜肴中的细菌数大幅减少。此外，如果调味料中能够同时利用大蒜中植物杀菌素的作用，将使生食菜肴不仅保持良好的风味和可接受性，同时显著降低食品安全风险。

（二）生食水产品

由于生食水产品别具风味，口感滑爽清凉而备受消费者欢迎，因此，中高档餐饮企业经营生食水产品的较为常见，尤以沿海地区为甚。生食原料多以海产品的蚝、虾、三文鱼等为主；淡水产品品种挑选更严格，通常来源于无污染水域。

生鱼片，又称作刺身、鱼生等，通常是由活的或鲜度极高的鱼、虾、贝类等加工而成，如水体受到生活污水、工业污水污染，则鱼体内常常带有肠道致病菌、寄生虫和重金属等。在引起食源性疾病的案例中，以海鱼加工者，常以副溶血性弧菌引起的食物中毒为主，同时海鱼中还可能带有异尖线虫；以淡水鱼加工者，一方面存在沙门菌引起的食物中毒，另一方面由于淡水鱼是一些人体寄生虫的中间宿主，也常出现肝吸虫和异形吸虫等引起的食源性寄生虫病。

因此，该类菜肴中可能存在的生物性病原体及毒素，由于加工中没有加热环节而不被破坏，应该严格规范加工过程。

1. 原料采购验收

制作生鱼片的原料必须来源于不受污染的海域或生态环境较好的大江、河或湖泊，应有详细的感官性状要求。经营者应规定本企业使用的加工生鱼片的原料品种及来源，并要求供货商提供原料检验报告，检验报告内容必须包括寄生虫及虫卵、致病菌等，不符合原料性状要求或无合格检验报告的原料不能接收。接收后原料应选择合适的贮存条件并标识，一般进行低温（-4℃以下）或深低温（-20℃）冷冻，抑制或杀灭副溶血性弧菌和寄生虫。

2. 清洗、切配及供餐

加工生鱼片的海鱼，一般选择大型鱼，但必须确保鱼的鲜度，鱼体表面用流动水清洗，除去头部和内脏后，应将血液和污物彻底清洗干净，使用专用工具将鱼肉加工成所需的大小和形状，放入消毒的容器中。

需要腌制（如醉制）后食用的原料必须在经消毒的容器中腌制，并确保在腌制完毕至食用期间食物不受到其他污染。不经腌制的原料初加工过程中通过安全操作方法把生食部分取出，放于消毒容器中，并在专间内进行切配，从原材料取出可食部分至供餐给消费者时间不超过1h。若原料是半成品状态并须冷冻保存，使用时应彻底解冻。

加工生鱼片时，通常会使用芥末、酱、醋、蒜、姜、胡椒等，这些调味品作为蘸料，不仅起到提鲜增香的作用，还可产生一定的杀菌效果，其中芥末酱的杀菌率最高。

当pH<3.5时，可抑制所有肠道致病菌的生长，加之大蒜素、姜辣素等植物杀菌素具有的杀菌作用，可以提高生食水产品的安全性。对于用淡水鱼制作的生食水产品，因为淡水鱼与人类的生活环境联系密切，带有更多的寄生虫、致病菌和病毒，食用的安全风险更高。加工淡水鱼生时，除了选择来自无污染的大江大湖所产的青鱼、草鱼、虹鳟等，一般利用冷冻的方法控制各类生物性危害，调味时充分利用醋、酒、蒜等调味料的杀菌效果。加工后的生食水产品应放置在食用冰中保存并用保鲜膜分隔，加工后至食用的间隔时间不得超过1h。

（三）现榨果蔬汁

消费者对新鲜、快速、健康饮料的需求日益增多，很多餐饮企业制作并销售现榨果蔬汁。按照食品安全规章要求，现榨果蔬汁是指以新鲜水果、蔬菜为原料，现场制作的供消费者直接饮用的非定型包装饮品。采用浓浆、浓缩汁、果蔬粉调配而成的饮料，不得声称为现榨饮料。

餐饮经营者应在专门的操作场所内，由专人、专用工具设备加工制作。制作现榨果蔬汁的原料必须新鲜，无腐烂，无霉变，无虫蛀，无破损等，不得使用非食品原料和食品添加剂。果蔬原料应进行清洗消毒，在压榨前应再次检查待加工的原辅料，发现有感官性状异常的，不得加工使用。接触食品的设备、工具、容器应专用。每餐次使用前应消毒，用后应洗净并在专用保洁设施内存放。应当餐食用，不能用完的，应妥善处理，不重复利用。现榨饮料应存放于加盖的容器中，加工后至食用的间隔时间不得超过2h。现榨杂粮饮品应烧熟煮透后方可供应。用于制作现榨饮料、食用冰等食品的水，应为符合相关规定的净水设备处理后或煮沸冷却后的饮用水。

（四）菜肴围边和食品雕刻

菜肴装盘后进行围边装饰，在餐饮业中是比较常见的现象。筵席档次越高，围边装饰使用越多、越复杂。由于用于围边的原料多是生料，原料带菌率较高，往往容易导致菜肴装盘过程中对食物造成交叉污染。因此，围边原料加工后，应放入净水或无菌水中，不用自来水浸泡，避免手与原料过多接触。设计菜肴围边时，不要与菜肴或其汤汁直接接触，并消毒后使用。

食品雕刻一般用专用雕刻刀，由厨师自备及自行管理，常无杀菌消毒措施。雕刻而成的艺术类菜肴也无消毒措施，则带菌率就会大大增加。因此，雕刻过程中，注意对手、刀、砧板的消毒处理，成品菜肴采用紫外线照射来控制质量，不失为一种控制食品安全的方法。需要注意的是紫外线灭菌效果中，食物表层的灭菌效果最好，中底层较低，同时灭菌效果还会受到食物营养成分组成、质地致密性、细菌菌相和最初细菌数及紫外线照射强度和照射时间等因素的影响。

二、热制凉食的食品安全控制

所谓热制凉食，就是指菜品经烹调热加工后，迅速降至室温或冷藏后，切配装盘调味食用。此种加工方式常见于动物性原料（如畜禽肉类、鱼虾等）、豆制品、根茎类菜肴的制作。此外，糕点制作的冷加工工艺也属于这种方式。

（一）生产流程

热制凉食的一般生产流程包括原料初加工、加热熟制、再冷却或冷藏放置，出菜时切配装盘。

（二）热制凉食的食品安全控制措施

热制凉食种类很多，各种菜肴共同的特点是熟制后凉凉食用，但是采用的熟制方法、调味方式等各不相同，因此有必要针对各类菜肴制作工艺特点，分析加工过程中可能存在的食品安全危害，从工艺环节制定相应的食品安全控制措施。涉及操作人员、环境和餐用具的食品安全控制措施，详见本书第四章的相关内容，在此不再重复。热制凉食加工的食品安全控制措施见表6-7。

表6-7 热制凉食加工的食品安全控制措施

熟制方法	选料加工	工艺特点	食品安全危害	食品安全控制措施	菜例
焯水拌制	适用蔬菜类原料，选择新鲜细嫩、受热易熟原料，以段或自然形态为主	水温高，水量大，短时间加热，焯水后清水迅速凉透，拌制成菜；调味汁味型多样	原料加热不彻底导致致病菌、寄生虫、虫卵的污染；或者原料中天然有毒物质没有灭活；调味汁中的微生物污染和非食用物质添加	沸水投料；选择适当水料比和焯水时间；确保断生熟透；采用净水（过滤水）冲凉；餐前定量制备调味汁，加盖存放	姜汁豇豆、白油四季豆、酸辣菠菜
水煮拌制	适用畜禽肉制品及笋类、鲜豆类等原料，以片、条、丝、丁为主	动物性原料经焯水（以紧皮为宜）后水煮，根据原料和成菜需要掌握不同成熟度；煮后凉凉切配；临上菜前拌或淋复合调味汁	煮制不彻底存在致病菌污染；凉凉时间太长，微生物污染；复合调味汁中的微生物污染和非食用物质添加	大块肉类原料的中心温度达到70℃以上，根据具体菜品的需要，制定加热温度和时间；快速冷却至室温（2h内）切配拌制；餐前定量制备调味汁，加盖存放	椒麻鸡片、蒜泥蚕豆、凉拌兔丁

续表

熟制方法	选料加工	工艺特点	食品安全危害	食品安全控制措施	菜例
卤制（酱制基本相同）	适用于畜禽肉类及其内脏、豆制品、禽蛋等原料，以加工处理大块或整料为主	动物性原料经焯水（以紧皮为宜）后，放入卤汁中烧沸，以小火加热卤制，至入味；卤汁重复使用，每次使用前调配色、味、香；卤制完毕捞出凉凉切配食用	卤制原料加热不彻底，导致致病菌污染；卤制原料使用过量亚硝酸盐腌制；卤汁进行调色、增香使用非食用物质或滥用食品添加剂；卤制后凉凉时间太长，导致微生物生长繁殖	大块原料体积不宜过大，确保中心温度70℃以上，根据不同原料质地和菜肴需要的质感，制定加热时间；原料腌制、卤汁调配中使用的食品添加剂应按照国家标准限量、限品种使用，禁止使用非食用物质；卤制后应快速冷却至室温（2h内）切配装盘食用	卤牛肉、卤鸡、酱鸭

三、裱花蛋糕的食品安全控制

裱花蛋糕是指以粮、糖、油、蛋为主要原料经焙烤加工而成的糕点坯，在其表面裱以奶油等制成的食品。最为常见的有生日蛋糕。

裱花蛋糕为直接入口食品，因其加工工艺的特殊性，食品安全风险较高，一般不允许在幼儿园、学校食堂内制售。根据经营范围的许可，加工制作需要在专间内完成，遵守相应的食品安全操作规范。

（1）加工制作裱花蛋糕时，裱浆和经清洗消毒的新鲜水果应当天加工制作、当天使用。

（2）蛋糕坯应存放在专用冷冻或冷藏设备中。奶油要专柜低温保存，打发好的奶油应尽快使用完毕。加工制作好的成品宜当餐供应。

（3）在专用冷冻或冷藏设备中存放食品时，宜将食品放置在密闭容器内或使用保鲜膜等进行无污染覆盖。

（4）鲜蛋应清洗（必要时消毒）后再使用，冰蛋根据使用数量融化，当天融化、当天使用、当天用完。

（5）预包装食品和一次性餐饮具应去除外层包装并保持最小包装清洁后，方可传递进专间。

（6）使用的食品添加剂必须符合《食品安全国家标准 食品添加剂使用标准》，应严格按照标识上标注的使用范围、使用量和使用方法使用食品添加剂，禁止超范围、超剂量滥用食品添加剂。

💬 课后习题

一、填空题

1. 专间内温度不得高于____℃，每餐使用专间前需要进行对专间空气进行消毒，应该在无人加工制作时开启紫外线灯____min以上并做好记录。

2. 人工合成色素除用于部分饮品加工和糕点表面的修饰外，严禁_____在食品加工制作中使用。

3. 即食食品加工中禁止使用_____。

二、简答题

1. 简述专间食品安全操作规范要求的"五专"。

2. 简述餐饮服务环节中糕点裱花操作时应满足的安全操作规范。

扫描二维码
获取判断题、
单选题

⚙ 拓展阅读

扫描二维码
获取

第七章

备餐、供餐、配送
及扫尾卫生的安全控制

供餐、用餐与
配送

学习
目标

1. 了解餐饮厨房备餐和配送的安全风险。
2. 掌握餐饮酒店备餐和配送操作人员的个人卫生要求。
3. 熟悉餐饮酒店膳食外卖加工场所的安全卫生要求。
4. 熟悉中央厨房食品包装及配送要求。

学习
导览

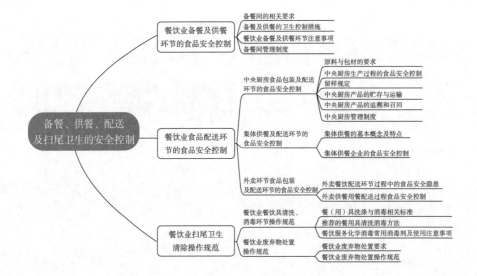

第一节
餐饮业备餐及供餐环节的食品安全控制

案例引入

　　2021年11月，河南封丘县某中学30余名学生吃了学校提供的营养午餐之后，出现集体呕吐腹泻，引起社会强烈关注，"学生食物中毒，校长痛哭换不掉送餐公司"成为网络热议话题，并多次登上热搜。

封丘县官方调查结果显示，30多名学生集体呕吐、腹泻初步判定是一起食源性疾病事件，这些学生集体呕吐、腹泻的原因都是通过摄食有毒有害物质所引起，餐饮公司如果卫生把控不严格，长期提供有毒有害的物质给学生，虽少量不会致命，但会逐渐造成学生免疫力低下。并且，不新鲜的食品中致癌物质含量较高，会对未成年学生的身体健康和成长造成不利影响，甚至有可能成为引发学生出现多种疾病的因素。

2019年9月，广东省东莞市一幼儿园发生百人食物中毒事件，调查结果通报显示，致病食物为该幼儿园食堂制作的"三明治"，致病菌为沙门菌；2019年11月，四川省巴中市一幼儿园，被家长曝出在该幼儿园食堂发现食品发霉、孩子反复出现腹痛的情况后，食堂采购人被停职接受调查；2021年9月，湖南省桃源县职业中等专业学校近200名学生中毒住院，调查结果显示是由志贺菌感染引起的细菌性痢疾，并确定该校食堂员工张某为传染源。

以上案例均为发生在校园的食品安全事件，多发生在春秋开学季，此时或因食材供货商更换，或因消毒贮存设备老旧，或因新员工入职等，属于最容易出现各种问题的时间段。进行梳理发现，问题分散在原材料采购、配餐、加工、后厨管理、供餐等各个环节。

一、备餐间的相关要求

（一）法规要求

餐饮备餐场所是指暂时放置、整理、分装和分发菜点成品的专用场所。

按照《餐饮服务食品安全操作规范》要求备餐应在清洁操作区进行，既可在专间也可在专用操作区内操作。但是，学校（含托幼机构）食堂和养老机构食堂的备餐宜在专间内进行。

（二）备餐间分类

备餐间是预备开餐所需要的场所，是后厨生产与前厅的服务之间相衔接的一种必需的设计。备餐间的厨房设备包括开水器、盆台连茶叶柜、工作台柜、制冰机连滤水器、紫外线消毒柜等。

备餐间分宴会备餐间和零点备餐间。宴会备餐间，主要是让服务员提前将宴会菜单熟悉，采取备餐工作所设置的区域。零点备餐间是在后厨与前厅较方便的过渡地带，备餐间起收菜单、传菜单、起菜、传菜、停菜等指挥作用。

二、备餐及供餐的卫生控制措施

（一）备餐的卫生控制措施

（1）在备餐的菜点食品上加盖，避免食品受到污染。

（2）所有备餐用的容器、工用具应消毒，包括菜肴菜点分派、造型整理的用具。备餐过程较长的，每4h应将容器、工用具清洗、消毒1次以上。

（3）使用长柄勺时，应避免勺柄接触菜点食品，以免导致污染。

（4）任何已经供应过的菜点食品或原料，除了消费者未打开的密封包装食品，都不应回收后再次供应。

（二）供餐的卫生控制措施

（1）在烹饪后至食用前需要较长时间（超过2h）存放的高危易腐食品，应在高于60℃或低于8℃的条件下存放。在8～60℃条件下存放超过2h，且未发生感官性状变化的，应按规范要求再加热后方可供餐。

（2）宜按照标签标注的温度等条件，供应预包装食品。食品的温度不得超过标签标注的温度+3℃。

（3）供餐过程中，应对食品采取有效防护措施，避免食品受到污染。使用传递设施（如升降笼、食梯、滑道等）的，应保持传递设施清洁。

（三）用餐服务

（1）垫纸、垫布、餐具托、口布等与餐饮具直接接触的物品应一客一换。撤换下的物品，应及时清洗消毒（一次性用品除外）。

（2）消费者就餐时，就餐区应避免从事引起扬尘的活动（如扫地、施工等）。

（3）鼓励顾客使用公筷公勺，减少食源性传染病的风险。

（四）操作人员卫生规范

餐饮菜点食品备餐和配送操作人员个人卫生规范主要有以下几点。

（1）备餐人员上岗前手部应清洗、消毒，备餐专间内的人员应按照我国《餐饮服务食品安全操作规范》，"从业人员、卫生中专间人员的要求"进行手部清洁与消毒。

（2）进行菜肴分派、造型整理的人员，操作时必须戴上清洁的一次性手套。

（3）所有餐用具及可能接触食品的区域（内面）都不要被手污染，不要将餐用具堆叠。

（4）供餐过程中，应使用清洁的托盘等工具，避免从业人员的手部直接接触食品（预包装食品除外）。

三、餐饮业备餐及供餐环节注意事项

（一）控制温度和时间

食品加工后立即食用是备餐中保证食品安全的最佳选择，如不能做到就必须采用以下方式备餐。

热藏备餐：食品温度保持在60℃以上。

冷藏备餐：食品温度保持在10℃（最好是5℃）以下。

常温备餐：食品熟制加工后2h内食用。

按照供应量的需求，适量准备食物，减少因食品存放时间过长而带来的食品安全风险。向容器中添加食物时，应尽量等前批食物基本用完后再添加新的，不应将不同时间加工的食物混合；剩余的少量食品应添加在新食品的表层，尽量做到食品先制作先食用。

冷藏和热藏备餐中至少每2h测一次食品的中心温度，温度低于60℃或高于10℃（最好是5℃）的食品应予废弃。

（二）时间

建议在容器上标明加工时间，以便对超过保质期的食品进行处理（废弃或再加热）。

（三）备餐中防止食品受到污染

在备餐食品上加盖，使食品易于保持温度和不受污染。

备餐用的所有容器、工具应消毒，包括菜肴分派、造型整理的用具。备餐中每4h应清洗、消毒一次。

使用长柄勺，应避免勺柄接触食品导致污染。任何已经供应过的食品及原料（除了消费者未打开的密封包装食品）都不应再次供应，包括菜肴装饰，以及制作菜肴的汤和食品辅料，如火锅汤底、沸腾鱼片的汤料、辣子鸡块的辣椒等。

（四）配送中的食品运输要求

应配备可以避免食品处于危险温度带下的存放设备和运输车辆（路途极短的可以例外），如冷藏车、保温车、冷藏箱、保温箱。

食品存放设备和车厢内部结构应易于清洗消毒。每次使用后应进行清洗和消毒。食品容器在设备内应能固定。

运到就餐地点后及时检查食品中心温度，对不能使温度控制在规定范围内的，应作出相应的处理（如废弃）。

四、备餐间管理制度

（1）备餐间使用前必须经过清洁、紫外线灯照射消毒。

（2）备餐间人员进入备餐间前要二次洗手、戴口罩和工作帽。

（3）备餐间要有通风和排气设施，同时还要有防蝇设施。

（4）与备餐无关的物品不得放于备餐间内，无关人员不得进入备餐间。

（5）备餐间的门要随时保持关闭。

（6）食品须在≤10℃或在60℃的环境下存放；在10～60℃环境下不得超过24h。

（7）分餐用的食具要严格消毒，一次性用具不得二次使用。

（8）配备用于留样的冷藏设施和需要冷藏熟制食品的冷藏设施，要置于正常的运转状态。

💬 **课后习题**

一、填空题

1. 所有备餐用的容器、工用具应消毒。备餐过程较长的，每_____应清洗、消毒1次以上容器、工用具。

2. 在烹饪后至食用前需要较长时间（超过2h）存放的高危易腐食品，应在_____的条件下存放。

扫描二维码
获取判断题、
单选题

二、简答题

简述备餐间操作人员卫生规范。

⚙ **拓展阅读**

扫描二维码
获取

**第二节
餐饮业食品配送环节的食品安全控制**

餐饮厨房膳食配送的食品安全工作直接关系着广大民众的身心健康及社会的和谐与稳定，历来受到各级政府的高度重视和社会各界的广泛关注。膳食配送环节多、配送食品安全要求高、工作量大，稍有不慎，就会酿成食品安全事故。为防患于未然，餐饮膳食配送必须按照《中华人民共和国食品安全法》及其实施条例要求，明确责任，科学管理，密切配合，加强自律与强化管理，采取有效的措施提高膳食配送食品安全保障水平。

案例引入 🔊

　　根据市场监管总局的部署，各地市场监管部门持续加强对学校、幼儿园食堂等集中用餐单位及其配餐单位的日常监管，严厉打击各类违法违规行为。据统计，2023年前3季度，共查处集中用餐单位食品安全违法案件8633件。

　　最近公布的5起案件中，分别涉及5类典型的违法违规行为。其中，贵州博大科技学校白云分校采购食品原料未履行进货查验义务，且未在规定时限内进行整改；江西赫威斯高级中学有限公司未履行食品留样法定责任，且未按要求整改；浙江温州绿谷餐饮管理有限公司经营的虾皮紫菜汤，被发现混有异物；江苏省无锡市宝兰学生餐饮管理服务有限公司无锡惠山分公司未依法建立、执行食品安全相关制度；福建省石狮市小星星幼儿园安排未规范佩戴口罩人员从事接触直接入口食品工作。

一、中央厨房食品包装及配送环节的食品安全控制

（一）中央厨房的概述

1. 概念

2015年10月1日，国家食品药品监督管理总局在颁布的《食品经营许可管理办法》中对中央厨房定义进行了界定。明确中央厨房系指由餐饮单位建立的，具有独立场所及设施设备，集中完成食品成品或者半成品加工制作并配送的食品经营者。在实际应用中，中央厨房的应用范围是大于《食品经营许可管理办法》规定的，除了餐饮单位建立的中央厨房，还存在航空食品公司建立的中央厨房、团膳企业建立的中央厨房以及零售企业建立的中央厨房等。

2. 分类

中央厨房的分类方法很多，按照服务范围和经营模式可以分为连锁餐饮厨房、配菜中央厨房、团餐中央厨房、互联网+中央厨房等；按照工艺划分可以分为全热链中央厨房、全冷链中央厨房、冷热链混合中央厨房；按烹饪操作流程可以分为全流程工艺中央厨房和半流程工艺中央厨房。

3. 特点

（1）集约化生产　中央厨房最大的好处就是通过集中规模采购、集约生产来实现菜品的质优价廉，在需求量增大的情况下，采购量增长相当可观。集约化的操作模式，使得中央厨房对原料采购的要求也在不断提高。品牌原料不仅能够保证稳定的供应，良好的物流体系能更好地保证原料的新鲜与安全。集约生产将带来中央厨房深化发展的机遇。

（2）标准化生产　中央厨房为保证原料质量的稳定，最佳方式是建立原料产品的统一标准，拥有原料基地或定点品牌供应企业，在原辅料达到规范的前提下，产品才有统一的保证，产品质量才可能达到稳定一致。中央厨房从采购到加工都有严格的控制标

准，甚至对原料的冷冻程度、排骨中骨与肉的比例等都有具体规定。对于一些特殊产品，可以指定厂家进行定制。由于进货量大，中央厨房可以对原料的规格标准、质量要求、运送方式等作出全面规定，保证原料新鲜优质，为生产统一优质的菜品提供前期保证。

（3）高效化生产　集约化采购对餐饮工业化发展推动作用明显，企业合作互惠互利。它为中央厨房带来的还有成本的降低，市场竞争力的提高。一方面是原料成本，中央厨房通过大批量进货减少中间环节，使产品具有价格优势。集中加工提高了原料综合利用能力，边角余料可以通过再加工进行使用，减少浪费，从而降低成本。另一方面是人力资源成本，中央厨房的设置，使经营点缩小后厨面积或取消自有厨房，不仅可以改善环境，而且还扩大了一线店堂面积，减少勤杂人员。

（4）工业化生产　建立中央厨房，实行统一原料采购、加工、配送，精简了复杂的初加工操作，操作岗位单纯化，工序专业化，有利于提高餐饮业标准化、工业化程度，是餐饮业实现规范化经营的必要条件，只有这样才能在一定规模基础上形成规模效益，让家庭厨房劳动社会化，更科学地保障市民餐桌的安全。

4. 功能

（1）集中采购功能　中央厨房汇集各连锁店提出的要货计划后，结合中心库和市场供应部制定采购计划，统一向市场采购原辅材料。

（2）生产加工功能　中央厨房按照统一的品种规格和质量要求，将大批量采购来的原辅材料加工成成品或半成品。

（3）检验功能　对采购的原辅材料和制成的成品或半成品进行质量检验，做到不符合原辅材料不进入生产加工过程，不符合的成品或半成品不出中央厨房。

（4）统一包装功能　企业研发部门对产品的包装材料、包装规格提出具体要求并根据企业形象识别系统（corporate identity system，CIS 系统）要求统一设计内包装或外包装，对各种半成品或成品进行统一包装。

（5）贮藏功能　中央厨房配有常温贮藏、冷冻冷藏贮藏、气调贮藏等设施设备，一是贮藏加工前的原材料，二是贮藏生产包装完毕但尚未配送的成品或半成品。具体包括原料、半成品、成品贮藏库以及车间内部待用原料、半成品的周转库，并根据种类以及贮藏温度进行分类贮藏。

（6）配送功能　中央厨房根据产品特性及贮藏运输要求，配备有各种运输车辆（常温运输车、冷藏运输车、冷冻运输车、保温运输车），能够通过运输设备的升级，最大限度地保证产品的最佳风味，同时物流配送系统能够提高中央厨房与各终端之间的运转效率，提高企业竞争力。

（7）信息处理功能　中央厨房是连锁餐饮企业发展的核心发动机，相当于餐饮企业的"CPU"；企业的信息计划部是中央厨房的业务流程枢纽中心、控制与协调中心，相当于中央厨房的"CPU"，以计划为运作龙头，向各业务部门发出执行指令，如采购指令单、领料指令单、生产指令单、配送指令单等。

（二）中央厨房的食品安全控制

1. 原料与包装材料的要求

中央厨房的原料采购、运输、进货查验、储存要求见本书第六章。

中央厨房包装材料应清洁、无毒且符合国家相关安全标准的规定。内包装材料应能在正常贮存、运输、销售中充分保护食品免受污染，防止损坏。重复使用的包装材料在使用前应彻底清洗，必要时进行消毒。一次性内包装材料应脱去外包装后进入专间。

2. 中央厨房生产过程的食品安全控制

（1）原料加工　中央厨房食品原料加工时应进行挑选、解冻、清洗（干燥）、去皮，剔除腐烂、病、虫、异常、畸形及其他感官性状异常的，去除不可食用部分。畜禽类、果蔬类、水产类原料应当分池清洗，清洗后要沥干，去除多余水分，禽蛋在使用前应对外壳进行清洗，必要时进行消毒。用于盛装、沥干的容器不得与地面直接接触，以防止食品受到污染。要严格按照加工配方和工艺规程，对原料进行切配、分割、腌制和上浆等加工。切配、调制好的半成品应根据性质分类存放，与原料分开，避免受到污染。需冷藏或冷冻保存的半成品需按照贮存条件分类存放。动物性食品的腌制应在4℃以下冷藏条件下进行，易腐食品暂存应在8℃以下冷藏条件下进行，分装应在25℃以下条件下进行。

（2）热加工　中央厨房产品热加工前应认真检查待加工食品，发现有腐败变质或者其他感官性状异常的，不得进行加工。热加工的食品应能保证加热温度的均匀性。需要熟制的应烧熟煮透，其加工时食品中心温度应不低于70℃。热加工后的食品应与生制半成品、原料分开存放，熟制的食品与未熟制的食品分开存放，避免受到污染。应按照《食品安全国家标准 植物油》（GB 2716—2018）的要求，采取措施或监测控制食用油煎炸过程的安全质量。若无法实施监控措施的，连续煎炸食品的食用油累计使用期限不超过12h，非连续使用的食用油使用期限不超过3d。废弃的食用油应全部更换，不能以添加新油的方式延长使用期限。

（3）冷却　中央厨房热加工处理的易腐食品应在快速冷却设备或冷却专间内进行冷却，在2h内将食品中心温度降至8℃以下。应及时测量每批冷却后食品的中心温度，2h内食品中心温度未降到8℃以下的，不得使用。用于即食食品冷却的快速冷却设备或冷却专间应专用，不得用于冷却热加工半成品。采用冷却专间方式冷却的，应当符合专间的操作要求。

（4）分装　中央厨房分装前应认真检查待分装食品，发现有腐败变质或者其他感官性状异常的，不得进行分装。即食食品分装应当在食品加工专间内进行。

（5）包装和标签　中央厨房配送的食品应采用密闭包装。鼓励采用真空（充氮）方式进行包装。中央厨房加工配送食品的最小使用包装或食品容器包装上的标签应标明食品名称、加工单位、生产日期及时间、保存条件、保质期、加工方法与要求，成品食用方法等。中央厨房加工食品过程中使用食品添加剂的，应在标签上标明。非即食的熟制品种应在标签上明示"食用前应彻底加热"。

（6）配送　中央厨房的配送方式通常分为冷链配送和热链配送两种。

①冷链配送是指中央厨房将产品的中心温度在2h之内降至8℃以下，并保证在8℃以下运送至各门店厨房。冷链配送的即食食品保质期为烧熟后24h，食用前应重热使产品中心温度加热至70℃。这种配送方式具有恒温性、时效性、规模性等特点。采用冷链工艺生产的食品，应根据加工食品的品种和数量，配备相应数量的食品快速冷却设备。应根据待配送食品的品种、数量、配送方式，确定相应的包装形式，配备相应的食品包装设备。

②热链配送是指中央厨房对产品采取加热保温措施，将产品在中心温度≥60℃的条件下分装或直接盛放于密闭保温设备中进行贮存、运输和供餐，使产品在食用前的中心温度始终保持在≥60℃的配送方式。这种配送方式通常为保温性配送方式，使用保温箱和保温车配送，配送距离较近，烧熟后2h的食品中心温度保持在60℃以上的，其保质期为烧熟后4h，主要适用于餐饮成品或即食食品，产品配送范围较小。

（7）工用具清洗消毒和保洁要求　中央厨房的工用具使用后应及时洗净，定位存放，保持清洁。接触热加工半成品和即食食品的工用具、容器要专用，使用前要消毒，消毒后的工用具应贮存在专用保洁柜（或保洁间）内备用，保洁柜应有明显标记。应定期检查消毒设备、设施是否处于良好状态。采用化学消毒的应定时测量有效消毒浓度。消毒后工用具和容器不得重复使用一次性包装材料。已消毒和未消毒的工用具应分开存放，保洁柜（或保洁间）应当定期清洗，保持洁净，不得存放其他物品。

（8）有效期要求　中央厨房相关企业应根据加工生产工艺的特点和国家相应标准的规定，制定原料、生制半成品、热加工半成品、即食食品的保质期，必要时应进行产品保质期试验和验证，并严格执行保质期规定。

（9）生产加工过程的监控　中央厨房应针对生产过程中的关键环节制定操作规程，并严格执行。配方和工艺条件未经核准不得随意更改。应根据产品工艺特点，规定各类产品用于杀灭或抑制微生物生长繁殖的方法，如冷冻冷藏、高温灭菌等，并实施有效监控。应按配方和工艺规定要求，对关键技术参数进行监控，并有监控记录。用于测定、控制、记录的监控设备，如温湿度计、压力表等，应定期校准、维护，确保准确有效。

3. 留样规定

餐饮产品从加工、贮存至供应食用涉及环节多，尤其是人数众多中央厨房、集体用餐配送单位和大型就餐活动或重要接待活动的就餐，要在短时间内加工制作大量食品，有时还要提前加工和摆台，发生食品污染和食物中毒的风险增加，因此其食品加工过程的要求比一般餐饮制作的要求高。为了监测和验证所加工食品的卫生安全，便于餐饮企业自身

文件与记录

掌握情况，以及在一旦发生可疑食物中毒或食品污染事故后，有关方面能及时了解事件的原因，采取有效的控制处理措施。

《餐饮服务食品安全操作规范》规定：①学校（含托幼机构）食堂、养老机构食堂、医疗机构食堂、中央厨房、集体用餐配送单位、建筑工地食堂（供餐人数超过100人）

和餐饮服务者（集体聚餐人数超过100人或为重大活动供餐），每餐次的食品成品应留样。其他餐饮服务提供者宜根据供餐对象、供餐人数、食品品种、食品安全控制能力和有关规定，进行食品成品留样。②应将留样食品按照品种分别盛放于清洗消毒后的专用密闭容器内，在专用冷藏设备中冷藏存放48h以上。每个品种的留样量应能满足检验检测需要，且不少于125g。③在盛放留样食品的容器上应标注留样食品名称、留样时间（月、日、时），或者标注与留样记录相对应的标识。④应由专人管理留样食品、记录留样情况，记录内容包括留样食品名称、留样时间（月、日、时）、留样人员等。留样记录表格见表7-1。

表 7-1 留样记录表格

序号	留样食品名称	留样时间（*月*日*时*分）	留样量/g	保存条件	留样保存至（*月*日*时*分）	订餐单位	送餐时间	留样人

若发生可疑食物中毒或食品污染事故，餐饮企业应及时提供留样样品，配合监督机构进行调查处理工作，不得有留样样品而不提供或提供不真实的留样样品，影响或干扰事故的调查处理工作。

4. 中央厨房产品的贮藏与运输

中央厨房应根据产品的种类和性质选择贮藏和运输的方式，并符合产品标签所标识的贮藏条件。贮藏和运输过程中应避免日光直射、雨淋。配备与加工食品品种、数量以及贮藏要求相适应的封闭式专用运输车辆，配送易腐食品时应采用冷藏车，车辆内部结构便于清洗和消毒。高危易腐食品应采用冷冻（藏）方式配送，采用冷链工艺生产的食品，应根据产品特性在相应的冷藏或冷冻条件下贮存和运输。贮藏、运输和装卸食品的容器、工具和设备应当安全、无害，保持清洁，防止食品污染，不得将食品与有毒、有害物品一同运输。贮藏场所中的食品应定期检查，如有异常应及时处理。

5. 中央厨房产品的追溯和召回

中央厨房应建立产品追溯制度，确保对产品可进行有效追溯。应及时向餐饮门店收集汇总所配送产品的缺陷信息，包括不符合食品安全规定和标准，存在或可能存在健康安全隐患的食品的品种、数量不符合指标等。应建立产品召回制度。当发现某一批次或类别的产品含有或可能含有对消费者健康造成危害的因素时，应按照国家相关规定启动产品召回程序，及时向相关部门通告，并做好相关记录。召回食品应采用染色、毁形等措施予以销毁，采用照片或视频方式记录销毁过程，并详细记录食品召回和处理情况。不得将回收后的食品加工后再次使用。

6. 中央厨房管理制度

中央厨房食品安全管理机构应制定食品安全管理制度，管理制度应切实可行、便于操作和检查，至少应包括下列内容：食品和食品原料采购查验管理、场所环境卫生管理、设施设备卫生管理、清洗消毒管理、人员卫生管理、人员培训管理、加工操作管理、餐厨垃圾及废弃食用油脂管理、消费者投诉管理、食品安全管理人员岗位职责规定、食品供应商遴选制度、食品添加剂使用管理制度、食品检验制度、问题食品召回和处理方案、食品安全突发事件应急处置方案，并根据生产加工工艺的产品类别制定关键环节操作规程，包括采购、贮存、烹调温度控制、专间操作、包装、留样、运输、清洗消毒等。

二、集体供餐及配送环节的食品安全控制

（一）集体供餐的基本概念及特点

集体供餐企业，又叫作团膳，欧美国家有两种诠释，一种为"group dietary"，另一种为"food service"，实际上是两者对于该名词的注解的角度不一样而造成的，对于消费者而言，集体供餐就是团体膳食的意思，因此采用了"group dietary"的英文注解，突出的是团膳的名词含义，而对于广大团膳服务商而言，团膳的含义就是提供集体的饮食服务，按照是否提供就餐场所，分为团体食堂和盒饭供应两种形式，与其他餐饮业存在明显的差异。

（1）团体食堂由专业化的厨务人员提供规范化的服务，并以科学合理的食谱设计来进行烹调制作。经营团体食堂在服务和技术上更趋专业性。

（2）用餐人数多，服务对象特定专一；用餐时间、场所、服务模式特定。

（3）进入门槛低，消费低，产品质量还在低档次上徘徊。

（4）卫生安全要求高，更加注重清洁卫生和食品安全管理。

（5）经营团体食堂的场所一般都很固定，多在企事业单位内部自己的场地。而供应盒饭的集体配送单位，还需要经过盛装和分送的过程。

（6）团膳从业人员整体素质比较低，人力资源短缺。

（二）集体供餐企业的食品安全控制

1. 集体供餐企业的食品安全风险

集体供餐企业主要根据集体服务对象订购要求，集中加工、分送食品，提供（如集体食堂）或不提供（如盒饭）就餐场所。这类食品是食物中毒的高发食品，加工供应量大，加工后还需经过一段时间才可食用，具有相当高的食品安全风险（其风险甚至比一般餐饮企业加工的食品更高），一旦发生食品安全事件往往影响人数多，中毒危害大，

社会不良影响时间长。

2. 集体供餐企业的食品安全控制

集体供餐企业在生产中应从以下几个方面加强食品安全控制。

（1）供餐食品加工量与加工条件相适应　受企业加工能力限制，如果食品加工量超过加工场所和设备的承受能力，难以做到按食品安全要求进行加工，可能产生因设施不足所引起的食品加热不彻底、存放时间过长（尤其是冷菜）、生熟交叉污染、从业人员难以规范操作等一系列的问题，极易导致食物中毒。因此，供餐人数必须符合生产经营场所面积和布局要求，严格控制加工量，保证食品安全。

（2）盒饭的分装　由于盒饭等集体用餐的分装操作是食品可能受到污染的重要环节，因此集体用餐的分装应在专间内进行操作。专间的条件和操作的要求与冷菜专间操作要求基本一致。

（3）严格控制食物存放温度和时间　集体用餐配送的食品在温度上要求采取热藏（烧熟2h后的食品中心温度保持在60℃以上）或冷藏（烧熟2h后的食品中心温度保持在8℃以下）方法，对于冷藏食品还要求在供餐前再加热至食品中心温度70℃以上，并对热和冷藏产品的保质期作出规定。对于无条件采用热藏或冷藏的加工供应方式的集体用餐配送单位，应严格控制食品从烧熟后至食用前的时间在2h之内。

（4）食品保质期的标识　盛装、分送集体用餐的容器表面标注加工单位、生产日期及时间、保质期、保存条件、食用方法等事项，有利于对上述规定中对于集体用餐温度、时间、再加热等环节控制的管理和监督。

（5）设备设施的配置　冷藏和热藏方式的集体用餐应有相应的设备设施，以保证能达到规定的温度要求。可以采用以下推荐方式。

①采用冷藏方式加工盒饭的，配备食品冷却设备（如真空冷却机、隧道式冷却机、速冷冷库等）和盒饭现场再加热设备（如蒸箱、微波炉等）。

②采用热藏方式加工集体用餐的，配备烹调后食品再加热设施（如加热柜、蒸箱等），用于在配送前将食品中心温度保持在较高水平（通常应高于60℃）；食品配送、贮存时的保温设施（如保温性能良好的保温箱、保温桶等），用于离开加热源后在一定时间内维持食品中心温度；现场分餐的配备分餐时的食品加热设施（如水浴加热台）。

③集体用餐运输采用封闭式专用车辆。冷藏盒饭采用保温或冷藏运输车辆，热藏方式加工集体用餐采用保温运输车辆。

三、外卖环节食品包装及配送环节的食品安全控制

（一）外卖餐饮配送环节的食品安全隐患

（1）虽然平台提供者要求外卖送餐员提供健康证，但平台提供者无法鉴别健康证的真实情况，外卖送餐员是否健康难以保证。

（2）配送过程中，外卖送餐员私自拆封餐食甚至偷吃的事件时常见诸报端，对此又

难以做到实时监管，容易危害食品安全。

（3）外卖送餐箱卫生状况令人担忧，多地媒体报道送餐箱存在脏污破损、不定时消毒、存放各类杂物等情况，不干净、不卫生的配送箱很容易污染餐食。

（4）配送的"最后一公里"存在食品安全隐患，很多小区、单位为了安全不让外卖送餐员进入，外卖无法直接送到顾客手上，放在花坛等指定地方存在污染外卖风险。

（二）外卖供餐用餐配送过程食品安全控制

《网络餐饮服务食品安全监督管理办法》对网络外卖等的食品安全提出了一系列要求，包括明确"线上线下一致"，不得将订单委托其他食品经营者加工制作，订餐平台应设置专门食品安全管理机构，配备专职食品安全管理人员，组织开展网络餐饮服务食品安全监测等。对从业者来说，必须遵守有关规定合规经营，依靠精细化管理、质量管控等措施防范食品安全风险，为消费者提供放心外卖食品。

（1）送餐人员应保持个人卫生。外卖箱（包）应保持清洁，并定期消毒。

（2）使用符合食品安全规定的容器、包装材料盛放食品，避免食品受到污染。

（3）配送高危易腐食品应冷藏配送，并与热食类食品分开存放。

（4）从烧熟至食用的间隔时间（食用时限）为烧熟后2h，食品的中心温度保持在60℃以上（热藏）的，其食用时限为烧熟后4h。

（5）宜在食品盛放容器或者包装上，标注食品加工制作时间和食用时限，并提醒消费者收到后尽快食用。

（6）宜对食品盛放容器或者包装进行封签。

（7）使用一次性容器、餐饮具的，应选用符合食品安全要求的材料制成的容器、餐饮具，宜采用可降解材料制成的容器、餐饮具。

💬 课后习题

一、填空题

从烧熟至食用的间隔时间（食用时限）为烧熟后＿＿＿＿，食品的中心温度保持在60℃以上（热藏）的，其食用时限为烧熟后＿＿＿＿。

二、简答题

餐饮中央厨房食品配送安全要求主要有哪几个方面？

扫描二维码
获取判断题、
单选题

⚙️ 拓展阅读

扫描二维码
获取

第三节
餐饮业扫尾卫生清除操作规范

　　北京海淀区市场监督管理局持续开展餐饮食品安全大检查工作，对海淀区15家餐饮门店进行了依法查处。多家餐饮门店存在后厨环境不卫生、后厨防蝇措施不到位等问题。其中，北京品聚缘和餐饮管理有限公司存在后厨垃圾桶均未加盖、后厨环境不卫生的问题。违反了《中华人民共和国食品安全法》第三十三条第一款第（一）项的规定，依据《中华人民共和国食品安全法实施条例》第七十条、《中华人民共和国食品安全法》第一百二十六条第一款、第一百二十六条第一款第（十三）项的规定，责令改正、给予警告。

　　除此之外，河南焦作某些餐饮公司将餐厨垃圾随意倾倒至下水道，或交给无证收运的养殖户，养殖户未经处理就直接饲喂畜禽。这些被随意倾倒或流入畜禽养殖场的餐厨垃圾，不仅造成环境污染，同时也为食品安全埋下隐患。

一、餐饮业餐饮具清洗、消毒环节操作规范

（一）餐（饮）具洗涤与消毒相关标准

　　主要有《食品安全国家标准 消毒餐（饮）具》（GB 14934—2016）、《食品安全国家标准 洗涤剂》（GB 14930.1—2022）和《食品安全国家标准 消毒剂》（GB 14930.2—2012）等。

清洗消毒

　　《食品安全国家标准 消毒餐（饮）具》（GB 14934—2016）规定了餐（饮）具消毒过程的卫生管理规范和餐（饮）具消毒效果的评价，无论采用物理消毒还是化学消毒，消毒后都需达到标准所规定的感官要求、细菌指标要求和化学消毒剂有害物的残留限量要求。而《食品安全国家标准 洗涤剂》（GB 14930.1—2022）和《食品安全国家标准 消毒剂》（GB 14930.2—2012）则规定了对餐（饮）具洗消后洗涤剂、消毒剂有害物的限量标准，防止化学污染给人体带来危害。

　　《食品安全国家标准 餐饮服务通用卫生规范》（GB 31654—2021）规定，委托餐（饮）具集中消毒服务单位提供清洗消毒服务的，应当查验、留存餐（饮）具集中消毒服务单位的营业执照复印件和消毒合格证明。保存期限不应少于消毒餐（饮）具使用期限到期后6个月。

（二）基本要求

1. 餐用具清洗消毒一般要求

餐用具使用后应及时洗净，餐饮具、盛放或接触直接入口食品的容器和工具使用前应消毒。

清洗消毒方法参照《餐饮服务食品安全操作规范》附录J "推荐的餐用具清洗消毒方法"。宜采用蒸汽消毒等物理方法消毒，因材料、大小等原因无法采用的除外。

餐用具消毒设备（如自动消毒碗柜等）应连接电源，正常运转，定期检查餐用具消毒设备或设施的运行状态。采用化学消毒的，消毒液应现用现配，并定时测量消毒液的消毒浓度。

从业人员佩戴手套清洗消毒餐用具的，接触消毒后的餐用具前应更换手套。手套宜用颜色区分。

消毒后的餐饮具、盛放或接触直接入口食品的容器和工具，应符合GB 14934—2016的规定。保证餐用具表面光洁、无油渍、无异味，餐用具表面干燥，大肠菌群少于3个/100cm²，无致病菌检出。

宜沥干、烘干清洗消毒后的餐用具。使用抹布擦干的，抹布应专用，并经清洗消毒后方可使用。

不得重复使用一次性餐饮具。

2. 餐用具保洁一般要求

消毒后的餐饮具、盛放或接触直接入口食品的容器和工具，应定位存放在专用的密闭保洁设施内，保持清洁。

保洁设施应正常运转，有明显的区分标识。

定期清洁保洁设施，防止清洗消毒后的餐用具受到污染。

（三）推荐的餐用具清洗消毒方法

1. 清洗方法

采用手工方法清洗的，应按以下步骤进行。

一刮：刮掉餐用具表面的食物残渣。二洗：用含洗涤剂的溶液洗净餐用具表面。三冲：用自来水冲去餐用具表面残留的洗涤剂。

清洗和冲洗要分池进行，并在水池的明显位置进行标识。

采用洗碗机清洗时按照设备说明进行。餐具表面的食物残渣、污垢较多时，应用手工方法先刮去残渣等，再放入洗碗机清洗。

2. 消毒方法

（1）物理消毒。

采用蒸汽、煮沸消毒的，温度一般控制在100℃，并保持10min以上。

采用红外线消毒的，温度一般控制在120℃以上，并保持10min以上。

采用洗碗机消毒的，消毒温度、时间等应确保消毒效果满足国家相关食品安全标准要求。一般水温控制在85℃，冲洗消毒40s以上。

（2）化学消毒　主要为使用各种含氯消毒剂消毒，在确保消毒效果的前提下，可以采用其他消毒剂和参数。

①使用含氯消毒剂（不包括二氧化氯消毒剂）的消毒方法。

严格按照含氯消毒剂产品说明书标明的要求配制消毒液，消毒液中的有效氯浓度宜在250mg/L以上将餐用具全部浸入配置好的消毒液中5min以上。最后，用自来水冲去餐用具表面残留的消毒液。

②使用二氧化氯消毒剂的消毒方法。

严格按照产品说明书标明的要求配制消毒液，消毒液中的有效氯浓度宜在100～150mg/L。将餐用具全部浸入配置好的消毒液中10～20min。用自来水冲去餐用具表面残留的消毒液。

3. 保洁方法

餐用具清洗或消毒后宜沥干、烘干。使用抹布擦干的，抹布应专用，并经清洗消毒方可使用，防止餐用具受到污染。

及时将消毒后的餐用具放入专用的密闭保洁设施内。

（四）餐饮服务化学消毒常用消毒剂及使用注意事项

1. 常用化学消毒剂及使用方法

（1）漂白粉　主要成分为次氯酸钠，此外还含有氢氧化钙、氧化钙、氯化钙等。配制水溶液时，应先加少量水，调成糊状，再边加水边搅拌成乳液，静置沉淀，取澄清液使用。漂白粉可用于环境、操作台、设备、餐饮具等的涂擦和浸泡消毒。

（2）次氯酸钙（漂粉精）、二氯异氰尿酸钠（优氯净）、三氯异氰尿酸　使用时，应将其充分溶解在水中。普通片剂应碾碎后，加入水中，充分搅拌溶解。泡腾片可直接加入水中溶解。使用范围同漂白粉。

（3）次氯酸钠　使用时，应将其在水中充分混匀。使用范围同漂白粉。

（4）二氧化氯　因配制的水溶液不稳定，应在使用前加入活化剂，且现配现用。使用范围同漂白粉。因氧化作用极强，使用时应避免其接触油脂，防止加速其氧化。

（5）乙醇　浓度为75%的乙醇可用于操作台、设备、工具、手部等涂擦消毒。

（6）乙醇类免洗速干手消毒剂　取适量的乙醇类速干手消毒剂于掌心，按照标准洗手方法充分搓擦双手20～30s。

2. 消毒液配制方法举例

以每片含有效氯0.25g的漂粉精片配制1L的有效氯浓度为250mg/L的消毒液为例。

在专用容器中事先标好1L的刻度线；将1片漂粉精碾碎后加入水中；在专用容器中加自来水至刻度线；搅拌至漂粉精片充分溶解。

3. 化学消毒注意事项

（1）使用的消毒剂应处于保质期，并符合消毒产品相关标准，按照规定的温度等条件贮存。

（2）严格按照规定浓度进行配制。

（3）固体消毒剂应充分溶解使用。

（4）餐饮具和盛放直接入口食品的容器在消毒前，应先清洗干净，避免油垢影响消毒效果。

（5）餐饮具和盛放直接入口食品的容器消毒时应完全浸没于消毒液中，保持5min以上，或者按消毒剂产品使用说明操作。

（6）使用时，定时测量消毒液中有效消毒成分的浓度。有效消毒成分浓度低于要求时，应立即更换消毒液或适量补加消毒剂。

（7）定时更换配制好的消毒液，一般每4h更换一次。

（8）消毒后，餐饮具和盛放直接入口食品的容器表面的消毒液应冲洗干净，并沥干或烘干。

二、餐饮业废弃物处置操作规范

城市餐饮业的泔脚垃圾产生量巨大，是城市生活垃圾的主要组成部分之一，其回收处理是当前国内城市生活垃圾管理的重要课题。上海曾对200多家餐饮单位进行实地调研工作，结果表明：泔脚垃圾的源头申报方面不报和漏报的现象较为明显，大量小型餐饮单位的垃圾申报意识亟待加强；泔脚垃圾管理收费以象征性议价为主，约50%餐饮单位将泔脚垃圾作为普通生活垃圾处理，以规避相关费用；75%餐饮单位以委托环卫附属部门处置泔脚垃圾为主，社会化程度较低。

废弃物管理

餐饮业废弃物主要有以下几类。

①食品原料初加工时产生的垃圾。主要是蔬菜的黄叶、残叶、废弃的根须、梗茎、动物的毛皮、内脏等垃圾物，这类垃圾一般无毒无害，按生活垃圾入桶加盖。

②泔水类垃圾。主要是顾客食用残余的食物，包括食物残渣、饭、菜、汤水、锅底等，餐饮单位不得回收顾客食用过的食物再加工处理，重新返回餐桌。

③废弃油脂类垃圾。主要是废弃的厨房煎炸油、烧烤动物时产生的废油等，这类垃圾禁止直接倾倒入下水沟，应使用专用容器存放。

④前台各种垃圾。主要有场所打扫卫生的堆积垃圾等。

⑤废弃的留样食物。留样48h后，在监督员监督下进行废除，并做记录。

（一）餐饮业废弃物处置要求

（1）安排专人负责本店餐厨废弃物的处置、收运、台账管理工作。

（2）建立厨房废弃物管理台账记录，将餐厨废弃物分类放置，做到日产日清。

（3）严禁乱倒、乱堆餐厨废弃物，禁止将餐厨废弃物直接排入公共水域或倒入公共厕所和生活垃圾收集设施。

（4）餐厨废弃物应当实行密闭化运输，运输设备和容器应当具有餐厨废弃物标识，整洁完好，运输中不得泄漏、撒落。

（5）禁止将餐厨废弃物交给未经相关部门许可或备案的餐厨废弃物收运、处置单位或个人处理。

（6）不得用未经无害化处理的餐厨废弃物喂养畜禽。

（7）建立餐厨废弃物产生、收运、处置台账，详细记录餐厨废弃物的种类、数量、去向、用途等情况，并定期向市场监督管理及环保部门报告。

（8）发现餐饮服务环节违法违规处置餐厨废弃物的，应第一时间向当地市场监督管理部门或环保部门举报。

（9）企业负责人应实时监测单位餐厨废弃物的处置管理，并对处置行为负责。

（10）食品处理区内可能产生废弃物或垃圾的场所均应设有废弃物容器。废弃物容器应与加工用容器有明显的区分标识。

（11）废弃物容器应配有盖子，以坚固及不透水的材料制造，能防止污染食品、食品接触面、水源及地面，防止有害动物的侵入，防止不良气味或污水的溢出，内壁应光滑以便于清洗。专间内的废弃物容器盖子应为非手动开启式。

（12）废弃物应及时清除，清除后的容器应及时清洗，必要时进行消毒。

（13）在加工经营场所外适当地点宜设置结构密闭的废弃物临时集中存放设施。废弃物应按相关规定处置。

（二）餐饮业废弃物处置操作规范

（1）餐饮业所有残菜剩饭和菜叶等废弃物全部分类处理。

（2）禁止任何员工私自将残菜剩饭带出食堂。

（3）残菜剩饭由各负责人负责集中，由承包人运出。

（4）禁止承包人将残菜剩饭用来加工"泔水油"等违法行为，一经发现，终止供应，并报主管部门查处。

（5）垃圾按时集中到垃圾池，禁止堆放在食堂或厨房内，禁止随意乱倒。

（6）禁止使用剩饭剩菜。

💬 课后习题

扫描二维码
获取判断题、
单选题

一、填空题

1. 清洗消毒餐用具时，要实行＿＿＿＿＿＿＿，分池进行，并在水池的明显位置进行标识。

2. 餐用具物理消毒方法包括_____等热力消毒方法。

二、简答题

1. 简述《中华人民共和国食品安全法》的意义。

2. 简述我国食品安全监管体制的变迁。

拓展阅读

扫描二维码
获取

第八章

餐饮业食品安全
管理体系

学习目标

1. 掌握食品安全管理体系的概念，了解常用食品安全管理体系的特点。

2. 熟悉 GMP、SSOP 的内容和特点。

3. 掌握 HACCP 体系的基本原理和餐饮业建立 HACCP 体系的步骤。

学习导览

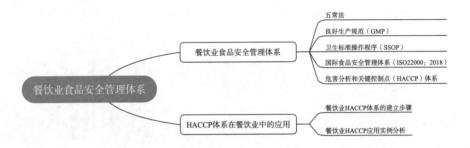

第一节
餐饮业食品安全管理体系

案例引入

百果园四大主体深圳百果园实业（集团）股份有限公司、广东百果园农产品初加工有限公司、深圳市百果园供应链管理服务有限公司以及深圳市龙华区观湖百果园鑫陈水果店，顺利通过瑞士通用公证行（SGS）专业团队的审核认证，获颁ISO 22000：2018食品安全管理体系认证证书。这意味着，百果园在经营过程中涉及食品安全的环节均在体系的要求下得到科学严谨的管控，为百果园集团提出的"顾客满意""让天下人享受水果好生活"战略提供了强有力的支撑。

《食品安全法》第四十八条规定，国家鼓励食品生产经营企业符合良好生产规范要求，实施危害分析和关键控制点体系，提高食品安全管理水平。餐饮服务提供者不仅要依法遵守国家各项法规和标准，还要从企业内部自觉建立食品安全保证体系。对于餐饮服务提供者来说，食品法规、标准等食品安全体系都是外部先行设计好的，采取强制手段或部分推荐手段要求企业执行。为了加强企业内部管理、提高竞争力，餐饮企业必须建立自主性的、有针对性的和有可操作性的食品安全管理体系，如国内中小企业常用的五常法以及国际通用的良好生产规范（GMP）、卫生标准操作程序（SSOP）、危害分析和关键控制点（HACCP）、食品安全管理体系（ISO22000）等制度和规范体系。

目前我国将先进的食品安全管理体系指导并实践于餐饮业的食品安全控制方面，一直是个短板。相对于工业化食品生产的系统性风险而言，餐饮业的偶然性与人为性风险尤为突出。随着餐饮服务单位安全意识、品牌意识的不断增强，餐饮业食品安全管理体系也得到了广泛推广与应用。

一、五常法

日本的5S（整理、整顿、清扫、清洁、素养）管理方法在我国被称为"五常法"，被广泛应用在大型餐饮、连锁快餐店、酒店等，以加强本单位在安全、卫生、品质、效率及形象方面的管理。"五常法"是一种基础或基本的管理技能，非常适合餐饮服务行业的食品安全管理，尤其是中小型餐饮企业的日常食品安全管理。

（一）五常法的来源及概念

五常法的概念是由香港何广明教授于1994年始创的。五常法源于上述的5S管理方法，以实现快速提升本单位的"安全、卫生、品质、效率、形象及竞争力"为目标。在各个餐饮服务单位，五常法是用来维持产品品质、控制开支、节省成本和优化工作环境的一种有效管理方式。

五常法管理的核心理念是创造五常共识，即常组织、常整顿、常清洁、常规范、常自律，对每位员工的日常行为提出要求，围绕管理现场和环境，动员全体员工自觉参与，通过定置管理、目视管理和责任分担，倡导从小事做起，从小处着眼，从细节着手，力求使每位员工养成"事事讲究"的良好习惯，提高服务效率，实现现场管理的规范化、标准化、经常化。

（二）五常法的基本内容与应用

五常法的特点是比较简单。这种特点很适合餐饮服务单位的食品安全管理，尤其是中小型餐饮服务单位。因为中小型餐饮服务单位的加工经营场所较小，必需品不多，实施五常法管理，可操作性较强，容易被中小型餐饮业主接受和掌握。通过实施五常法管理，可以有效地改变"脏、乱、差"的现象，提高食品卫生管理水平和效益。

餐饮服务单位实施五常法管理，可以从以下几方面着手，逐步建立起完善的、适合本单位情况的管理机制。

1. 常组织

这里常组织的对象不是人而是物品，即判定完成工作任务的必需物品，并将其与非必需物品相分离；进而将必需物品的数量降低到最低程度，并把它放在一个方便的地方。常组织的核心功能是减少消耗，降低成本，扩展空间。

2. 常整顿

常整顿是在常组织的基础上，把需要的人、事、物加以定量、定位。对完成工作任务必需的、对生产加工现场需要留下的物品实行分类标识、科学合理地布置和存放，使其存取方便，保证工作时能在最短的时间内（30s）取出和放回原处。

常整顿的核心功能是提高效率，生产加工现场物品的合理摆放有利于提高工作效率和产品质量，在最有效的规章、制度和最简捷的流程下完成作业。

3. 常清洁

常清洁是指要定期进行清扫活动，保持个人卫生和环境卫生的整洁。常清洁的核心功能是维持一个洁净舒心的工作环境。通过常清洁，把工作场所打扫干净，各种设备出现异常时马上修理，使之恢复正常。作业现场在生产加工过程中会产生灰尘、油污、各种垃圾等，影响产品的卫生和人们的工作情绪。因此，必须通过清扫活动来清除那些脏物，创建一个明快、舒畅的工作环境。

4. 常规范

常规范是指连续地、反复不断地坚持常组织、常整顿、常清洁的活动，并做好考核验收评估。常规范的核心功能是保持良好的品质和形象。常规范就是将一些优良的工作方法或理念标准化，制定出一套行之有效的工作标准和规章制度，经常组织员工学习。向每一个人灌输按照制度的规定做事，按照标准的要求来工作，创造一个具有良好习惯的工作场所。教导每个人做事的行为规范并让他们付诸实践，抛弃坏的习惯而养成良好的习惯。此过程有助于人们养成制定和遵守规章制度的习惯。

5. 常自律

常自律就是每个人应具备按规章制度规定和正常程序做事/办事的能力。常自律是主动性自律行为而不是被动性的纪律约束。因而，自律能保持日常工作的连续性和自觉性。常自律的核心功能是创造一个具有良好习惯的工作场所。

通过常自律，使员工加强自身的约束，自觉克服不良习惯，摒弃工作中的随意性，把日常工作落实到一个"常"字上。同时还要加强员工自身素养的提高，养成严格遵守规章制度的习惯和作风，这是五常法的核心。没有人员素质的提高，各项活动就不能顺利开展，开展了也坚持不下去。所以，推行五常法，要始终着眼于人的素质的提高。

二、良好生产规范（GMP）

（一）GMP的含义

GMP是good manufacturing practice（良好生产规范）的简写。GMP是一种专业性的

品质保证管理体系，是为保障食品安全、质量而制定的贯穿食品生产全过程的一系列措施、方法和技术要求。GMP是世界上普遍应用于食品生产过程的先进管理体系和严格的质量管理系统，确保终产品食品质量符合标准。

GMP一般是由政府制定颁布的主要用于食品生产加工企业的一种卫生管理法规或质量保证制度。GMP对包括食品生产、加工、贮存、包装、运输等在内的食品生产加工企业的生产加工环境、厂房结构与设施、卫生设施、设备与工具、人员的卫生要求与培训、仓储与运输、生产管理制度等方面的卫生质量管理和控制做了详细的规定，是食品生产加工企业应满足的基本标准。

制定和实施GMP的目的与意义主要是防止食品在不卫生、不安全或可能引起污染及腐败变质的环境下进行加工生产，避免食品制造过程中人为导致的错误，控制食品污染及变质，建立完善的食品生产加工过程质量保证和食品安全管理制度，以确保食品卫生安全和满足相关标准要求，也可以提高产品质量的稳定性。

实施GMP对于确保食品质量和安全、提高我国食品的国际竞争力有重要意义。GMP在国外特别是美国已经普遍推行，我国大型食品生产企业和大型餐饮连锁企业也已引入GMP规范，企业实施GMP是建立HACCP体系的前提条件之一。

（二）GMP的分类

从GMP适用范围来看，现行的GMP可以分为以下几类。

具有国际性质的GMP。如世界卫生组织（WHO）和欧洲共同体颁布的GMP。对于WHO的GMP认证，企业需要向WHO提出申请，按WHO的GMP要求进行认证。

国家权力机构颁布的GMP。如2018年市场监管总局颁布的《餐饮服务食品安全操作规范》是餐饮企业必须遵守的行政规范，具有强制性。

行业组织颁布的GMP。由行业组织、协会等组织制定并推荐给食品企业参照执行，但遵照自愿遵守的原则。

食品企业自己制定的GMP。作为企业内部管理的规范。

（三）GMP的内容和特点

1. GMP的内容

GMP总体内容包括机构与人员、厂房和设施、设备及卫生管理、文件管理、物料控制、生产控制、质量控制、贮存与销售管理等方面内容，涉及生产的方方面面，强调通过对生产全过程的管理来保证食品质量和食品安全。

从专业化管理的角度看，GMP可以分为质量控制系统和质量保证系统两大方面。一是对原材料、中间品、产品的系统质量控制，这就是质量控制系统。另一方面是对影响产品质量、生产过程中易产生的人为差错和污染等问题进行系统地严格管理，以保证食品的质量，这就是质量保证系统。

从硬件和软件系统的角度，GMP可分为硬件系统和软件系统。硬件系统主要包括对人员、厂房、设施、设备等的目标要求，可以概括为以资本为主的投入产出。软件系统主要包括组织机构、组织工作、生产技术、卫生、制度、文件、教育等内容，可以概括为以智力为主的投入产出。

2. GMP的特点

（1）原则性　GMP条款仅指明了要求的目标，而没有列出如何达到这些目标的解决办法。达到GMP要求的方法和手段是多样化的，企业有自主性、选择性，不同企业可根据自身情况选择最适宜的方式实施GMP改造和建设。

（2）时效性　GMP条款是具有时效性的，因为条款只能根据该国家、该地区现有一般生产水平来制定，随着科技和经济贸易的发展，GMP条款需要定期或不定期补充、修订。对目前有法定效力或约束力或有效性的GMP，称为现行GMP，当新版GMP颁布，旧版立即废止。

（3）基础性　GMP是保证产品生产质量的基本标准，但不是最严的、最好的、更不是高不可攀的。任何一国的GMP都不可能把只能由少数企业做得到的一种生产标准来作为全行业的强制性要求。生产达标方法和手段是多样化的，企业有自主性，也可以是严于GMP标准的。将生产要求与目标市场的竞争结合起来，必然会形成实现标准要求的多样性。

（4）多样性　尽管各国GMP在规定内容上基本相同，但在同样的内容上所要求的精度和严格程度却是不一样的，且存在很大差异。各国GMP均是建立在WHO的GMP之上的发展和完善，体现着各国政府特别是监督管理部门更为严格的要求趋向，是一种进步和必然的发展趋势。

3. GMP与一般食品标准的区别

我国GMP的颁布也是以标准的形式，但与其他的食品标准在性质、内容和侧重点上有本质的区别。

（1）在性质上　GMP是对食品企业的生产条件、操作过程和管理行为提出的规范性要求，而一般的食品标准则是对食品企业生产出的终端产品所提出的量化指标要求。

（2）在内容上　GMP在内容上可以概括为两个部分：硬件和软件。硬件是指对食品企业（包括生产、贮存、流通、服务等企业）的建筑、设备、卫生设施、环境等方面的技术要求和规定；软件是指对人员的要求（素质、教育和培训、职业合格证等）及对生产工艺（技术水平、科学先进性、操作性等）、生产行为、管理组织、管理制度、记录和教育等方面的管理要求，例如，产品质量的检测机构、执行标准、不合格品处理方法等。一般食品标准的内容主要是产品必须符合的卫生和质量指标，如理化、微生物等污染物的限量指标；水分、过氧化物、挥发性盐基总氮等食品腐败变质的特征指标；纯度、营养素、功效成分等与产品品质相关的指标等。

（3）侧重点　GMP的内容体现在原料到产品的整个食品生产过程中，所以GMP是将保证食品质量的重点放在成品出厂前的整个过程的各个环节上，而不仅着眼于终端产品。一般食品标准则是侧重于对终端产品的判定和评价等。

4. 《餐饮服务食品安全操作规范》

现行的《食品生产通用卫生规范》（GB 14881—2013）是我国食品生产加工企业实施GMP的重要法规，也是我国食品生产企业良好生产规范（GMP）的主要内容。为了加强对我国餐饮业的卫生监管，我国颁布了《餐饮服务食品安全操作规范》。《餐饮服务食品安全操作规范》体现了GMP的有关精神和要求，并充分结合了我国餐饮业的实际情况，餐饮服务企业按照规范要求进行食品安全管理，有利于提升企业自身食品安全管理水平。

《餐饮服务食品安全操作规范》内容包括加工经营场所的卫生条件，加工操作卫生要求，卫生管理制度和从业人员卫生要求等方面，是我国迄今为止对餐饮行业最为全面、细致的行业规范。

三、卫生标准操作程序（SSOP）

（一）SSOP的含义

卫生标准操作程序（sanitation standard operating procedure，SSOP）是食品加工企业为了达到GMP而制定的实施细则。主要用于指导食品生产加工过程中如何实施清洗、消毒和卫生保持的作业指导文件。在某些情况下，SSOP可以减少HACCP计划中关键控制点的数量，使用SSOP可以减少危害控制，但前提是HACCP计划不减少其重要性或显示更低的优先权。实际上危害控制是通过SSOP和HACCP关键控制点的组合来实现的。一般来说，涉及产品本身或某一加工工艺、步骤的危害是由HACCP来控制，而涉及加工环境或人员等有关的危害通常是由SSOP来控制比较合适。在有些情况下，一个产品加工操作可以不需要一个特定的HACCP计划，这是因为危害分析显示没有显著危害，但是所有的单位都必须对卫生状况和操作进行监测。

（二）SSOP的内容

SSOP文本应描述在工作中使用的卫生程序；提供这些卫生程序的时间计划；提供一个支持日常监测计划的基础；鼓励提前做好计划，以保证必要时采取纠正措施；辨别趋势，防止同样问题再次发生；确保每个人，从管理层到员工都理解卫生（概念）；为员工提供一种连续培训的工具；显示对购买方和检查人员的承诺，以及引导工作内卫生操作和状况得以完善提高。

SSOP至少应包括以下八项内容。

1. 与食品接触或与食品接触物表面接触的水（冰）的安全

生产用水（冰）的卫生质量是影响食品卫生的关键因素，食品加工厂应有充足的水源供应。对于任何食品的加工，首要的一点就是要保证水的安全。食品加工企业一个完整的SSOP，首先要考虑与食品接触或与食品接触物表面接触用水（冰）来源与处理应符合有关规定，并要考虑非生产用水及污水处理的交叉污染问题。

餐饮业用水和冰安全的要求如下。

（1）应满足水质标准　供应水应能保证加工需要，水质应符合《生活饮用水卫生标准》（GB 5749—2022）。

（2）食用冰块　直接与食品接触的冰必须采用符合饮用水标准的水制作；制作设备和盛放冰块的器具必须保持良好的清洁状态；冰的存放、粉碎、运输、盛装等都必须在卫生条件下进行；防止与地面接触造成污染。

（3）设施　供水设施完好，一旦损坏后能立即维修好，避免供水设施被其他液体污染。供水设施被污染的主要原因有交叉污染、回流（压力回流、虹吸管回流）。防止措施：食品接触的非饮用水（如冷却水、污水或生活废水等）的管道系统与食品加工用水的管道系统，应以不同颜色明显区分，并以完全分离的管路输送，不得有逆流或相互交接现象；排水系统设计符合餐饮业加工要求，防止发生交叉污染。水管龙头需要一个典型的真空中断器或其他阻止回流的装置以避免产生负压情况。如果水管中浸满水，而水管没有防止回流装置保护，脏水可能被吸入饮用水中。防止回吸清洗槽、解冻槽、漂洗槽的水。

2．与食品接触的表面（包括设备、手套、工作服）的清洁度

保持食品接触表面的清洁是为了防止其污染食品。与食品接触的表面一般包括：直接（加工设备、工器具和台案、加工人员的手或手套、工作服等）和间接（未经清洗消毒的冷库、卫生间的门把手、垃圾箱等）两种。

（1）餐饮业对食品接触面的状况要求　食品接触面要保持良好状态，其设计、安装便于卫生操作；表面结构应抛光或用浅色，易于识别表面残留物，易于清洗、消毒；设备夹杂物品残渣易清除；手套、工作服清洁且状况良好。食品加工用设备和工用具的构造有利于保证食品卫生、易于清洗消毒、易于检查，应有避免润滑油、金属碎屑、污水或其他可能引起污染的物质混入食品的构造；食品接触面应平滑、无凹陷或裂缝，设备内部角落部位应避免有尖角，以避免食品碎屑、污垢等的聚积；设备的摆放位置应便于操作、清洁、维护；所有用在食品处理区及可能接触食品的设备与工用具，应由无毒、无臭味或异味、耐腐蚀、不易发霉且可承受重复清洗和消毒的、符合卫生标准的材料制造；除工艺上必须使用的外（如面点制作），食品接触面原则上不可使用木质材料。必须使用木质材料工用具时，要保证不会对食品产生污染。

工作服（包括衣、帽、口罩）宜用白色（或浅色）布料制作，可按其工作的场所从颜色或式样上进行区分，如粗加工、烹调、仓库、清洁等。手套不易破损，不得使用线手套。

（2）餐饮业食品接触面消毒保洁的要求　食品接触表面在加工前和加工后都应彻底清洁，并在必要时消毒。首先必须进行彻底清洗（除去微生物赖以生长的营养物质、确保消毒效果），再进行冲洗，然后进行消毒。

工作服应有清洗保洁制度。并按有关卫生管理规定处理相关事项。如工作服应集中清洗和消毒，应有专用的洗衣房，洗衣设备、能力要与实际相适应，不同区域的工作服要分开，并每天清洗消毒（工作服是用来保护产品的，不是保护加工人员的）。不使用时它们必须贮藏于不被污染的地方。

　　加工设备和器具的清洗消毒的频率：大型设备在每班加工结束之后清洗消毒，工器具每2～4h进行一次，加工设备、器具（包括手）被污染之后应立即进行。

　　制定有效的清洗和消毒方法及管理制度，清洗消毒的方法必须安全卫生。使用的洗涤剂、消毒剂必须符合《食品工具、设备用洗涤卫生标准》和《食品工具、设备用洗涤消毒剂卫生标准》等有关卫生标准和要求；用于清扫、清洗和消毒的设备、用具应放置在专用场所妥善保管。

　　（3）场所、设施、设备及工用具的清洁　可参考《餐饮服务食品安全操作规范》附录H"推荐的场所、设施、设备及工具清洁计划"（表8-1）。

表 8-1　推荐的场所、设施、设备及工具清洁计划

场所、设施、设备及工具	频率	使用物品	方法
地面	每天完工或有需要时	扫帚、拖把、刷子、清洁剂	1. 用扫帚扫地 2. 用拖把以清洁剂拖地 3. 用刷子刷去余下污物 4. 用水冲洗干净 5. 用干拖把拖干地面
排水沟	每天完工或有需要时	铲子、刷子、清洁剂	1. 用铲子铲去沟内大部分污物 2. 用清洁剂洗净排水沟 3. 用刷子刷去余下污物 4. 用水冲洗干净
墙壁、门窗及天花板（包括照明设施）	每月一次或有需要时	抹布、刷子、清洁剂	1. 用干抹布去除干的污物 2. 用湿抹布擦抹或用水冲刷 3. 用清洁剂清洗 4. 用湿抹布抹净或用水冲洗干净 5. 用清洁的抹布抹干/风干
冷冻（藏）库	每周一次或有需要时	抹布、刷子、清洁剂	1. 清除食物残渣及污物 2. 用湿抹布擦抹或用水冲刷 3. 用清洁剂清洗 4. 用湿抹布抹净或用水冲洗干净 5. 用清洁的抹布抹干/风干
排烟设施	表面每周一次，内部每年2次以上	抹布、刷子、清洁剂	1. 用清洁剂清洗 2. 用刷子、抹布去除油污 3. 用湿抹布抹净或用水冲洗干净 4. 风干
工作台及洗涤盆	每次使用后	抹布、刷子、清洁剂、消毒剂	1. 清除食物残渣及污物 2. 用湿抹布擦抹或用水冲刷 3. 用清洁剂清洗 4. 用湿抹布抹净或用水冲洗干净 5. 用消毒剂消毒 6. 用水冲洗干净 7. 风干

续表

场所、设施、设备及工具	频率	使用物品	方法
餐厨废弃物存放容器	每天完工或有需要时	刷子、清洁剂、消毒剂	1．清除食物残渣及污物 2．用水冲刷 3．用清洁剂清洗 4．用水冲洗干净 5．用消毒剂消毒 6．风干
设备、工具	每次使用后	抹布、刷子、清洁剂、消毒剂	1．清除食物残渣及污物 2．用水冲刷 3．用清洁剂清洗 4．用水冲洗干净 5．用消毒剂消毒 6．用水冲洗干净 7．风干
卫生间	定时或有需要时	扫帚、拖把、刷子、抹布、清洁剂、消毒剂	1．清除地面、便池、洗手池及台面、废弃物存放容器等的污物、废弃物 2．用刷子刷去余下污物 3．用扫帚扫地 4．用拖把以清洁剂拖地 5．用刷子、清洁剂清洗便池、洗手池及台面、废弃物存放容器 6．用消毒剂消毒便池 7．用水冲洗干净地面、便池、洗手池及台面、废弃物存放容器 8．用干拖把拖干地面 9．用湿抹布抹净洗手池及台面、废弃物存放容器 10．风干

（4）推荐的餐具清洗、消毒和保洁的方法　可参考前面章节中的方法。

3. 防止发生交叉污染

交叉污染是通过生的食品、食品加工者或食品加工环境把生物或化学的污染物转移到食品的过程。此方面涉及预防污染的人员要求、原材料和熟食产品的隔离和工厂预防污染的设计。

（1）人员要求　适当地对手进行清洗和消毒能防止污染。个人物品也能导致污染并需要远离生产区存放。在加工区内吃、喝或抽烟等行为不应发生，这是基本的食品卫生要求。在几乎所有情况下，手经常会靠近鼻子，约50%人的鼻孔内有金黄色葡萄球菌。皮肤污染也是一个相关点。未经消毒的肘、胳膊或其他裸露皮肤表面不应与食品或食品接触表面相接触。

（2）隔离　防止交叉污染的一种方式是合理选址和合理设计布局。食品原材料和成品必须在生产和储藏中分离以防止交叉污染。原料和成品必须分开，原料冷库和熟食品冷库分开是解决交叉污染的好办法。产品贮存区域应每日检查。另外注意人流、物流、水流和气流的走向，要从高清洁区到低清洁区，要求人走门、物走传递口。

4. 手的清洗与消毒，厕所设施的维护与卫生保持

手的清洗和消毒的目的是防止交叉污染。一般的清洗方法和步骤为：清水洗手，擦涂洗手皂液，用水冲净洗手液，将手浸入消毒液中进行消毒，用清水冲洗，干手。

《食品安全国家标准　餐饮服务通用卫生规范》推荐了餐饮从业人员洗手消毒方法。手的清洗台的建造需要防止再污染，水龙头以肘动式、电力自动式或脚踏式较为理想。清洗和消毒频率一般为：每次进入时；加工期间每30min至1h进行1次；当手接触了污染物、废弃物后等。

卫生间需要进入方便、卫生和良好维护，具有自动关闭、不能开向加工区的门。这关系到空中或漂浮的病原体和寄生虫进入。卫生间的设施要求：位置要与加工区相连接，门不能直接朝向加工区，通风良好，地面干燥，整体清洁；数量要与人员相适应；进入厕所前要脱下工作服和换鞋。

5. 防止食品被污染物污染

食品加工企业经常要使用一些化学物质，如润滑剂、燃料、杀虫剂、清洁剂、消毒剂等，生产过程中还会产生一些污物和废弃物，如冷凝液和地板污物等。下脚料在生产中要加以控制，防止污染食品及包装。关键卫生条件是保证食品、食品包装材料和食品接触面不被生物的、化学的和物理的污染物污染。

被污染的水滴或冷凝物中可能含有致病菌、化学残留物和污物，导致食品被污染；地面积水或池中的水可能溅到产品、产品接触面上，使得产品被污染。脚或交通工具通过积水时会产生喷溅。

水滴和冷凝水较常见，且难以控制，易形成霉变。一般采取的控制措施有：顶棚呈圆弧形、良好通风、合理用水、及时清扫、控制房间温度稳定等。

6. 有毒化学物质的标记、储存和使用

食品加工需要特定的有毒物质，这些有毒有害化合物主要包括：洗涤剂、消毒剂（如次氯酸钠）、杀虫剂（如1605）、润滑剂、试验室用药品（如氰化钾）、食品添加剂（如小苏打）等。没有它们工厂设施无法运转，但使用时必须小心谨慎，按照产品说明书使用，做到正确标记、存放安全，否则会增加企业加工的食品被污染的风险。

7. 雇员的健康与卫生控制

食品加工者（包括检验人员）是直接接触食品的人，其身体健康及卫生状况直接影响食品卫生质量。管理好患病或有外伤或其他身体不适的员工，他们可能成为食品的微生物污染源。对员工的健康要求一般包括：不得患有碍食品卫生的传染病（如肝炎、结

核等）；不能有外伤、化妆、佩戴首饰和带入个人物品；必须具备工作服、帽、口罩、鞋等，并及时洗手消毒。应持有效的健康证，制订体检计划并设有体检档案，包括所有和加工有关的人员及管理人员，应具备良好的个人卫生习惯和卫生操作习惯。涉及有疾病、伤口或其他可能成为污染源的人员要及时隔离。食品生产企业应制定有卫生培训计划，定期对加工人员进行培训，并记录存档。

8. 虫害的防制

害虫主要包括啮齿类动物、鸟和昆虫等携带某种人类疾病病原菌的动物。通过害虫传播的食源性疾病的数量巨大，因此虫害的防制对食品加工厂是至关重要的。害虫的灭除和控制包括加工厂（主要是生产区）全范围，甚至包括加工厂周围，重点是厕所、下脚料出口、垃圾箱周围、食堂、贮藏室等。食品和食品加工区域内保持卫生对控制害虫至关重要。

去除所有昆虫、害虫的滋生地，如废物、垃圾堆积场地、不用的设备、产品废物和未除尽的植物等是减少吸引害虫的因素。害虫可通过窗、门和其他开口，如打开的天窗、排污洞和水泵管道周围的裂缝等进入加工区。采取的主要措施包括：清除滋生地、设置预防进入的风幕、纱窗、门帘，适宜的挡鼠板、反水弯等；还包括产区用的杀虫剂、车间入口用的灭蝇灯、粘鼠胶、捕鼠笼等，但不能用灭鼠药。

家养的动物，如用于防鼠的猫和用于护卫的狗或宠物不允许在食品生产和贮藏区域。由这些动物引起的食品污染构成了同动物害虫引起的类似风险。

四、国际食品安全管理体系（ISO22000：2018）

（一）食品安全管理体系标准起源和发展

ISO22000：2018质量保证体系是国际标准化组织ISO制定的涉及食品行业的食品安全管理和保证的一系列国际标准的总和，是完整、规范、程序化的食品安全控制体系。ISO22000：2018食品安全管理体系采用了ISO9001标准体系结构，在食品危害风险识别、确认以及系统管理方面，参照了CAC颁布的《食品卫生通则》中有关HACCP体系和应用指南部分。

ISO22000：2018的使用范围覆盖了食品链全过程，即原辅料种植、养殖、初级加工、生产制造、运输，一直到消费者使用，其中也包括餐饮。目前餐饮行业五体系是很多正规餐饮相关企业必做的五种自愿性体系认证，分别是：ISO9001质量管理体系认证、ISO14001环境管理体系认证、ISO45001职业健康安全管理体系认证、ISO22000食品安全管理体系认证、HACCP体系认证。ISO9001质量管理体系认证、ISO14001环境管理体系认证、ISO45001职业健康安全管理体系认证统称为三体系认证。

（二）ISO22000：2018的内容

ISO22000：2018是国际食品安全管理体系标准，它为组织提供了一个框架，以确保其食品安全管理体系的有效性。以下是ISO22000：2018的一些主要内容。

1. 标准的范围

是指导和支持任何类型和规模的组织，无论其在食品链中的位置，以建立、实施、维护和改进食品安全管理体系。

2. 规范性引用，术语和定义

规范性引用：包含了与ISO22000相关的其他标准和文献的引用。

术语和定义：对于标准中使用的术语和定义进行了明确定义，以确保在全球范围内的一致性理解。

3. 食品安全管理体系

标准规定建立、实施、维护和持续改进食品安全管理体系的要求。这包括组织的政策、目标、计划、实施和操作、性能评价、监控和测量、审核、管理评审等方面。

4. 管理责任

强调高层管理对于食品安全体系的承诺和领导角色。包括政策制定、风险管理、沟通、培训等方面的要求。

5. 资源管理，计划和实施

资源管理：涉及组织需要的人员、基础设施、工作环境和其他资源的管理。

计划和实施：包括风险分析、HACCP（危害分析和关键控制点）计划、预防措施、紧急情况准备和应对等方面的要求。

6. 监控、测量、分析和评价

要求组织监测和测量其食品安全体系的性能，并进行分析和评价，以确保其有效性。

7. 改进

强调持续改进的原则，包括纠正措施、预防措施、管理评审等方面的要求。

8. 文件化信息

规定组织需要创建和维护的文件化信息，以支持食品安全管理体系的有效实施和维护。

五、危害分析和关键控制点体系（HACCP）

（一）HACCP的由来及发展

HACCP（hazard analysis and critical control points），即危害分析和关键控制点。HACCP于20世纪60年代产生于美国。1971年，美国第一次国家食品保护会议首次公布了HACCP体系。1989—1990年，美国农业部食品安全和检验中心对HACCP的概念、原则、定义、应用研究概况及工业上所需的培训进行了阐述，并对其专门术语进行了汇总。1991年，CAC发表权威性论文，提出HACCP系统由7个基本原理组成。1998年起HACCP已进入法制化阶段，在此期间，欧盟、日本等也纷纷采用HACCP体系并将其法制化。欧美一些发达国家在食品加工企业引入HACCP体系后，在提高食品的卫生质量、降低食物中毒发病率方面取得了显著效果。

我国于20世纪80年代末也开始引进HACCP系统，国家检验检疫系统是国内最早研究和应用HACCP于食品安全控制的，在冻肉、速冻蔬菜、花生、水产品等出口食品方面取得了很多研究成果，部分企业获得了有关进口当局的HACCP认证，产生了明显的社会和经济效益。但与发达国家相比，还存在很大差距。

（二）HACCP的基本原则和步骤

1. 危害分析（HA）

根据工艺流程图，列出生产中所有的危害，进行危害分析，评价其严重性和危害性并制定出预防措施。一般可能的危害分为3种：①生物性危害：包括寄生虫、病原菌及其他有害微生物等；②物理性危害：包括导致食品危险的异物、金属、玻璃等；③化学性危害：包括天然毒素（如黄曲霉毒素、鱼贝类毒素等）、农药残留、兽药残留、清洁剂、消毒剂、不恰当的食品添加剂或其他有毒有害化学物质等。

2. 确定关键控制点（CCP）

CCP是指一个点，其步骤或程序能被控制，且食品危害可被去除或减低到最低可接受程度。可以利用"决策树"，判断加工过程中的CCP。CCP的确定必须是在生产过程中消除或控制危害的重要环节上，不能太多，否则将会失去重点。

3. 建立每个CCP的关键限值（control limit，CL）

CL为每一CCP预防措施的安全标准，在实际操作过程中，应制定更严格的标准，即操作限值（operate limit，OL）。当加工流程偏离OL时但仍在CL内时，即需加以调整，若偏离CL，则需采取矫正纠偏措施。

4. 建立每个CCP的监控系统

监控方式一般选择快速、简便的物理、化学或感官测试方法。因微生物检测耗时太长，一般不用。监控必须连续进行并经常作出评价，表明加工正在控制下进行，危害正被有效预防。

5. 制定异常时的矫正纠偏措施

要制定矫正及去除异常原因并确保CCP能恢复到正常状态的纠偏措施，并对系统异常期间的产品实行隔离，视具体情况决定其处理方法。

6. 记录保存

建立有关以上几项原则实施过程及方案的档案并保存，包括计划书及有关文件、CCP监控记录、矫正措施的记录、检查和确认的记录。

7. 验证HACCP，提供HACCP系统工作的证明

建立确认步骤，确定HACCP系统能有效正确动作。可采取随机验证方法：对生产过程中半成品、成品、设备、操作人员的抽样检测，往往可能及时发现新加或失控的关键危害点；每季或半年进行一次HACCP的评定；检查各种记录有无缺漏和错误。如属

对外出口产品，应定期向进口商提供HACCP卫生监测记录，以及政府检验机构签发的证明文件。

（三）HACCP的优点及应用现状

1. HACCP的优点

HACCP是一种控制食品安全卫生的预防性体系，它通过在加工过程中对CCP进行控制，从而将影响食品安全的某些危害因素消除在生产过程中，使危害不发生或一旦发生立即纠正。另外，HACCP是一种系统化的程序，它可以用于食品生产、加工、运输和销售中所有阶段中的所有方面的食品安全问题。

（1）控制重点前移　这是与传统管理方法的最大区别，HACCP体系对食品原料和加工过程进行危害分析，找出能控制产品安全的关键环节，并采取有效措施加以控制，做到有的放矢，大大提高了关键环节控制的针对性。

（2）时效性强　HACCP系统通过简便、快速的检验方法对所设定的关键限值进行监控，如温度变化、pH等。通过对这些指标的监控，反映终产品的安全状况，与传统的食品检验相比，减少了检验的时间。

（3）实践性强　HACCP体系不是固定地、死板地套用模式，是根据餐饮服务单位实际的食品加工流程和基本情况而设计，当企业的设备、布局、加工流程、供餐方式等情况发生变化，HACCP体系也应作相应调整。

2. HACCP的应用现状

作为一种食品安全控制技术和方法，HACCP被认为是最经济、最有效的食品安全控制系统和质量管理体系。随着近几年食源性疾病的发病率呈上升趋势，各国对食品的安全日益重视，HACCP在食品加工行业的应用越来越广泛和深入。联合国粮农组织（FAO）和世界卫生组织（WHO）向各国推广HACCP系统，还特别制定了发展中国家应如何应用HACCP的建议和工作策略。以美国为首的一些发达国家如日本、加拿大、澳大利亚等国已将其法制化。各国企业在不同行业、不同领域均有应用。最突出的包括以下几个方面：水产品、肉类及其制品（火腿、香肠、培根等）、乳和乳制品（牛乳及加工乳、冰激凌、酸乳等）、冷冻食品、罐头食品。我国对HACCP也日益重视，目前已在许多食品出口加工企业实施，并且取得质检部门HACCP验证证书，并成为水产品走向欧美市场的"通行证"。21世纪初，卫生部开始在餐饮业实施HACCP的试点和推广，本章第二节将重点介绍HACCP体系在餐饮业的应用。

课后习题

扫描二维码
获取判断题、
单选题

一、填空题

1. 五常法包括常组织、常整顿、_____、常规范、常自律。

2. SSOP是食品加工企业为了达到_____而制定的实施细则。

二、简答题

1. 简述GMP、SSOP、HACCP这三者之间的关系。
2. 简述HACCP的步骤。

拓展阅读

扫描二维码
获取

第二节
HACCP体系在餐饮业中的应用

案例引入

2021年8月，甘肃省天水市食品检验检测中心项目《利用HACCP体系提升天水特色蔬菜产品安全生产的规范性研究》，顺利通过了天水市科技局项目验收组的现场验收。该项目从2020年6月实施，以天水浆水发酵工艺为基础，通过对生产环节中的危害控制点的安全把控，以此推广HACCP体系的应用，优化生产工艺，促进浆水的安全化生产，推动浆水地方标准的出台，确保产品质量稳定可靠，保障浆水食用安全和营养价值。

HACCP原理经过相应的调整已基本适用于餐饮服务业。近年来我国有些大型餐馆、集体用餐配送单位、中央厨房、供餐人数较多的大型食堂等餐饮服务单位运行了HACCP体系，并通过了HACCP体系第三方认证，HACCP体系为这些餐饮服务单位的食品安全控制起到了一定作用。本节对HACCP体系的介绍旨在提高餐饮服务单位的食品安全管理理念，供餐饮服务单位借鉴使用。

一、餐饮业HACCP体系的建立步骤

HACCP体系主要是由七个原理构成，即进行危害分析、确定关键控制点、确定关键限值、建立关键控制点的监控程序、建立纠偏措施、验证程序、建立纪录保持程序。

对于餐饮企业来说，仅仅了解这些基本原则是无法正确实施HACCP体系的。根据食品法典委员会（CAC）《HACCP体系及其应用准则》，HACCP体系的建立包括12个步骤，其中1～5为预备步骤，6～12为HACCP七项基本原则的应用。

（一）成立HACCP小组（步骤1）

餐饮企业要建立有效的HACCP体系，首先必须确保有相应的餐饮服务加工经营的专业知识和技术支持，同时应具备良好的食品安全危害及控制方面的知识。因此，最好选择餐饮企业的管理者、厨师长、食品安全管理员及操作人员（厨师、清洗消毒人员、服务员等）的代表组成HACCP实施小组。必要时，也可以邀请熟悉HACCP原理且具有食品安全专业知识的外来专家参加，但不能依赖外来专家。HACCP小组成员及其职责可参考表8-2。

表8-2　HACCP小组成员及其职责表

姓名	年龄	文化程度	企业职务	组内职务	负责项目
***	**	**	总经理	HACCP小组组长	领导整个HACCP体系的运行
***	**	**	副总经理	HACCP小组副组长	指导HACCP体系的实施
***	**	**	厨师长	HACCP小组组员	指导HACCP体系的具体实施
***	**	**	食品安全经理	HACCP小组组员	指导HACCP体系的建立和检查
***	**	**	各岗位主管	HACCP小组组员	负责各CCP的监控
***	**	**	食品安全管理员	HACCP小组组员	检查各CCP的监控措施和记录

（二）产品描述（步骤2）

餐饮业加工经营的各类菜点与一般工业生产食品相比，加工工艺更为复杂，品种更多，在描述产品时应包括原料、加工工艺、盛装食品的容器（材料）、贮藏条件和时限（指集体供餐食品）等。一般餐饮业供餐食品的描述见表8-3。

表8-3　产品描述情况

项目	说明
产品名称	名称表述尽量规范
原辅料	原辅料及调味品的品种、产地等信息
成品特性	成品的形态等重要信息

续表

项目	说明
加工方法	各种烹调工艺的描述
装盛（包装）方式	采用什么容器装盛产品
贮藏条件	贮藏的温度、湿度、环境条件等
运送方法	采用什么形式送达消费者：如餐车、服务员端送、保温车等
食用方法、食用期限	即食、最安全的食用期限
消费对象	产品主要供应对象或消费人群

（三）识别、确定食用方式和消费者（步骤3）

在HACCP体系的文件资料中必须清楚指出加工菜点的正常食用方式和可能的最终消费者。即使许多餐饮企业称其产品是面向广大消费者的，但是某些消费群体仍然可能在安全食用该产品时具有独特的风险因素。一些产品的潜在使用者可能由于年龄或健康状况而有特殊的需求，如对婴幼儿、少年儿童、老年人、免疫力低下者需要给予最大关注，因为这类人群易引发严重健康问题。

（四）制作生产流程图（步骤4）

生产流程图是对产品从原料采购、加工到消费者食用、配送的全部过程和加工步骤的详细描述，它表明了产品加工过程的起点、终点和中间各加工步骤，确定了进行危害分析和制定HACCP计划的范围，是HACCP体系的基本组成部分。生产流程图必须非常详细，使HACCP小组成员能跟随从原料到终产品加工的每个步骤，并运用共同的知识来分析产品的潜在危害。

（五）确认流程图（步骤5）

将生产流程图与实际操作过程进行比较，在不同操作时间检查生产工艺，以确保该流程图是有效的。餐饮业一般生产流程如图8-1所示。

（六）进行危害分析（步骤6）

应自初步工序开始对采购、贮藏、粗加工、切配、烹饪、冷菜制作、裱花操作、生食海产品加工、饮料现榨、水果拼盘制作、面点制作、烧烤加工、食品再加热、备餐、供餐、食品添加剂使用、餐用具清洗消毒、保洁等加工操作工序，直至最终消费的每个工序，列出所有可能发生的危害，并进行危害分析，以确定哪些危害对食品安全至关重要从而进行必要的控制。一般包括危害识别、危害评估、确定预防措施、填写危害分析工作单等步骤。

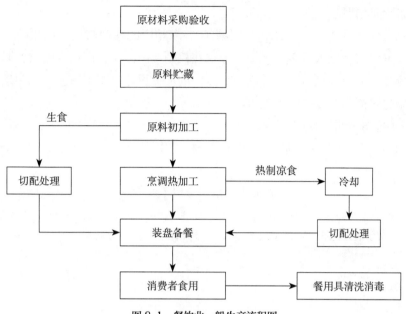

图 8-1 餐饮业一般生产流程图

1. 危害识别

从餐饮业使用的原料和加工工艺分析，证实有三种危害应在HACCP体系中加以考虑。根据危害的来源不同，这三种危害分为生物性危害、化学性危害和物理性危害。危害识别由HACCP小组完成，应包含生产流程图的每一个步骤，尽可能列出所有可能出现的潜在危害。

2. 危害评估

危害评估就是根据对餐饮生产过程中每一个步骤存在危害的分析，对其可能导致的危险性进行评估，判断该步骤中存在的危害的严重性。

危害分析的重点是确定潜在危害中哪些属于显著危害。显著危害是指必须予以控制的、有理由可能发生的，会严重影响到消费者健康的危害。HACCP小组应对每一个危害发生的可能性及其发生后导致后果的严重性进行评价，以确定出对食品安全非常关键的显著危害，可以利用表8-4的显著性危害评分表进行评价。

表 8-4　显著性危害评分表

严重性	可能性		
	小	中	大
大	3	4	4
中	2	3	3
小	1	2	3

注：显著性得分≥3即为显著性危害。

3. 确定预防措施

对于已确定的显著危害，HACCP小组应寻求相应的控制措施，以预防、消除食品安全危害，或将其降低到可接受水平。当这些控制措施涉及生产过程的改变时，应当作出相应的变更，并修改流程图。控制一个具体的危害可能需要采取多个控制措施，而一个控制措施也可能用于控制多个危害。

4. 填写危害分析工作单

表8-5是进行危害分析通常使用的危害分析工作单。

表 8-5 危害分析工作单

加工步骤	识别本步骤食品安全潜在危害	潜在危害是否显著（是／否）	对第三栏的判断依据	防止显著危害的预防措施	该步骤是否为CCP（是／否）
	生物性				
	化学性				
	物理性				

餐饮服务行业中原料多、工艺多、产品多，如果按照每种食品的生产工艺流程来逐步进行危害分析将是一个庞杂的工作，餐饮服务单位无法承受。因此，必须采用一种不同的方法来进行危害分析，即"过程方法"，将许多过程分为几大类，分析每一类过程中的危害。由于餐饮服务行业食品的危害主要来源于生物性危害，生物性危害主要来源于致病菌，致病菌的控制在餐饮服务行业主要依靠加热、冷藏等温度控制过程，所以餐饮食品可以按照加工过程进行分类，即以温度控制为基础进行分类。总的来讲，餐饮食品按照温度控制可以主要归纳为以下四类加工过程。

（1）无烹调加热的食品加工过程　基本工序：食谱制订—采购—接收—贮存—制备—放置—供应。

这种过程的重要特点是没有烹调加热这一工序。对食品进行烹调加热可以杀灭原料中的致病菌、寄生虫和病毒，通常是一个关键控制点。但是，由于这种食品加工过程中没有烹调加热，所以没有消除或杀灭工序。这种过程的实例是生食海产品、沙拉和果盘，也包括采购的预包装食品（不进行烹调加热）直接提供给消费者的食品，如火腿肠、罐头类。

（2）当天供应的（低温）食品加工过程　基本工序：食谱制订—采购—接收—贮存—制备—烹调—冷却—放置（低温）—供应。

在这种过程中，大部分食品是动物性食品并经历了冷却、储存放置（如酱牛肉），所以危险性较大，易导致细菌性食物中毒的发生。食品在烹调过程中所经受的高温，将杀灭烹调前的绝大部分的生物性危害，但后期的冷却、储存放置经历时间较长，极有可能发生二次污染。所以严格控制烹调加热、冷却及储存放置的温度和时间显得非常重要。

（3）当天供应的（保温）食品加工过程 基本工序：食谱制订—采购—接收—贮藏—制备—烹调—供应（直接食用或保温运输后食用）。

在这种过程中，食品在制备的当天就被烹调并直接供应给消费者，或是经过保温运输后供应给消费者，如集体用餐配送单位的供餐形式。

控制食品烹调后的温度和温度持续的时间对控制食品中的生物性危害至关重要。在供应给消费者之前，应一直保持食品温度（低温或高温），从而使致病菌减少生长和繁殖。

（4）二次加热的食品加工过程 基本工序：食谱制订—采购—接收—贮存—制备—烹调—冷却—低温贮藏—二次加热—供应。

未能恰当地控制食品的温度是导致食品不安全的一个常见因素。大量制备的食品、为第二天供应而提前制备的食品以及在危险温度带贮藏时间过长的食品，这些食品几乎都要通过危险温度带数次。在这种加工过程中，管理其操作工序的关键是尽量缩短食品在危险温度带的停留时间。

在以上四类食品加工过程的分类基础之上，还要考虑食品原料的特殊性和特殊消费群体。①敏感性食物（包括含有天然毒素的原料，如加工扁豆、豆角、黄花菜）。餐饮服务单位在制定本单位的敏感性食物的管理规定时，应规定在开发新食谱时应经过HACCP小组评价，并列出禁用和慎用食物作为制订和评审食谱的依据，同时须确定相应的预防措施。含有天然毒素的食品原料，餐饮服务单位可将其列入禁用和慎用食物列表。②针对特殊消费群体的食品。有些时候，餐饮服务单位提供食品的对象是病人、幼儿或低龄学生，这时需要特别予以注意。如供婴幼儿的鱼制品中含有鱼刺就存在很大安全风险，在这种情况下就需要特别地进行危害分析并予以控制。

（七）确定关键控制点CCP（步骤7）

关键控制点是上述某一类食品加工过程中控制食品安全的关键操作步骤，在上述危害分析的基础上确定加工过程中哪些加工步骤对食品安全控制是关键的。确定关键点可以考虑以下几个因素：这一加工步骤有影响终产品安全的危害存在；在该步骤可以采取控制措施减小或消除危害；在后面的加工步骤里没有控制措施。如果加工步骤同时满足以上三个条件就可以初步确定该步骤为关键控制点。

在确定关键控制点时，应注意并不是一个关键控制点控制一个危害，有可能需要几个关键控制点连续性地实施方可对危害进行有效的控制。例如油炸肉饼，既要控制肉饼的厚度（CCP1），又要控制油炸时间和温度（CCP2），这样就需要2个CCP来控制肉饼中的致病菌。依照以上原则确定某一工序步骤是否为关键控制点，填写危害分析表中最后一栏。

（八）确定关键限值CL（步骤8）

1. 定义

关键限值（CL）：就是关键控制点的预防性措施必须达到的标准，具体是指在某一关键控制点上将物理的、生物的、化学的参数控制在最大或最小水平，从而可防止或消除所确定的食品安全危害发生，或将其降低到可接受水平。换句话说，关键限值就是关键控制点中不可超越的生产处理界限，如果关键限值被超越，则要采取必要的纠偏行动。

操作限值（OL）：由操作者操作来减少偏离关键限值风险，建立的比关键限值更严格的判定标准或最大、最小水平参数。操作者在实际工作中，制定比关键限值更严格的标准OL，一旦发现生产操作超过操作限值时就进行调整，从而避免违反关键限值。加工人员可以采取这些调整措施避免失控和避免采取纠偏行动，及早发现失控的趋势，并采取行动。只有在超出关键限值时才采取纠偏行动。

2. 建立关键限值（CL）

正确的关键限值需要通过从科学刊物、法规性指南、国家标准、科学研究等渠道收集信息，用来确定关键限值的依据和参考资料应作为HACCP体系支持文件的一部分。当然，适合餐饮业生产过程的CL未必容易找到，企业可参照食品加工企业选用一个保守的CL，或者通过实践和经验来制定最合适的关键限值，控制选择的原则是：快速、准确和方便。例如，需对肉饼进行油炸（CCP），以控制显著危害——致病菌，油炸肉饼可以有三种CL的选择方案。

选择一：CL值定为"无致病菌检出"；

选择二：CL值定为"肉饼最低中心温度66℃，油炸最少时间1min"；

选择三：CL值定为"最低油温177℃，最大饼厚1cm，油炸最少时间1min"。

显然，选择一采用的CL值（微生物限值）是不实际的，通过微生物检验确定是否偏离CL需要数日，CL值不能及时监控，同时，微生物污染带有偶然性，需大量样品检测结果方有意义。微生物取样和检验往往缺乏足够的敏感度和现实性，在餐饮企业中的可行性比较低。

在选择二中，以油炸后的肉饼中心温度和时间作为CL值，比选择一更灵敏、实用，但需要一个个测量肉饼温度，难以进行连续监控。

在选择三中，以最低油温、最大饼厚和油炸最少时间作为油炸工序（CCP）的CL值，确保了肉饼油炸后应达到的杀灭致病菌的最低中心温度和油炸时间，同时油温和油炸时间能得到连续监控（可利用测温仪或有温度显示的油炸炉来控制）。显然，选择三是最快速、准确和方便的，是最佳的CL选择方案。只是餐饮企业需要提前根据产品特点，通过实验确认相关参数。

因此，科学的CL值的确定需要大量的科学依据。在餐饮业中，尽量多用一些物理值（时间、温度、大小等）作为关键限值，而不要用费时费钱、需要样品量大且结果不均一的微生物限量或指标，如不得检出致病菌等。可供参考的餐饮业主要关键控制点关键限值，见表8-6。

表 8-6　餐饮业主要关键控制点关键限值

关键控制点 CCP	关键限值 CL
原料采购验收	只向经核准的供货商进货，并索取原材料合格证或化验单； 生鲜肉禽类易腐食品原料验收温度≤4℃； 冷冻食品原料验收温度≤-18℃
加热、重热或热藏	肉禽蛋加热到中心温度70℃以上持续15s； 重热食品中心温度应≥70℃持续15s； 热藏食品应保持在≥60℃，持续时间烧熟后4h； 一般炒菜由厨师掌握烧煮的时间、火候、菜的感官性状
存放、冷却或冷藏	烧熟后菜肴在8～60℃放置≤2h； 烧熟后菜肴在≤10℃冷藏，保质期为烧熟后24h； 食用前需冷加工（如切配、改刀、分装等）食品，室温下加工后到食用时间≤1h

3. 建立操作限值（OL）

操作限值OL是比关键限值CL更严格的限值，用以减少CL被偏离的风险。

例如，采用双金属型温度计测量食物中心温度，由于温度计的测量有3℃的波动范围，则实际测量中心温度的操作限值OL≥CL+3℃。在监控中，如果一旦达到OL，就应对加工过程进行调整，以免CL发生偏离。

4. 使用HACCP计划表

建立HACCP体系时需要完成HACCP计划表，完成这个表就是对所确定的关键控制点确定关键限值，建立监控程序，建立验证程序和建立纪录保持程序的过程，也就是应用HACCP基本原则3至原则7的过程（表8-7）。

表 8-7　HACCP 计划表

关键控制点 CCP	显著危害	关键限值 CL	监控				纠偏行动	记录	验证
			对象	方法	频率	人员			

（九）建立关键控制点的监控程序（步骤9）

1. 定义

监控就是按照制订的计划进行观察或测量，并且准确真实地进行记录，用于以后的验证。每个CCP的监控程序必须是特定的，是设计用来监测对已知危害的控制情况的。换句话说，监控就是收集数据并从数据中获得信息，根据所获得的信息作出正确的判断或采取有效的行动。通过对CCP的监控，对生产加工过程中可能出现的问题进行早期预警，如果处理得当，有助于减少或防止产品的损失。

2. 监控内容

根据生产加工流程图，确定了潜在/显著危害、预防措施、CCP和关键/操作限值后，重要的是如何确定对CCP的监控，即确定监控内容，主要包括监控对象、监控方法、监控频率和监控人员。餐饮加工操作过程的监控措施应当简单易行，并且保证不干扰正常加工操作程序的进行。

（十）建立纠偏措施（步骤10）

1. 定义

纠偏措施就是指在关键控制点发生偏离时采取的行动或程序。在HACCP计划中，对每一个关键控制点都应预先建立相应的纠偏措施，以便在出现偏离时实施。

2. 纠偏措施的实施

（1）确定并纠正引起偏离的原因　如果关键限值多次没有达到，则需要通过对人员、设备、原料、工艺和环境五个环节进行分析，找出存在问题的原因。例如偏离的原因是操作人员知识的欠缺，则应对员工进行食品安全知识培训；如果是由于人员的责任心缺乏，则应采取相应的奖惩措施。

（2）确定偏离期所涉及菜品的处理方法　在餐饮企业经营中，由于存在即时制作、即时消费的特点，偏离期涉及的菜品处理方法也应符合快速、安全并避免浪费的原则。通常可采用的措施有：隔离和保存并做安全评估，退回原料，重新加工和销毁菜品等。例如油炸鱼饼，加热中心温度如果没有达到70℃或加热时间没有保持1min以上，简单地继续加热到指定温度且维持要求的时间即一种纠偏措施。再如菜品热保持的CCP中，红烧鸡块保持温度低于关键限值60℃超过2h，则纠偏措施是将这批鸡块废弃并进行销毁。

（3）记录纠偏行动　所有采取的纠偏行动都必须记录存档。纠偏行动的记录可帮助企业确认那些反复发生的问题，可用来判断是否HACCP计划需要修改。

纠偏行动的记录包括：产品确认（如产品处理、留置产品的数量）、偏离的描述、采取的纠偏行动（包括对受影响产品的最终处理）、采取纠偏行动人员的姓名、必要的评估结果。

（4）重新评估HACCP计划　许多企业在采取纠偏行动时常常遗漏了最后也是最重要的一步——重新评估HACCP计划，这一步可以用来：

①确认HACCP计划的差距；

②确认在初始阶段可能忽视的危害；

③决定是否所采取的纠偏行动足够修正偏差；

④关键控制限值是否制定得恰当；

⑤监控措施是否适当；

⑥是否存在可应用的新技术来尽可能防止危害的发生；

⑦决定新的危害是否必须在HACCP计划中得到确认。

3. 餐饮业常用的纠偏措施

在餐饮行业，当关键控制点超出关键限值时，不同的关键控制点应采取相应的纠偏措施以保证食品安全，常用的纠偏措施见表8-8。

表 8-8　餐饮业常用的纠偏措施

关键控制点	纠偏措施
采购和验收原料	不予入库
热菜烹调	加热至限量指标
不再加热的食品的处理（如冷荤类）	重新加热或销毁
食品的热保持（如集体配送、自助类）	重新加热、调整温度或销毁
设备、餐具的消毒	重新清洗消毒

（十一）建立文件和记录档案（步骤11）

一个有效的HACCP系统需要建立和保持一份书面的HACCP计划，即建立相关文件和记录档案。HACCP系统中需保持的文件和记录档案随餐饮服务企业的经营业态、规模大小等不同而不同。例如，一个集中配送企业和一个中餐馆，需要保持的记录将存在较大的差异。一般来讲，HACCP体系需保存的记录应包括：HACCP计划、HACCP计划实施过程中的记录、记录人员和用具等。

（十二）建立验证程序（步骤12）

1. 验证的定义

验证是指用来确定HACCP体系是否按照HACCP计划运作，或者计划是否需要修改，以及再确认生效使用的方法、程序、检测及审核手段，以便确认HACCP计划的有效性和符合性。整个HACCP计划的验证工作每年应至少进行1次。

2. 验证的内容

验证包括对CCP的验证和对HACCP体系的验证。

（1）CCP的验证　对CCP的验证包括以下三个方面。

①监控仪器的校准。例如，CCP点监控温度的双金属型温度计校准的方法主要是沸点或冰点法，至少每三个月一次自行检查温度计的准确度。

②校准记录的复查。例如，对双金属温度计的校准记录进行了审核，表明该温度计已按HACCP计划规定的频率，对照标准温度计予以校准，校准结果证明温度计在规定的测量误差范围内，不需再作调整，则校准记录审核结论为"未发现温度计有问题"。

③针对性取样和检测。例如，餐饮原料采购验收CCP点的监控措施是索证，为保证供货商提供的证明的可靠性，就必须定期通过样品取样、检测来加以验证。又如油炸鱼饼过程中的CCP是鱼饼的厚度，在生产中取样测定鱼饼厚度，用以验证操作的准确性。

（2）HACCP体系的验证　除对CCP的验证外，还需对HACCP体系进行验证，以检查HACCP计划所规定的各种控制措施是否有效实施。HACCP小组要负责确保体系验证落到实处，通常可委托独立的第三方从事HACCP体系的验证评审。验证的频率一般每年至少进行一次或在系统发生故障时，或者产品原材料和加工过程发生显著改变，以及发现新的食品安全危害时进行。体系的验证评审通常可以采用现场检查评审和记录审查评审两种方式。

二、餐饮业HACCP应用实例分析

鉴于餐饮业生产具备多样性、复杂性以及难以标准化的特点，其产品种类、产量以及操作过程经常变化，从业人员水平参差不齐，用于餐饮业的HACCP系统应该具备一定的灵活性。在餐饮业实施HACCP系统，最好建立在生产过程的基础上，分析可能影响食品安全的主要环节，针对这些环节制定关键控制点，这样对不同的食品经相同的生产或操作过程，可采用类似的分析控制和手段，否则若按照食品工业对每一类食品建立HACCP计划，对餐饮企业来说就不现实了。下面以某经营中餐为主的餐馆为例，分析餐饮业HACCP系统的应用。

（一）产品描述

该餐馆经营特点是以中餐为主，菜单中的菜点种类繁多，从菜点的原料、加工工艺、供餐方式、盛装食品的容器和消费对象等方面，进行该餐馆的产品描述，餐饮企业产品描述表见表8-9。

表8-9　餐饮企业产品描述表

产品名称	各类中式菜点
加工方式	①生食 ②加热后放凉食用 ③加热后即食
原辅料	畜禽肉、水产品、果蔬、豆制品、米、面、鸡蛋、干货、油脂、各种调料
供餐方式	即点即烹即食（加工方式③中的大部分菜品，如热菜、小吃、汤品、部分蒸菜等） 即点即食（其余加工方式）
产品感官特性	以满足餐馆提供的产品图片为准
产品加工方法	除生食产品外，其余所有食品均需进行烹调加热，从而杀灭致病菌；生食产品可以通过三种方法杀灭或降低生物性危害：①过滤水清洗可部分去除食品表面细菌。②-20℃冷冻7d可杀灭寄生虫。③充分利用含有植物杀菌素的原料或调味品，如姜、蒜、芥末等
消费对象	公众，敏感人群（老人、婴幼儿、孕妇、病人、过敏体质者等）除外
运输方式	加盖传菜
保质期	采用加工方式②的产品，保质期常温下2h；其余即烹即食
盛放容器	陶瓷、不锈钢、塑料等材质餐具

（二）流程图绘制

按照餐馆的生产经营特点，经过深入详细了解各类菜点的生产加工过程，绘制餐馆菜品加工流程图，如图8-2。对流程中的各环节说明如下。

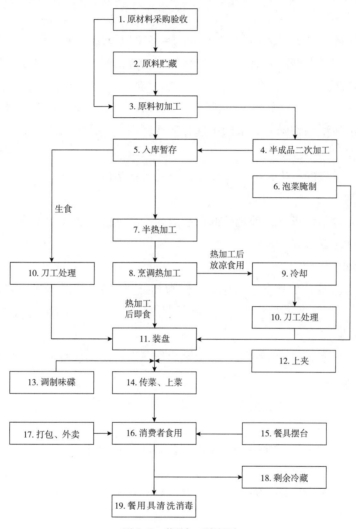

图 8-2 菜品加工流程图

1. 原材料采购验收

食品原料采购人员根据各部门主管上报的原料品种和数量进行采购。大部分畜禽肉、水产品、部分果蔬实行固定供应商供货，每日两次；粮食产品及调料实行定点采购；不能从固定供应商处采购的原料如新鲜蔬菜、临时采购的畜禽肉，则由采购人员餐前到正规市场进行定点采购。

原料由各部门主管进行验收，厨师长或副厨师长必须至少一人在场，验收内容包括视觉、嗅觉、触觉检查，不合格者当即退还。

2. 原料贮藏

大多原料在验收后即进行初加工，其余原料主要贮藏方式包括以下几种。

（1）常温贮藏　粮食、干货、禽蛋、植物油、调味品置于库房常温保存；部分用量少，且能长时间保存的蔬菜如南瓜、冬瓜、马铃薯、洋葱等直接存放在蔬菜粗加工间内常温保存。

（2）冷冻贮藏　部分畜禽肉和海产品置于−12℃以下冷冻库贮藏；

（3）水养贮藏　根据需要对水产品进行水养，包括淡水水养和咸水水养。

3. 原料初加工

包括畜禽肉、水产品的解冻、清洗、切块；水产品的宰杀；蔬菜的摘洗；干货产品的涨发；豆制品清洗和切配；大米的挑选和清洗；面点制作的和面、制馅、成形。

4. 半成品二次加工

包括半成品的切配、生食原料及腌制蔬菜的再次清洗、切配等。

5. 入库暂存

这里的入库并不仅仅指将处理后的产品放入冷藏库贮藏，还表示在进入下一道工序处理前的短时间冷藏入库。

6. 泡菜腌制

选择根茎类蔬菜（如萝卜、青菜头、辣椒、豇豆等），清洗干净，放入配制好的泡菜盐水中腌制。

7. 半热加工

畜禽肉用沸水煮、过油、蒸或挂糊上浆后炸、熘；蔬菜、豆制品用焯水或油炸等。

8. 烹调热加工

包括各种烹调加工方式，如炒、爆、煨、炸、蒸、烤等。

9. 冷却

包括畜禽肉、蔬菜的过滤水快速冷却和蔬菜的常温冷却。

10. 刀工处理

指对直接入口食品，即生食产品和热制凉食的切配。

11. 装盘

包括对成品的盛装和装饰。

12. 上夹

为了方便上菜，装盘后在盘子边缘夹上标注有座位号的木夹。

13. 调制味碟

操作人员提前制作好部分菜肴所需的调料，在消费者需要时直接同相应菜肴一道传送。

14. 传菜、上菜

包括传菜人员将菜肴传送至目的地及服务人员将菜肴端上餐桌，或将菜肴进行分盘然后再上桌。

15. 餐具摆台

服务人员餐前将消费者所用餐具按规定摆上餐桌。

16. 消费者食用

消费者直接食用菜品。

17. 打包、外卖

服务人员将食物盛放于一次性餐盒中，由消费者带出餐厅自行食用。

18. 剩余冷藏

主要指冷菜间部分当餐未售完的菜品及部分蒸菜，在餐后放入冰箱冷藏。

19. 餐用具清洗消毒

包括消费者所用餐具，及其他盛装食品的容器和处理食品的器具，如砧板、菜刀、抹布等。

（三）危害分析工作单

危害分析单见附录1。

（四）HACCP计划表

HACCP计划表见附录2。

由于餐饮业HACCP体系主要建立在过程控制的基础上，故简单分析餐饮业常见的关键控制环节及其控制措施如下。

1. 原料采购验收

餐饮业作为食物链消费的终端，原料质量很大程度上影响着烹调加工食品的安全。原料带入的部分危害（如生物性危害）可以通过后续加工来去除，但部分危害（如化学危害）却难以在后续加工中彻底消除。因此，必须对餐饮业选择的各种原料进行来源控制，即：选择有信誉的供货商；定点采购；采购验收时检查原料的检疫合格证，加强原料的感官检查。

2. 生食原料处理

由于生食产品往往不经过加热处理，原料中存在的致病微生物不能通过加热过程杀灭，只能通过一定加工方式降低生物性危害的可能性。常用的方法有以下两种。

（1）净水清洗　由于微生物主要附着于新鲜原料的表面，在初加工后用过滤净水彻底清洗食品原料的表面，可以在很大程度上降低食品表面的细菌含量。

（2）-20℃冷冻7d　有文献表明，将海鲜类食品（如三文鱼）在-20℃条件下冷冻7d，即可杀灭其中的寄生虫。

3. 烹调热加工

烹调热加工（包括食物的重热）是餐饮业食物制作的主要灭菌环节，对于保证食品卫生起到非常关键的作用，一般对于烹调热加工的控制措施，应依据餐饮企业的经营业态进行调整，主要有三种方法。

（1）温度计测量　对于集中用餐的配送单位（如食堂、快餐外送等），由于每锅菜的出品量很大，很可能因受热不均而未完全熟透，因此，对于大锅菜的生产加工而言，宜实行测量中心温度的方法，确保中心温度达到70℃即可。

（2）规定食物加热温度和时间　餐饮企业可根据各自对菜肴的要求，制定企业内部产品的质量标准，规定主要菜肴品种、小吃和主食的配方、加热温度（火候）和时间，并对厨师进行生产培训，技能合格方能上岗。一般情况下，为了便于操作，还可结合食品感官进行判断。

（3）直接由厨师进行感官判断　中国传统烹饪的特点就是根据厨师的经验进行制作，即使是同一名厨师制作同一种菜肴也会出现不一样的加工效果，因此，在餐饮业中加强厨师的标准技能培训和食物的安全制作知识考核是非常重要的，在实际应用中可采用定岗定员，各厨师负责固定几道菜肴的制作，降低其操作失误的概率。

以上三种方法各有利弊，企业可根据实际情况酌情选择或联合使用。

4. 原料或食物的保藏

餐饮企业常常出现提前采购大宗原料；加工成品或半成品也不一定每天都能销售完；加工完成的菜品不能立即食用。在这些情形下，往往需要将原料和食物进行妥善保藏，防止食物和原料的腐败变质和致病菌的繁殖产毒，通常采用的方法有以下两种。

（1）原料或食物的冷藏　通常对于原料而言，部分蔬菜、禽蛋类置于0～8℃冷藏；部分畜禽肉和水产品置于-20～-10℃冷冻库贮藏。

食物冷藏要求是烧熟后将食物的中心温度降至8℃并冷藏保存的，其食用时限为烧熟后24h但供餐前应重新热透才能食用。

（2）食物热保藏　对于集中配送或自助餐等经营业态而言，需要将食物保持在适宜的食用温度，且不能出现致病微生物的繁殖，因此需要将食物热保藏的温度和时间作为关键控制点，其控制措施是烧熟后2h食品中心温度保持在60℃以上，保质期为烧熟后4h。

💬 课后习题

一、填空题

1. 制定正确的关键限值需要通过从科学刊物、_____、_____、科学研究等渠道收集信息。

2. HACCP体系中监控参数通常不选用_____。

二、简答题

1. 简述如何确定关键控制点。

2. 简述关键限值和操作限值的关系及两者的作用。

⚙ 拓展阅读

扫描二维码
获取判断题、
单选题

扫描二维码
获取

附 录

附录1 危害分析单

加工步骤		识别食品安全危害		是否显著危害			判断依据	控制措施	确定CCP
				可能性	严重性	显著危害			
1. 原料采购验收	畜禽肉	生物性	沙门菌、李斯特菌、金黄色葡萄球菌等致病菌污染；病毒、寄生虫污染	大	大	是	病畜；屠宰、运输、贮存过程中被污染	定点采购，检查检疫合格证明及购货凭证；采购食品的车辆专用，车辆验收时进行感官检验；对原料卫生；对原料验收时进行感官检验	是
		化学性	兽药、激素、重金属如铅、砷、汞等	中	大	是	饲养过程中使用各种兽药、激素、添加剂所致	定期检查供货商原料兽药残留和重金属含格检验证明	是
		物理性	碎石、碎玻璃等异物	小	中	否	畜禽肉在贮存、运输过程中受到污染	对每批原料进行感官检查	否
	水产品	生物性	副溶血性弧菌、霍乱弧菌、沙门菌等致病菌；病毒污染；寄生虫如华支睾吸虫	大	大	是	分布于海域的自身原有细菌；生活污水等水污染造成水产品污染；富集细菌、富集病毒；水中的寄生虫	选择可靠的供货商；对每批原料检查其检验合格证；验收时加强感官检查，保证原料的鲜活	是
		化学性	海洋藻类毒素、组胺、挥发性盐基氮和铅、砷、镉、汞等重金属	小	大	是	水产品自身带有；水产品生产的水域受到污染；生物从被污染的水环境富集某些鱼类；氨组氨酸含量高；鱼类不新鲜造成	不从赤潮或工业污染水域购买及新鲜水产品	是
		物理性	鱼刺、碎石、碎玻璃等异物	中	中	是	鱼本身带有鱼刺、贮存、运输过程中受到污染	告知食用者小心食用；对每批原料进行感官检查	否

食品类别	危害类别	危害				危害产生的原因	控制措施	
禽蛋	生物性	沙门菌等致病菌	中	大	是	产蛋过程蛋壳受到污染并侵入蛋内；蛋的贮存、运输、销售等环节受到致病菌污染	定点采购，加强对每批产品的感官检验；在使用前对蛋壳进行清洗	是
	化学性	抗生素、重金属、非食用物质	小	中	否	饲料中使用不合格添加剂造成	定点采购，加强对供货商的监督	否
	物理性	未发现	—	—	—	—	—	否
果蔬类	生物性	沙门菌、李斯特菌、金黄色葡萄球菌等致病菌污染；真菌污染；寄生虫卵附着等	中	中	是	从土壤中带出；采收、贮运过程中污染	定点采购，验收原料时加强检查	否
	化学性	农药、重金属残留、天然有毒因子如植物血凝素等；霉菌及霉菌毒素如黄曲霉毒素；亚硝酸盐污染	中	大	是	种植过程受到污染；果蔬本身含有某些天然毒素；生产和贮运过程可能会产生霉菌及其毒素；贮存不当会产生亚硝酸盐	选择可靠的供应商，不从重金属高污染区购买蔬菜；在购进原料时对每批原料进行感官检查；加工处理过程中通过去皮、浸泡、焯水等方法去除去大部分农药残留；选择合适的加工方子去除果蔬的天然有毒因子；蔬菜尽量当天购买当天食用	是
	物理性	泥沙、碎石等异物	中	小	否	收获、贮运、加工过程中混入	注意感官检查，通过清洗过程可去除异物	否

续表

加工步骤		识别食品安全危害	是否显著危害			判断依据	控制措施	确定CCP
			可能性	严重性	显著危害			
1. 原料采购验收	粮豆类	生物性：致病菌、霉菌、甲虫、螨等虫类	中	中	是	种植、加工、储存过程中带入；贮存不当引起的霉变；环境中的虫类对粮食的污染；粮食生长环境中的虫螨对粮食的污染	通过来源控制，查验卫生检疫部门的检验合格报告；收时检查包装的完整性，必要时拆开包装进行感官检查	否
		化学性：农药、重金属残留如铅、砷、镉、汞等、天然毒素如植物红细胞凝集素	小	大	是	种植时农药使用不规范导致粮食被农药污染；土壤、水域被铅、砷、镉、汞等重金属污染后被粮食吸收	通过来源控制，选择可靠的供应商，不从重金属高污染区域采购粮豆原料；选择合适的加工方式去除食品中的天然毒素	是
		物理性：泥土、沙石、金属等杂质	中	小	否	粮食在加工、贮存、运输过程中带入	购买高等级的合格原料；加工时清洗、挑拣出杂质	否
	干货类	生物性：霉菌及霉菌毒素、甲虫、螨等昆虫、鼠患	中	中	是	生产及储运过程中受到污染；产品包装破坏、产品超过保质期	选择合格的供货商，检查合格证明；验收时检查外包装及生产日期；并随机拆开部分产品进行感官检查	否
		化学性：重金属污染、农药污染	小	中	否	生产过程受到污染	选择合格的供货商	否
		物理性：混有杂物	中	小	否	生产及储运过程中受到污染	买高等级合格产品，加工时挑拣、清洗原料	否
	豆制品	生物性：致病菌、霉菌	中	中	否	制作过程、贮存不当	选择合格的供货商	否
		化学性：过量使用色素	小	中	否	制作过程非法使用	选择合格的供货商；加强感官检验	否

食品类别	危害类别	危害因素				制作、贮存过程中产生	控制措施	
豆制品	物理性	沾染异物	小	小	否	制作、贮存过程中产生	选择合格的供货商；加强感官检验	否
食用油脂	生物性	霉菌污染	小	小	否	油料籽被污染	选择合格的供货商	否
	化学性	油脂溶剂、油脂酸败、霉菌毒素如黄曲霉毒素	中	中	是	浸出法生产植物油中溶剂残留过多；油脂由于含有杂质或在不适应条件下储存而发生油脂酸败；生产油脂的原料发霉产生霉菌毒素	选择合格的供货商，检查合格证明	是
	物理性	未发现	—	—	—	—	—	否
调料	生物性	腐败性微生物、昆虫、寄生虫、生虫污染	中	小	否	调味品放置时间过长造成微生物污染	选择合格的供货商，检查合格证明，按照规定进行贮存	否
	化学性	氯丙醇、食品添加剂污染；重金属污染等	小	中	否	调味品生产过程不符合规定造成	—	否
	物理性	异物混杂	小	中	否	—	—	否
餐具、一次性餐盒	生物性	未发现	—	—	—	—	—	否
	化学性	餐具塑料、金属容器、陶瓷制品中花纹中游离单体及其他有害物质	中	中	是	餐具、一次性餐盒质量低劣，在食品中水、醋、油等的溶解下，有毒物质溶出并随食品进入人体，造成健康损害	选择合格的供货商，检查合格证明	是
	物理性	未发现	—	—	—	—	—	否

续表

加工步骤	识别食品安全危害	是否显著危害			判断依据	控制措施	确定CCP
		可能性	严重性	显著危害			
	生物性	致病菌、寄生虫、昆虫	中	中	是	①粮食贮藏不当造成霉变，虫鼠污染等食品；②畜禽肉、水产品等原料本身带有致病菌和寄生虫，若贮藏温度不当，时间过长，易导致微生物大量繁殖；③水产品饲养水环境不好，造成水产品大量带菌	①由GMP控制库房环境，保持库房一定的温度、湿度；采购时少量多次，尽量减少库房存货量；②畜禽肉及水产品应根据分不需冷藏的水产品每日购进，以保持原料的新鲜，并减少入库流程管理；严格冰箱出入库日期标注，分类存放，先进先出等）；③水产品饲养水池应定期换水、消毒	否
2. 原料贮藏	化学性	亚硝酸盐、其他化学物质	中	中	是	①新鲜蔬菜若贮藏时间过长，硝酸盐在硝酸盐还原菌的作用下转化为亚硝酸盐；②水产品饲养池消毒剂残留；③原料与消毒剂、杀虫剂、食品添加剂等混放	①蔬菜应当餐后彻底清洗水池；②水产品饲养水池；③通过SSOP对有毒有害物质进行管理	否
	物理性	杂质等	中	小	否	虫鼠所致	严格库房SSOP管理	否

加工环节								
3. 原料初加工	生物性	致病菌、病毒	中	中	是	①原料本身带有的致病菌繁殖；②动植物食品间的交叉污染；③从业人员本身患有有碍食品安全的疾病，或不按操作规程导致交叉污染；④处理、盛装初加工后产品的容器、器皿不洁导致污染；⑤初加工在室温延续时间过长	①通过SSOP控制初加工人员的操作规范；动植物食品原料及水产品的清洗池、器具应分开，并定期清洗消毒；对需要解冻的原料应通过流水解冻以缩短解冻所需的时间；初加工后即进行烹调处理，或冷藏保存；②通过员工SSOP对从业人员的健康、卫生操作进行监督和管理	否
	化学性	农药残留	中	中	是	蔬菜农药残留	采用去皮、浸泡或其他方法去除	否
	物理性	未发现	—	—	—	—	—	
4. 半成品二次加工	生物性	致病菌	大	大	是	①原料带入；②从业人员本身患有有碍食品安全的疾病，或未按操作规程导致交叉污染；③处理、盛装初加工后产品的容器、器皿不洁导致污染；④二次加工在室温下贮存时间过长	①生食菜品和腌制蔬菜的原料如黄瓜、三文鱼、海蜇等，在初加工后应用经过滤的纯净水进行再次清洗，以最大限度去除食品表面所带细菌；生食海鲜产品于-20℃7d贮存后再食用以杀灭寄生虫；②通过员工SSOP对从业人员进行健康、卫生操作进行监督和管理；③二次加工后立即进行烹调处理或放入冰箱冷藏冷冻	是

续表

加工步骤	识别食品安全危害		是否显著危害			判断依据	控制措施	确定CCP
			可能性	严重性	显著危害			
4. 半成品二次加工	化学性	天然毒素	中	中	是	如新鲜竹笋中含有生青葡萄糖苷；鲜金针菇、鲜黄花菜中的秋水仙碱	在烹煮前必须用清水浸透，然后彻底煮熟	否
	物理性	未发现	—	—	—	—	—	否
5. 入库暂存	生物性	致病菌	中	中	是	畜禽肉、水产品、蔬菜生加工后的半成品未分开存放；盛装容器清洁消毒不彻底，冷藏库存放交叉污染；生加工后的半成品残留致病菌；由于造成残留的温度和时间不当造成残留致病菌大量繁殖	严格对冰箱的管理：各种食品分类存放，定期清洁冰箱，控制并检查冰箱温度和贮存时间；盛装容器定时清洁消毒	否
	化学性	未发现	—	—	—	—	—	否
	物理性	未发现	—	—	—	—	—	否
6. 泡菜腌制	生物性	致病菌、寄生虫	小	中	否	泡菜原料本身常有致病菌或寄生虫	在二次加工时用过滤的净水对产品进行再次清洗；通过泡菜腌制时产生的乳酸菌抑制其他细菌的繁殖	否
	化学性	亚硝酸盐	大	中	是	腌制不透的酸菜：酸菜在腌制2~4d，亚硝酸盐含量开始增高，7~8d含量最高，两周后逐渐下降	酸菜应腌制15d后再食用；洗澡泡菜（短时间腌制泡菜）应在1d内食用；腌菜时选用新鲜蔬菜	是
	物理性	头发、纽扣等异物	中	小	否	员工操作污染	员工SSOP控制	否

加工工序	危害类别	潜在危害			是否显著危害	危害产生原因	控制措施	是否CCP
7. 半热加工	生物性	致病菌	中	中	是	从业人员本身患有某些有碍食品卫生的疾病，或未按操作规程操作导致食品受到交叉污染；生熟容器混用，或处理半热加工食品的用具不洁导致交叉污染	盛放半热加工后食品的容器专用，并及时清洗、消毒；通过员工SSOP对从业人员健康、卫生操作进行监督和管理	否
	化学性	农药残留	中	中	是	未去皮的蔬菜原料经过清洗和浸泡后仍然存在残留农药	将蔬菜放入沸水中焯一遍，然后用清水漂洗	是
	物理性	未发现	—	—	—	—	—	否
8. 烹调热加工	生物性	致病菌、寄生虫	大	大	是	烹调的中心温度不够，未能杀灭原料本身带有的致病菌、寄生虫，后厨环境不洁对食物造成污染	按照生产工艺中的时间和烹饪温度对食物进行充分加热；选择合格厨师，定岗定员，加强成品的检验；SSOP控制后厨卫生	是
	化学性	天然毒素；脂肪聚合物	中	大	是	天然毒素：如四季豆中的植物红细胞凝集素、鲜黄花菜中的秋水仙碱，生豆浆中的抗胰蛋白酶因子；脂肪聚合物：不饱和脂肪酸经反复高温加热会发生聚合反应，形成二聚体、多聚体等大分子聚合物	彻底加热熟透，四季豆的青绿色完全消失，生豆浆煮沸后再用文火维持煮沸5min以上；控制油炸食品的温度在190℃以下，油脂重复使用次数不超过三次，随时添加新油	是
	物理性	未发现	—	—	—	—	—	否

续表

加工步骤	识别食品安全危害		是否显著危害			判断依据	控制措施	确定CCP
			可能性	严重性	显著危害			
9. 冷却	生物性	致病菌繁殖	大	大	是	冷却不迅速；冷却水污染食品；冷却后在室温下放置时间过长	通过SSOP控制员工的卫生操作；采用过滤净水对食物进行快速冷却；冷却后2h内售完，否则放入冰箱冷藏	是
	化学性	未发现	—	—	—	—	—	否
	物理性	头发、纽扣等异物	中	小	否	员工污染	员工SSOP控制	否
10. 刀工处理	生物性	致病菌污染	大	大	是	冷菜间环境不洁、加工用具及容器不洁造成交叉污染；员工不卫生操作，本身带有有碍食品卫生的疾病等造成污染	通过GMP控制冷菜间环境；SSOP控制员工卫生操作和健康状况	是
	化学性	未发现	—	—	—	—	—	否
	物理性	头发、纽扣等异物	中	小	否	员工污染	员工SSOP控制	否
11. 装盘	生物性	致病菌残留	中	大	是	餐具清洗消毒不彻底；消毒后保洁不善；员工手带菌；直接接触食品；装盘前用抹布擦拭餐盘；员工本身带有某些有碍食品卫生的疾病；菜肴装饰品带菌	通过SSOP控制餐用具的清洗、消毒，保洁及员工的卫生操作和健康状况；不用抹布擦拭餐盘；菜肴装饰品在使用前置于冰箱冷藏	否
	化学性	洗涤剂、消毒剂残留	中	大	是	洗涤剂、消毒剂未清洗干净	通过SSOP控制餐用具的洗消清过程	否
	物理性	头发、纽扣等异物	中	小	否	员工污染	员工SSOP控制	否

工序	危害种类	危害	严重性	可能性	显著危害	危害分析	控制措施	是否CCP
12. 上夹	生物性	致病菌繁殖	中	小	否	夹子清洗不净，未消毒	每日一次蒸汽消毒，存放保洁柜内	否
	化学性	未发现	—	—	—	—	—	否
	物理性	未发现	—	—	—	—	—	否
13. 调制味碟	生物性	致病菌污染	中	中	是	调味碟制作时间过于提前，存放时间过长；调味碟置于传菜通道口受到空气污染，部分调味碟含糖丰富，易于细菌生长繁殖	根据在日售卖经验，餐前定量制作味碟；含糖丰富的味碟若在2h内未售完，则废弃；加盖存放	否
	化学性	有害化学成分	小	大	是	调味碟制作时使用过量香精、香料或非食用物质；购买的散装调味品中添加非食用物质	调味碟制作应选择正规厂家生产的调味品，具有食品生产许可证书，不能随意添加香精、香料	否
	物理性	未发现	—	—	—	—	—	否
14. 传菜、上菜	生物性	致病菌污染	小	大	是	传菜人员带有某些有碍食品卫生的疾病造成污染；传菜过程中环境细菌沉降	SSOP控制员工健康状况及卫生操作；加盖传菜	否
	化学性	未发现	—	—	—	—	—	否
	物理性	头发、纽扣等异物	小	大	是	传菜过程中传菜人员造成	员工SSOP控制；加盖传菜	否

227

续表

加工步骤	识别食品安全危害		是否显著危害			判断依据	控制措施	确定CCP
			可能性	严重性	显著危害			
15. 餐具摆台	生物性	致病菌污染	小	中	否	餐具摆台时间过于提前，环境中细菌沉降污染；从业人员在折叠餐巾前未进行充分洗手、消毒从而污染餐具，进一步污染餐具	餐前1h内进行摆台；SSOP控制从业人员卫生状况和卫生操作	否
	化学性	未发现	—	—	—	—	—	否
	物理性	未发现	—	—	—	—	—	否
16. 消费者食用	生物性	致病菌污染	中	中	是	消费者餐前不洗手污染食品；生食海产品致病菌的残留	上菜前为每个消费者准备消毒湿毛巾；为生食海产品的消费者准备芥末	否
	化学性	过敏原	小	大	是	部分过敏体质者可能会对鱼、虾、鸡蛋等过敏原过敏	服务员应了解各种菜品的配料，及时履行告知义务	否
	物理性	鱼骨、畜禽肉骨	中	中	是	不当食用，导致消费者喉道被卡	提醒消费者注意	否
17. 打包、外卖	生物性	致病菌污染	小	小	否	一次性餐盒受到污染；消费者带走后置于常温保存，未及时食用导致致病菌繁殖	避免餐盒内壁在使用前曝露于空气中；提醒消费者尽快食用	否
	化学性	有毒有害物	小	中	否	不合格餐盒导致	来源控制	否
	物理性	未发现	—	—	—	—	—	否

工序	危害类别	危害	可能性	严重性	显著危害	危害描述	控制措施	CCP
18. 剩余冷藏	生物性	致病菌繁殖	中	大	是	冷藏柜温度过高，冷藏时间过长	严格冰箱出入库流程管理：各食品入库前标注日期，规定专人负责管理冰箱的温度及所剩食品；第二天首先售出前一天剩余	是
	化学性	未发现	—	—	—	—	—	否
	物理性	杂质等异物	小	小	否	重叠摆放混乱且未覆膜	有序合理摆盖保鲜膜	否
19. 餐用具清洗消毒	生物性	致病菌	中	大	是	餐用具清洗消毒不彻底；消毒后保洁不善导致二次污染	通过SSOP控制：餐具采用化学消毒，有效氯浓度在250mg/L以上，作用时间5min以上；餐具消毒后放入专用保洁柜保存；专间所用砧板每天工作结束用酒精燃炙2min消毒，菜刀用含氯消毒片浸泡消毒，且每餐使用前用消毒液擦拭	否
	化学性	洗涤剂、消毒剂残留	中	小	否	洗涤、消毒后未彻底冲洗	严格按照SSOP要求进行餐具的清洗、消毒、冲洗	否
	物理性	未发现	—	—	—	—	—	否

附录2　HACCP计划

CCP	显著危害	关键限值		监控				纠偏措施	记录	验证
				对象	方法	频率	人员			
1. 原料采购验收	生物性危害和化学性危害	固定供应商	选择供应商；检查卫生防疫部门的检验报告及畜禽宰杀证；凡涉及市场紧急状况的原料停售、立即清理整顿，考核供应商，确定无恙时出售	供应商资质；原材料供货清单、购货凭证、验收合格报告、畜禽宰杀证等；原料感官情况	采购、验收时，建立食品采购索证管理制度	每批；随机；每年	采购员、验收员或库房管理员、食品安全管理员；厨师长或副厨师长；管理者、食品安全管理员（对供应商考核）	验收不合格拒收；管理者或食品安全管理员随机抽查；发现原料不合格或有不合格操作，则停用原料并对相关人员进行处理；更换供应商或采购地点	食品采购与进货合账；各类原料和食品合格证明；随机抽查记录	每月审查供应商提供的合格证明，抽查采购记录，对随机抽查记录结果进行分析处理
		非固定供应商	到正规市场采购；满足感官标准	原材料供货清单、购货凭证、原料感官情况						
2. 生食原料再处理	生物性危害	过滤水清洗；生食海产品-20℃冷冻7d		生食原料过滤水清洗、冷冻	二次加工时进行清洗，然后放入冰箱冷冻	每批随机	专间人员、食品安全管理员	重新处理	随机抽查记录；冷冻时间记录	每月审查随机抽查记录和冷冻时间记录

步骤	危害类别	关键限值	关键控制对象	监控方法	监控频率	责任人	纠偏措施	记录	验证
3. 泡菜腌制	化学性危害	选择新鲜蔬菜腌制；控制腌制时间（大于15d或小于1d）	腌制原料、腌制时间	腌制时进行控制	每批	腌制人员	继续腌制	腌制时间记录	每月审查腌制时间记录
4. 蔬菜焯水	化学性危害	将蔬菜放入沸水中焯一遍，然后用过滤水漂洗	焯水处理	烹调时进行控制	每锅随机	厨师、食品安全管理人员	废弃	随机抽查记录	每月审查随机抽查记录
5. 烹调处理	生物性危害和化学性危害	选择合格厨师（符合技能、经验的要求），各厨师仅负责判断；对某些指无法感官判断其成熟度的菜品，如蒸菜，确定其加热温度和时间；合格厨师（主管除外）道菜肴进行感官判断；部分菜品（主要指无法感官判断其成熟度的菜品，如蒸菜）确定其加热温度和时间	合格厨师；成品感官情况；时间、温度	烹调时进行操作相和判断	每锅；随机	厨师；厨师长或行政总厨	延长处理时间；废弃；管理者或食品安全管理员随机抽查发现不合格对相关人员进行处理，所涉及产品重新处理或废弃	厨师考核、培训记录；随机抽查记录	每月审查随机抽查记录
6. 剩菜冷藏	生物性危害	冷藏温度：≤4℃ 冷藏时间：24h 感官检查	冷藏温度、冷藏时间、冰箱内部状况、感官状况	检查冰箱温度；感官检查	每天；随机	各使用部门；食品安全管理员	废弃	冰箱、冷柜温度记录；随机抽查记录；校准校验记录	每月审查随机抽查记录；每年对冰箱冷藏温度进行校验

参考文献

［1］ 丁晓雯，柳春红. 食品安全学［M］. 2版. 北京：中国农业大学出版社，2016.

［2］ 张淼，王鑫. 餐饮食品安全控制［M］. 北京：化学工业出版社，2022.

［3］ 童光森，彭涛. 烹饪工艺学［M］. 北京：中国轻工业出版社，2020.

［4］ 杨秀松，郑杨. 食品安全管理人员培训教材（餐饮服务）［M］. 北京：中国法制出版社，2021.

［5］ 肖岚. 中央厨房工艺设计与管理［M］. 北京：中国轻工业出版社. 2021.

［6］ 孙长等. 营养与食品卫生学［M］. 8版. 北京：人民卫生出版社，2018.

［7］ 湖北省团餐快餐生产供应协会. 餐饮服务食品安全操作指南［M］. 北京：中国医药科技出版社，2017.

［8］ 申永奇. 食品安全与操作规范［M］. 武汉：华中科技大学出版社，2023.

［9］ 黄志同. 餐饮食品安全之啄木鸟落地管理系统［M］. 北京：中国农业科学技术出版社，2021.

［10］餐饮服务食品安全操作规范图解编委会. 餐饮服务食品安全操作规范图解（最新图解版）［M］. 北京：中国医药科技出版社，2019.

［11］中华人民共和国国家卫生健康委员会，国家市场监督管理总局. 食品安全国家标准 餐饮服务通用卫生规范：GB 31654—2021［S］. 北京：中国标准出版社，2021.

［12］孙平. 食品添加剂［M］. 北京：中国轻工业出版社，2020.